GESUNDHEITSSYSTEMFORSCHUNG

Herausgegeben von W. van Eimeren und B. Horisberger

Detlef Schwefel   Jürgen John
Peter Potthoff   Wilhelm van Eimeren

Diagnosenstruktur in der ambulanten Versorgung

Explorative Auswertungen

Mit 4 Abbildungen, 56 Tabellen im Text
und umfangreichem Tabellenanhang

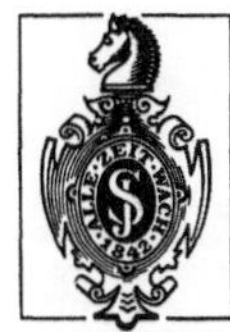

Springer-Verlag Berlin Heidelberg New York
London Paris Tokyo

Prof. Dr. rer. pol. Detlef Schwefel
Dr. rer. pol. Jürgen John
Dr. phil. Peter Potthoff
Prof. Dr. med. Wilhelm van Eimeren

GSF-Gesellschaft für Strahlen- und
Umweltforschung mbH München
MEDIS-Institut für Medizinische
Informatik und Systemforschung
Arbeitsgruppe 'Sozioökonomie'
Ingolstädter Landstraße 1
D-8042 Neuherberg

ISBN-13:978-3-540-16999-4   e-ISBN-13:978-3-642-82891-1
DOI: 10.1007/978-3-642-82891-1

CIP-Kurztitelaufnahme der Deutschen Bibliothek
Diagnosenstruktur in der ambulanten Versorgung : Explorative Auswertungen / [GSF – Ges. für
Strahlen- u. Umweltforschung mbH München; MEDIS – Inst. für Med. Informatik u. Systemfor-
schung]. Detlef Schwefel ... – Berlin ; Heidelberg ; New York ; London ; Paris ; Tokyo :
Springer, 1987.
(Gesundheitssystemforschung)
ISBN-13:978-3-540-16999-4

NE: Institut für Medizinische Informatik und Systemforschung Neuherberg; Schwefel, Detlef
[Mitverf.]

Inhaltsverzeichnis

Verzeichnis der Abbildungen

Verzeichnis der Tabellen im Text

Verzeichnis der Tabellen im Anhang

Abkürzungen

AOK	Allgemeine Ortskrankenkasse(n)
BMÄ	Bewertungsmaßstab Ärzte
DVG	Diagnoseverzeichnis Großhadern
E-Adgo	Allgemeine Deutsche Gebührenordnung bearbeitet für die Ersatzkassenpraxis
EKK	Ersatzkrankenkasse(n)
ICD	International Classification of Diseases, Injuries, and Causes of Death
KVB	Kassenärztliche Vereinigung Bayerns
NAMCS	National Ambulatory Medical Care Survey
NMS	National Morbidity Survey
RVO	Reichsversicherungsordnung
TA	Tabellenanhang

1 Einleitung

In den Praxen der niedergelassenen Kassenärzte werden regelmäßig Diagnosen auf Krankenscheinen notiert. Solche Diagnoseneinträge dienen zuallererst der Begründung von Leistungen, für die der Arzt auf Abrechnungsbelegen seiner Kassenärztlichen Vereinigung gegenüber Honoraransprüche geltend macht. Können diese Diagnoseneinträge darüber hinaus genutzt werden zur Beantwortung wissenschaftlicher Fragestellungen, z.B. nach Verteilungen von Krankheiten oder zur Beurteilung der Effektivität ärztlicher Leistungen, oder können sie gar genutzt werden für die Kontrolle und Steuerung des Arztverhaltens?

Mitte der 70er Jahre wurde in der Bundesrepublik eine Reihe von Forschungsprojekten in Angriff genommen, in denen u.a. auch Diagnosen erfaßt, verschlüsselt, verarbeitet und ausgewertet werden sollten: Das "Lindau-Projekt" einer Ortskrankenkasse in Bayern, das "Velbert-Projekt" des Wissenschaftlichen Instituts der Ortskrankenkassen und das "Bayern-Projekt" des Zentralinstituts für die Kassenärztliche Versorgung, um nur einige zu nennen. Diese Projekte sollten u.a. Vorstellungen entsprechen, überprüfen oder widersprechen, die beispielsweise durch das Krankenversicherungs-Kostendämpfungsgesetz in der Reichsversicherungsordnung ihren Niederschlag fanden: "Die Krankenkasse kann in geeigneten Fällen im Zusammenwirken mit den Kassenärztlichen Vereinigungen, den Krankenhausträgern für den jeweiligen Bereich sowie den Vertrauensärzten die Krankheitsfälle vor allem in Hinblick auf die in Anspruch genommenen Leistungen überprüfen" (§ 223 RVO).

1977 wurden Lehrstuhlinhaber in Instituten für medizinische Dokumentation und Statistik und vergleichbaren Instituten sowie Vertreter der Allgemeinmedizin an deutschen Universitäten vom Zentralinstitut für die Kassenärztliche Versorgung gebeten, zu Fragen der wissenschaftlichen Verwertbarkeit solcher Diagnosen auf Krankenscheinen Stellung zu nehmen; die meisten befragten Experten waren äußerst skeptisch, gar pessimistisch. Dennoch: Expertenbefragungen "können empirische Untersuchungen anregen, kritisieren und zu interpretieren helfen, aber nicht ersetzen" (Schwartz und Schwefel 1980, S. 6). "Es wäre ökonomisch und sachlich nicht vertretbar, würde man alle Diagnoseneintragungen einstampfen wollen. Es muß zunächst geprüft werden, ob die genannten pessimistischen Vermutungen empirisch falsifiziert werden können" (Schwefel und Schwartz 1980, S. 24). So schlußfolgerten die Autoren der Expertenbefragung.

Vor diesem Hintergrund wurden im Rahmen eines größeren Forschungsprojektes des Zentralinstituts für die Kassenärztliche Versorgung die auf kassenärztlichen Behandlungsausweisen von Ärzten aus drei bayerischen AOK-Bezirken nieder-

2

geschriebenen Diagnosen erfaßt, verschlüsselt, verarbeitet und im Zusammenhang mit anderen auf den Behandlungsausweisen enthaltenen Informationen vom
Institut für Medizinische Informatik und Systemforschung (MEDIS) der Gesell-
schaft für Strahlen- und Umweltforschung (GSF) ausgewertet.

Wichtige Vorarbeiten für die Auswertung dieser Daten sind in folgenden Büchern
enthalten:

- Schwartz F-W, Schwefel D (Hrsg) (1980) Diagnosen in der ambulanten Versorgung. Aussagefähigkeit und Auswertbarkeit. Eine Expertenumfrage. Deutscher Ärzte-Verlag, Köln.
- Schwefel D, Brenner G, Schwartz F-W (Hrsg) (1979) Beiträge zur Analyse der
  Wirtschaftlichkeit ambulanter Versorgung. Deutscher Ärzte-Verlag, Köln.

Die Argumente und Ergebnisse dieser Arbeiten können hier nicht im einzelnen re-
kapituliert werden. Der folgende Bericht sucht auf dieser Grundlage empirische
Evidenzen hinsichtlich der Aussagekraft der Diagnosen auf Abrechnungsscheinen
in ihrem unmittelbaren Kontext. Dabei sind eine Reihe von Rahmenbedingungen
zu beachten:

- Es handelt sich um keine für Bayern repräsentative Studie, sondern um eine
  Fallstudie aus drei Regionen Bayerns.
- Die Urbelege zerschneiden Krankheitsepisoden in Quartale.
- Mehrere Krankheitsepisoden in ein und demselben Quartal sind nicht differen-
  zierbar, sondern manifestieren sich als Multimorbidität.
- Haupt- und Nebendiagnosen sind nicht unterscheidbar.
- Die Urbelege beziehen sich nur auf einen Ausschnitt der vom Arzt getätigten
  Leistungen; sie geben keine Auskunft über Arzneimittelverschreibungen,
  Krankenhauseinweisungen etc.
- Die Daten erlauben kassenartübergreifende Auswertungen.
- Auspendelnde Patienten werden nur gemäß ihrer Inanspruchnahme in den ge-
  nannten Bezirken berücksichtigt; analoges gilt für einpendelnde Patienten.
- Die Qualität der Daten wurde zunächst so akzeptiert, wie sie auf den Routine-
  datenträgern vorliegt.
- Angesichts der ursprünglich verfügbaren Auswertungssoftware mußten Infor-
  mationsverluste durch Transformation der z.T. unformatierten Ursprungsda-
  teien in zu kleine Matrixformate hingenommen werden.

Wegen der vielfältigen Nuancen der Fragestellung hinsichtlich der Aussagekraft
von Diagnosen auf Abrechnungsbelegen wurde der Weg eingeschlagen, eine
möglichst große Palette von Auswertungsansätzen zu zeigen, ohne bei einzelnen
Problemen in die Tiefe zu gehen. Hauptabsicht der hier vorgelegten Materialien
ist es, durch beispielhafte Auswertungen und durch die Präsentation um-
fangreicher Tabellen Aussagekraft und Auswertbarkeit von Diagnosen in der
ambulanten Versorgung von verschiedenen Gesichtspunkten aus zu beleuchten.

Die Autoren dieses Buches wurden unterstützt von Gunter Gärtner, Frauke
Hörnig, Melitta Kullmann, Heidi Loy, Karin Köhler, Anette Merschbrock-Bäuerle
und Gottfried Widmann.

2 Versorgungsstruktur

2.1 Einleitung

Die in der vorliegenden Untersuchung analysierten Daten beziehen sich auf Zufallsstichproben aus allen Patienten, die im Verlaufe des 2. Quartals 1976 bei 366 in den AOK-Bezirken Ingolstadt, Lindau und Pfarrkirchen tätigen Ärzten in kassenärztlicher[1] Behandlung waren. Aus sämtlichen Patienten, die im 2. Quartal 1976 in Lindau oder Pfarrkirchen Ärzte aufgesucht haben, wurde eine 5%-Zufallsstichprobe von insgesamt 5 437 Personen gezogen. Bei den Patienten der Ingolstädter Ärzte wurde eine 5%-Zufallsstichprobe unter den Personen gezogen, deren Geburtsdatum in das erste Monatsdrittel fiel (insgesamt 3 436). Die Gesamtstichprobe umfaßt somit 8 873 Patienten. Datenquellen sind die 10 436 Behandlungsausweise, die von den Ärzten zur Abrechnung der für diese 8 873 Patienten erbrachten Leistungen bei den zuständigen KVB-Bezirksstellen eingereicht worden waren.

Im folgenden wird zunächst der Versorgungskontext verdeutlicht, in dem die in den späteren Kapiteln analysierten Diagnosen entstanden sind. Das Hauptgewicht der diagnosenbezogenen Auswertungen liegt auf einer patienten- oder fallbezogenen Betrachtung, nicht auf einer arztbezogenen. Dementsprechend werden auch die abgerechneten Leistungen nicht aus der Perspektive der Leistungserbringer (Ärzte), sondern aus der Perspektive der Leistungsempfänger (Patienten) beschrieben. Den Ärzten ist in diesem Kapitel dennoch ein eigener Abschnitt gewidmet, um ansatzweise auch angebotsseitige Elemente der Versorgungsstruktur zu erhellen.

Bei der Darstellung der Versorgungsstruktur wird in der Regel auf eine Erklärung der Bedeutung der verwendeten Variablen verzichtet; hierzu sei auf den diesbezüglichen Anhang (Variablen) verwiesen. Das Zahlenmaterial, auf das sich die Darstellung stützt, findet sich zum größeren Teil in den Tabellen des Tabellenanhangs; bei der Interpretation der in diesen Tabellen enthaltenen Zahlen sind die methodischen Erläuterungen zum Tabellenanhang zu Rate zu ziehen.

---

[1] Unter "kassenärztlich" wird hier und im folgenden immer "kassenärztlich und/oder vertragsärztlich" verstanden; dies gilt analog für die Bezeichnung "Kassenarzt".

2.2 Scheine

Für die Patienten der Stichprobe lagen insgesamt 10 436 Abrechnungsbelege[2] vor.
Tabelle 1 zeigt die Verteilung der Scheine nach Scheinart, Behandlungsart, Fachgruppe und Bezirk. Sie weist darüber hinaus aus, daß Krankenscheine etwa 3/4
und Überweisungsscheine etwa 1/5 aller Scheine ausmachen; die übrigen Scheinarten treten verhältnismäßig selten auf. Bei 29 Scheinen fehlt die Angabe zur
Scheinart. Kreuzauszählungen mit den Variablen "Behandlungsart" und "Kassenart" zeigten, daß diese Scheine in 25 Fällen die Abrechnung stationärer Behandlung von Ersatzkassenpatienten betreffen. Dies läßt vermuten, daß es sich bei
Scheinen ohne Angabe der Scheinart vor allem um sog. Kostenverpflichtungs-
scheine handelt, die von den Ersatzkassen bei belegärztlicher Behandlung anstelle
der bei den RVO-Kassen gebräuchlichen Belegarztscheine verwendet werden. Gegliedert nach Behandlungsart zeigt sich erwartungsgemäß eine hohe Dominanz
der ambulanten kurativen Behandlung: 98,2% aller Scheine sind dieser Behandlungsart zuzuordnen. 1,5% der Scheine entfallen auf die stationäre kurative Behandlung, und nur 0,3% der Scheine betreffen die Abrechnung von (im leistungsrechtlichen Sinne) präventiven Leistungen. Klassifiziert nach Fachgruppen stammen rund 60% aller Scheine von praktischen Ärzten und Fachärzten für Allgemeinmedizin (beide Gruppen werden im folgenden immer unter der Bezeichnung
"Allgemeinärzte" subsumiert). Anteilswerte von 5% und mehr weisen daneben
noch Internisten, Augen- und Frauenärzte auf. Bei 70 Scheinen (= 0,7%) fehlt die
Angabe zur Fachgruppe des abrechnenden Arztes.

Tabelle 1 des Tabellenanhangs (= TA) zeigt die Verteilung der Scheine nach
Scheinart und Behandlungsart. Lediglich fünf Belege weisen – vor dem Hintergrund der für RVO-Kassen und Ersatzkassen geltenden Vordruckvereinbarungen
– nicht erwartungsgemäße Merkmalskombinationen auf.

Tabelle 2 TA beschreibt die Verteilung der Scheine nach Fachgruppe und Bezirk.
Die Prozentverteilungen der Scheine nach Bezirk schwanken von Fachgruppe zu
Fachgruppe beträchtlich. Teilweise ist dies dadurch bedingt, daß im Bezirk Pfarrkirchen Kassen- und Vertragsärzte einzelner Fachgruppen (z.B. Hautärzte, Labor-
ärzte, Radiologen, Urologen) nicht vorhanden waren. Daneben lassen aber auch
die Anteilswerte von in allen drei Bezirken vertretenen Arztgruppen Einflüsse der
regionalen Verteilung der Praxisstandorte vermuten.

2.3 Ärzte

Über die Patientenstichprobe gelangten Scheine aus den Abrechnungsunterlagen
von insgesamt 366 Ärzten[3] in die Untersuchung. Tabelle 2 zeigt die Häufigkeits-

---

[2] Die Begriffe "Abrechnungsbelege", "Scheine", "Behandlungsausweise" werden synonym verwendet; sie schließen jeweils alle auftretenden Scheinarten ein.

[3] Zähleinheiten sind die Abrechnungsnummern. Der Einfachheit halber werden in diesem Text
auch Gemeinschaftspraxen als Ärzte bezeichnet. (An der kassen- bzw. vertragsärztlichen Versorgung teilnehmende Institute traten im Datenmaterial nicht auf.)

Tabelle 1. Scheine nach Scheinart, Behandlungsart, Fachgruppe und Bezirk

	Scheine	
	abs.	%[a]
Total	10436	100
Scheinart		
Krankenscheine	7665	73,4
Überweisungsscheine	2311	22,1
Notfallscheine	110	1,1
Vertreterscheine	167	1,6
Belegarztscheine	122	1,2
Vorsorgescheine	32	0,3
k.A.	29	0,3
Behandlungsart		
ambulant	10244	98,2
stationär	156	1,5
präventiv	35	0,3
k.A.	1	0,0
Fachgruppe		
Allgemeinärzte	6411	61,4
Augenärzte	660	6,3
Chirurgen	327	3,1
Frauenärzte	519	5,0
HNO-Ärzte	275	2,6
Hautärzte	49	0,5
Internisten	780	7,5
Kinderärzte	422	4,0
Nervenärzte	90	0,9
Orthopäden	277	2,7
Radiologen	248	2,4
übrige Fachgruppen	308	3,0
k.A.	70	0,7
Bezirk		
Ingolstadt	3991	38,2
Lindau	2745	26,3
Pfarrkirchen	3700	35,5

[a] Bei allen Prozentverteilungsangaben in Tabellen innerhalb des Textes ist Prozentuierungsbasis immer die Summe aller Beobachtungseinheiten, auf die jeweils eine der genannten Merkmalsausprägungen zutrifft. Dies bedeutet u.a., daß Beobachtungseinheiten mit fehlenden Werten nur dann in der Basis enthalten sind, wenn auch die Merkmalsausprägung "keine Angabe" (= k.A.) auftritt. – Abweichungen der Prozentsummenwerte von 100% sind auf Rundungsungenauigkeiten zurückzuführen.

verteilungen der Ärzte nach den verfügbaren Merkmalen "Fachgruppe", "Scheinzahl in der Stichprobe" und "Bezirk".

Nach Fachgruppen gegliedert stellen die Allgemeinärzte rund die Hälfte aller Ärzte, gefolgt von den Internisten mit knapp 13%. Auf alle übrigen Fachgruppen entfallen jeweils weniger als 5% der Ärzte. Etwa je ein Viertel der Ärzte sind mit

Tabelle 2. Ärzte nach Fachgruppe, Scheinzahl in der Stichprobe und Bezirk

	Scheine	
	abs.	%
Total	366	100
Fachgruppe		
Allgemeinärzte	189	51,6
Augenärzte	14	3,8
Chirurgen	16	4,4
Frauenärzte	18	4,9
HNO-Ärzte	12	3,3
Hautärzte	7	1,9
Internisten	47	12,8
Kinderärzte	14	3,8
Nervenärzte	6	1,6
Orthopäden	11	3,0
Radiologen	8	2,2
übrige Fachgruppen	18	4,9
k.A.	6	1,6
Scheinzahl in der Stichprobe		
1 - 10	97	26,5
11 - 20	92	25,1
21 - 30	59	16,1
31 - 50	61	16,7
51 - 100	46	12,6
über 100	11	3,0
Bezirk		
Ingolstadt	214	58,5
Lindau	78	21,3
Pfarrkirchen	74	20,2

1-10 und mit 11-20 Scheinen in der Stichprobe vertreten, ein weiteres Drittel mit 21-50 Scheinen. Mehr als 100 Scheine weisen 11 Ärzte (= 3%) auf; von diesen stammen mehr als 14% aller Scheine. Knapp 60% der Ärzte waren im Bezirk Ingolstadt tätig, jeweils rund 20% in den Bezirken Lindau und Pfarrkirchen.

Die Tabellen 3 TA – 5 TA enthalten die Häufigkeitsverteilungen der Ärzte in Kreuzkombination der Merkmale "Fachgruppe", "Scheinzahl" und "Bezirk". Tabelle 3 TA zeigt bei einem Vergleich der Bezirke untereinander, daß Allgemeinärzte in Pfarrkirchen überproportional, im Bezirk Lindau unterproportional vertreten sind; auf das Fehlen einzelner Fachgruppen in Pfarrkirchen wurde schon hingewiesen. Tabelle 4 TA weist aus, daß – aufgrund des Verfahrens der Stichprobengewinnung erwartungsgemäß – Ingolstädter Ärzte im Durchschnitt mit weniger Scheinen vertreten sind als Ärzte aus den beiden anderen Bezirken. Schätzungen auf Basis der Scheinzahlen in der Stichprobe führen im übrigen für die meisten Fachgruppen zu durchschnittlichen Fallzahlen der in Ingolstadt tätigen Ärzte, die – teilweise erheblich – über den entsprechenden Werten für Pfarrkirchen und vor allem für Lindau liegen. Tabelle 5 TA dokumentiert für alle Fachgruppen eine breite Streuung der Scheinzahlen in der Stichprobe.

2.4 Patienten

Die für die diagnosenbezogenen Auswertungen gezogene Stichprobe umfaßt 8 873 Patienten. Im folgenden wird dieses Patientenkollektiv zunächst anhand einiger sozialstatistischer Daten, sodann anhand einiger die Inanspruchnahme ärztlicher Leistungen kennzeichnender Variablen beschrieben.

2.4.1 Patientenmerkmale

Die den Behandlungsausweisen zu entnehmenden, die Patienten beschreibenden Merkmale sind: Alter, Geschlecht, Wohnort, Kassenart und Versichertengruppe. Diese Merkmale werden bei der Darstellung der Inanspruchnahme- und Diagnosenstrukturen routinemäßig als stratifizierende Variablen verwendet.

Tabelle 3 gibt – geschichtet nach Geschlecht – einen Überblick über die Verteilung der Patienten nach den fünf genannten Variablen. Von den 8 873 Patienten sind 41,2% männlich und 55,9% weiblich. Der Männeranteil ist bei den RVO-Kassen höher als bei den Ersatzkassen. Unter den Hauptversicherten sind Männer, unter den Familienangehörigen und Rentnern Frauen überproportional vertreten.

Tabelle 4 enthält Angaben über die Altersverteilung der Patienten geschichtet nach den Versichertengruppen. Der Beziehung zwischen Alter, Erwerbs- und Versichertenstatus entsprechend konzentrieren sich die Mitglieder in den mittleren, die Familienangehörigen in den niedrigeren und die Rentner in den höheren Altersgruppen.

Weitere Details der bivariaten Häufigkeitsverteilungen der Patienten nach den genannten Merkmalen sind Tabelle 6 TA zu entnehmen.

Schichtet man die Patienten nach den drei Bezirken, so zeigen sich einige auffällige Unterschiede in den Häufigkeitsverteilungen der Patientenmerkmale (vgl. Tabelle 7 TA). Die Patientenschaft der in Lindau tätigen Ärzte zeichnet sich durch einen vergleichsweise hohen Anteil an Ersatzkassenpatienten aus, sowie durch einen überdurchschnittlichen Anteil an Hauptversicherten, der sich kompensatorisch vor allem in einem niedrigen Rentneranteil auswirkt. Vergleicht man die Altersstrukturprofile, so sieht man, daß der relativ niedrige Rentneranteil für Lindau sich nicht auch in vergleichsweise niedrigen Anteilswerten der Altersgruppen von über 64 Jahren niederschlägt. Die hohen Rentneranteilswerte für Ingolstadt und Pfarrkirchen indizieren daher vermutlich hohe Frührentneranteile unter den in diesen beiden Bezirken versorgten Patienten.

Tabelle 3. Patienten nach Geschlecht, Kassenzugehörigkeit, Versicherten- und Altersgruppen sowie Wohnort

Patientenmerkmal	Patienten		Männer		Frauen	
	abs.	%	abs.	%	abs.	%
Total	8873	100	3652	100	4964	100
Geschlecht						
männlich	3652	41,2	--	--	--	--
weiblich	4964	55,9	--	--	--	--
k. A.	257	2,9				
Kassenzugehörigkeit						
Ersatzkassen	1598	18,0	572	15,7	998	20,1
RVO-Kassen	7226	81,4	3067	84,0	3935	79,3
k.A.	49	0,6	13	0,4	31	0,6
Versichertengruppe						
Mitglieder	3553	40,0	1913	52,4	1476	29,7
Familienangehörige	3305	37,2	1037	28,4	2199	44,3
Rentner	2015	22,7	702	19,2	1289	26,0
k. A.	0	0,0	0	0,0	0	0,0
Altersgruppe (Jahre)						
unter 1	84	0,9	48	1,3	32	0,6
1 - 4	407	4,6	217	5,9	176	3,5
5 - 14	1141	12,9	578	15,8	546	11,0
15 - 24	1146	12,9	455	12,5	657	13,2
25 - 34	1032	11,6	393	10,8	568	11,4
35 - 44	1257	14,2	523	14,3	690	13,9
45 - 54	1124	12,7	426	11,7	671	13,5
55 - 64	977	11,0	358	9,8	592	11,9
65 - 74	1096	12,4	426	11,7	657	13,2
über 74	605	6,8	227	6,2	372	7,5
k. A.	4	0,0	1	0,0	3	0,1
Wohnort						
Land	4424	49,9	1876	51,4	2455	49,5
Stadt	1632	18,4	654	17,9	915	18,4
k. A.	2817	31,7	1122	30,7	1594	32,1

2.4.2 Inanspruchnahmemerkmale

Art und Umfang der Inanspruchnahme ärztlicher Leistungen im Rahmen der kassen- bzw. vertragsärztlichen Versorgung werden durch die folgenden Variablen beschrieben:

- Behandlungsart,
- Anzahl der Behandlungstage,
- Anzahl und Fachgruppe der in Anspruch genommenen Ärzte,
- Anzahl und Art der benutzten Scheine,

Tabelle 4. Patienten nach Alters- und Versichertengruppen

Altersgruppe (in Jahren)	Patienten insgesamt (n = 8869) %	Mitglieder (n = 3553) %	Familien-angehörige (n = 3303) %	Rentner (n = 2013) %
unter 1	0,9	0,2	2,3	0,1
1 - 4	4,6	0,1	12,2	0,1
5 - 14	12,9	0,2	32,8	2,5
15 - 24	12,9	20,4	11,7	1,7
25 - 34	11,6	19,9	9,5	0,5
35 - 44	14,2	22,3	13,4	1,0
45 - 54	12,7	18,6	11,2	4,7
55 - 64	11,0	12,2	5,1	18,6
65 - 74	12,4	4,2	1,4	44,7
über 74	6,8	1,8	0,5	25,9

Tabelle 5. Patienten nach Behandlungsart

Behandlungsart	Patienten			
	abs.		%	
Total	-- a	8873	-- a	100
ambulant	8785	--	99,0	--
darunter: ambulant und stationär		77		0,9
ambulant und präventiv		14		0,2
nur ambulant		8694		98,0
stationär	143	--	1,6	--
darunter: nur stationär		66		0,7
präventiv	35	--	0,4	--
darunter: nur präventiv		21		0,2
k. A.	1	1	0,0	0,0

a Einschließlich Mehrfachnennungen

- Anzahl und Art der empfangenen Leistungen (nach Einzelleistungen und auf der Aggregationsebene von Leistungsgruppen).

Es sei an dieser Stelle nochmals daran erinnert, daß sich alle Inanspruchnahmevariablen nur auf die Behandlung durch die in den Bezirken Ingolstadt, Lindau und Pfarrkirchen tätigen Ärzte beziehen.

2.4.2.1 Behandlungsart

Tabelle 5 gliedert die Patienten nach Behandlungsarten bzw. nach den auftretenden Kombinationen von Behandlungsarten auf. Hierbei muß bedacht werden, daß "stationäre Behandlung" sich nur auf die von niedergelassenen Kassenärzten stationär erbrachte Behandlung bezieht.

Hiernach wurden 99% aller Patienten ambulant, 1,6% stationär und 0,4% präventiv behandelt; 1% der Patienten nahmen sowohl ambulante als auch stationäre oder sowohl ambulante als auch präventive Behandlung in Anspruch.

Betrachtet man die einzelnen Behandlungsarten geschichtet nach den Patientenmerkmalen (vgl. Tabelle 8 TA), so zeigen sich im Falle der stationären Behandlung überdurchschnittliche Anteilswerte vor allem für weibliche Patienten und die Versichertengruppe der Familienangehörigen, unterdurchschnittliche Anteilswerte vor allem für die über 54jährigen Patienten und die Versichertengruppe der Rentner. Die Verteilungswerte für die präventive Behandlung spiegeln die Geschlechtsspezifität (Mutterschaftsvorsorge) und die Altersspezifität (Früherkennungsmaßnahmen) dieses Leistungsangebots wider. Da die Patienten in ambulanter Behandlung 99% aller Patienten ausmachen, ergeben sich für diese Patientengruppe naturgemäß keine größeren Abweichungen von den Merkmalsverteilungen im gesamten Patientenkollektiv.

Tabelle 6 enthält – getrennt nach den drei Behandlungsarten – Angaben zur Anzahl der für die jeweilige Behandlungsart verwendeten Scheine und damit gleichzeitig auch der Anzahl der im Rahmen der jeweiligen Behandlungsart in Anspruch genommenen Ärzte. (Im Rahmen der präventiven Behandlung kann die Anzahl der von einem Patienten verwendeten Scheine die Anzahl der von ihm konsultierten Ärzte übertreffen; dieser Fall trat aber im vorliegenden Datenmaterial nicht auf.)

Die Daten weisen aus, daß bei allen drei Behandlungsarten die Inanspruchnahme nur eines Arztes während eines Quartals der Regelfall ist. Zwei und mehr Ärzte wurden bei ambulanter Behandlung von 14%, bei stationärer Behandlung von 8,8% der Patienten in Anspruch genommen.

Tabelle 6. Patienten nach Behandlungsart und Anzahl der Scheine (= Anzahl Ärzte)

Anzahl der Scheine (= Anzahl Ärzte)	Patienten in					
	ambulanter Behandlung		stationärer Behandlung		präventiver Behandlung	
	abs.	%	abs.	%	abs.	%
Total	8785	100	143	100	35	100
1	7548	85,9	131	91,6	35	100,0
2	1056	12,0	11	7,7	--	--
3	142	1,6	1	0,7	--	--
4	37	0,4	--	--	--	--
5	2	0,0	--	--	--	--

Tabelle 8 TA läßt erkennen, daß unter den Patienten mit ambulanter Mehrfachbehandlung Hauptversicherte, Ersatzkassenangehörige und Patienten mit Wohnort "Stadt" überproportional häufig vertreten sind. In abgeschwächtem Ausmaß gilt dies auch für weibliche Patienten sowie für Patienten im Alter zwischen 15 und 54 Jahren.

2.4.2.2 Behandlungstage

Als weitere Maßzahl zur Quantifizierung der Inanspruchnahme wurde die Anzahl der Behandlungstage eines Patienten (summiert über alle von ihm genutzten Scheine) verwendet.

Die Daten weisen für 27,3% der Patienten 1 Behandlungstag und für 72,2% der Patienten mehr als 1 Behandlungstag aus. Unter den Patienten mit mehr als 15 Behandlungstagen sind erwartungsgemäß viele, die sich (auch) in stationärer Behandlung befanden. Indessen finden sich auch unter den Patienten, die nur in ambulanter Behandlung waren, 89 Patienten mit 16-20, 41 Patienten mit 21-30, und 15 Patienten mit über 30 Behandlungstagen.

Unter den Patienten mit wenigen (= 1-5) Behandlungstagen sind Männer überproportional vertreten. Nach Versichertengruppen geschichtet finden sich Patienten mit mehr als 5 Behandlungstagen relativ häufig unter den Rentnern. Die Verteilung der Patienten nach Behandlungstagen und Alter läßt mit zunehmendem Alter eine steigende Zahl von Behandlungstagen erkennen (vgl. Tabelle 9 TA).

Tabelle 7. Patienten nach Anzahl der Behandlungstage und Geschlecht

Zahl der Behandlungstage	Patienten					
	Total		männlich		weiblich	
	abs.	%	abs.	%	abs.	%
Total	8873	100	3652	100	4964	100
1	2419	27,3	1059	29,0	1282	25,8
2 - 5	4535	51,1	1915	52,4	2487	50,1
6 - 10	1329	15,0	468	12,8	836	16,8
11 - 15	365	4,1	127	3,5	227	4,6
16 - 20	105	1,2	39	1,1	64	1,3
21 - 30	52	0,6	24	0,7	25	0,5
über 30	24	0,3	8	0,2	16	0,3
k. A.	44	0,5	12	0,3	27	0,5

2.4.2.3 Arztgruppen

Tabelle 8 zeigt die Verteilung der Inanspruchnahme ärztlicher Behandlung – aggregiert über alle Schein- und Behandlungsarten – nach der Fachgruppe der konsultierten Ärzte. Da ein Patient mehrere Ärzte konsultieren kann, addieren sich die absoluten Häufigkeiten nicht zur Stichprobengröße und die Prozentwerte nicht auf 100%.

Nach Tabelle 8 hatten 70,0% aller Patienten Kontakt zu Allgemeinärzten. Internisten wurden von 8,7%, Augenärzte von 7,4% und Frauenärzte von 5,5% der Patienten besucht. Die übrigen Fachärzte versorgten jeweils weniger als 5% der Patienten.

Differenziert nach Geschlecht zeigen sich Unterschiede in der Inanspruchnahme von Frauenärzten mit nahezu ausschließlich weiblichen Patienten und in der Inanspruchnahme von Chirurgen und Kinderärzten mit überwiegend männlichen Patienten.

Die Daten weisen auch bei den übrigen Schichtungsmerkmalen der Patienten auf Zusammenhänge mit der Inanspruchnahme nach Fachgruppen hin (vgl. Tabelle 10 TA). So zeigen sich z.B. altersstrukturelle Überproportionalitäten bei Augenärzten für die Patienten über 54 Jahren, bei Chirurgen für die Patienten zwischen 5 und 24 Jahren, bei Frauenärzten für Patienten zwischen 15 und 44 Jahren, bei Kinderärzten für Patienten bis zu 14 Jahren, bei Urologen und Allgemeinärzten für Patienten über 44 Jahren. Ersatzkassenpatienten stellen ebenso wie "städtische" Patienten unterproportional viele Allgemeinarztpatienten und weisen gleichzeitig bei fast allen Fachgruppen überproportionale Anteilswerte auf.

Tabelle 10 TA differenziert die Patienten gleichzeitig auch nach der Anzahl der innerhalb einer Fachgruppe in Anspruch genommenen Ärzte[4]. Von den 6 214 Patienten mit Allgemeinarztinanspruchnahme konsultierten 97% nur einen Allgemeinarzt und 3% zwei oder mehr Ärzte dieser Fachgruppe. Den höchsten entsprechenden Anteilswert hatten mit 6,6% die Patienten von HNO-Ärzten zu verzeichnen, gefolgt von den Patienten der Frauenärzte mit 6% und den Patienten der Urologen mit 3,9%. Wegen der geringen Besetzungszahlen lassen sich für die einzelnen Fachgruppen mit Ausnahme der Allgemeinärzte aus den nach Patientenmerkmalen geschichteten Verteilungen keine substantiellen Hinweise auf Zusammenhänge zwischen "Parallelinanspruchnahme" und Patientenmerkmalen gewinnen. Unter den Patienten, die mehr als einen Allgemeinarzt konsultieren, sind RVO-Kassenpatienten und Patienten mit dem Wohnort "Land" überproportional vertreten.

Aggregiert man die Anzahl der konsultierten Ärzte über alle Fachgruppen hinweg, so weisen die Daten für 85,7% der Patienten die Inanspruchnahme eines

---

4 Die Inanspruchnahme zweier Behandlungsarten bei einem Arzt wird in Tabelle 10 TA als Inanspruchnahme zweier Ärzte gerechnet. Dies führt zu einer – freilich nur geringfügigen – Überschätzung der Patienten mit "Parallelinanspruchnahme" im üblichen Wortsinne.

Tabelle 8. Patienten nach Fachgruppe der konsultierten Ärzte und nach Geschlecht

Fachgruppe	Patienten					
	Total (n = 8873)		männlich (n = 3652)		weiblich (n = 4964)	
	abs.	%	abs.	%	abs.	%
Allgemeinärzte	6214	70,0	2592	71,0	3480	70,1
Augenärzte	658	7,4	268	7,3	373	7,5
Chirurgen	323	3,6	198	5,4	110	2,2
Frauenärzte	484	5,5	6	0,2	462	9,3
HNO-Ärzte	258	2,9	102	2,8	147	3,0
Internisten	770	8,7	302	8,3	450	9,1
Kinderärzte	414	4,7	232	6,4	168	3,4
Laborärzte	96	1,1	42	1,2	54	1,1
Nervenärzte	89	1,0	40	1,1	46	0,9
Orthopäden	271	3,1	129	3,5	133	2,7
Radiologen	247	2,8	108	3,0	129	2,6
Urologen	130	1,5	74	2,0	51	1,0
übrige Fachärzte	125	1,4	54	1,5	68	1,4
k. A.[a]	30	0,3	9	0,2	21	0,4

[a] Patienten nur mit Inanspruchnahme von Ärzten ohne Angabe der Fachgruppe

Arztes, für 12% die Inanspruchnahme zweier Ärzte und für 2,3% die Inanspruchnahme von drei und mehr Ärzten aus. Die geschichteten Verteilungen stimmen strukturell weitgehend mit den Häufigkeitsverteilungen der Patienten nach der Anzahl ambulanter Behandlungen überein.

Faßt man – wiederum ohne Differenzierung nach Schein- und Behandlungsart – die Inanspruchnahme von Ärzten der verschiedenen Fachgruppen nach Konsultation von Fach- oder Allgemeinärzten zusammen, so vermitteln die Daten das in Tabelle 9 dargestellte Bild[5].

70,3% der Patienten konsultierten Allgemeinärzte; 39,1% nahmen Fachärzte in Anspruch. Differenziert man in drei sich nicht überschneidende Gruppen, so zeigt sich, daß nur Allgemeinärzte von 60,9%, nur Fachärzte von 29,7% und beide Arztgruppen gleichzeitig von 9,4% der Patienten in Anspruch genommen wurden. Die Schichtung nach Altersgruppen der Patienten zeigt eine deutliche Altersabhängigkeit dieser Inanspruchnahmevariablen: Einem mit steigendem Alter zunehmenden Anteil (nur) von Allgemeinärzten behandelter Patienten steht ein abnehmen-

---

5 Aus datentechnischen Gründen schließt die Analyse auch solche Patienten ein, die sowohl Ärzte mit Angabe der Fachgruppe als auch Ärzte ohne Angabe der Fachgruppe konsultierten. Die daraus möglicherweise entstehenden Fehler der Prozentangaben in Tabelle 9 bewegen sich in der Größenordnung von ± 0,5 Prozentpunkten. Gleiches gilt für die Analyse der Inanspruchnahme von Primär- oder Sekundärärzten (vgl. Tabelle 10).

Tabelle 9. Patienten nach Inanspruchnahme von Allgemeinärzten oder Fachärzten und nach Alter (%)

Altersgruppe (in Jahren)	Inanspruchnahme				
	von Allgemein-ärzten	von Fachärzten	nur von Allgemein-ärzten	nur von Fachärzten	von Allgemein- und Fachärzten
Total	70,3	39,1	60,9	29,7	9,4
unter 1	53,0	50,6	49,4	47,0	3,6
1 - 4	53,1	52,3	47,7	46,9	5,4
5 - 14	64,8	42,5	57,5	35,2	7,4
15 - 24	69,2	42,2	57,8	30,8	11,3
25 - 34	67,1	43,4	56,6	32,9	10,4
35 - 44	70,6	40,3	59,7	29,4	10,9
45 - 54	73,3	36,4	63,6	26,7	9,7
55 - 64	74,0	36,1	63,9	26,0	10,0
65 - 74	76,7	32,4	67,6	23,3	9,2
über 74	78,1	29,0	71,0	21,9	7,1

der Anteil (nur) von Fachärzten behandelter Patienten gegenüber; der Anteil der beide Arztgruppen konsultierenden Patienten steigt bis zur Altergruppe der 15 bis 24jährigen an und verharrt dann – sieht man von der höchsten Altersgruppe ab – auf einem Niveau von etwa 10%.

Berücksichtigt man bei der Gruppierung der Inanspruchnahme nach Ärzten, daß vor allem von Internisten, Frauen- und Kinderärzten in zunehmendem Maße primärärztliche, ursprünglich in die Verantwortung der Allgemeinärzte fallende Tätigkeiten übernommen worden sind, und klassifiziert man entsprechend nach der Konsultation von Primär- und Sekundärärzten[6], so ergibt sich die in Tabelle 10 gezeigte Struktur der Inanspruchnahme.

Tabelle 10 zeigt, daß 86,4% (76,9%) der Patienten (nur) von Primärärzten und 23,1% (13,6%) der Patienten (nur) von Sekundärärzten behandelt wurden; 9,5% der Patienten nahmen beide Arztgruppen in Anspruch. Die nach Altersgruppen geschichteten Verteilungen lassen eine im Vergleich zur Klassifikation der Patienten nach Behandlung durch Allgemein- oder Fachärzte deutlich geringere Altersabhängigkeit erkennen; diese beschränkt sich im wesentlichen auf das Alter bis unter 15 Jahren. In diesem Intervall geht der Anteil der (nur) von Primärärzten behandelten Patienten mit steigendem Alter zurück, während die Anteilswerte der (nur) von Sekundärärzten und der von beiden Arztgruppen behandelten Patienten zunehmen.

---

6 Primärärzte: Allgemein-, Frauen-, Kinderärzte, Internisten; Sekundärärzte: übrige Fachgruppen.

Tabelle 10. Patienten nach der Inanspruchnahme von Primär- oder Sekundärärzten und nach Alter (%)

Altersgruppe (in Jahren)	Inanspruchnahme				
	von Primär- ärzten	von Sekundär- ärzten	nur von Primär- ärzten	nur von Sekundär- ärzten	von Primär- und Sekundär- ärzten
Total	86,4	23,1	76,9	13,6	9,5
unter 1	98,8	6,0	94,0	1,2	4,8
1 - 4	90,7	14,7	85,3	9,3	5,4
5 - 14	85,8	23,3	76,7	14,2	9,1
15 - 24	85,4	25,5	74,5	14,6	10,9
25 - 34	84,6	25,5	74,5	15,4	10,1
35 - 44	86,1	24,1	75,9	13,9	10,2
45 - 54	86,9	22,7	77,3	13,1	9,6
55 - 64	86,6	23,6	76,4	13,4	10,1
65 - 74	86,4	23,1	76,9	13,6	9,4
über 74	87,6	19,4	80,6	12,4	7,0

Einzelheiten hinsichtlich der nach den übrigen Patientenmerkmalen geschichteten Verteilungen von Allgemein- oder Facharztinanspruchnahme bzw. von Primär- oder Sekundärarztinanspruchnahme können Tabelle 10 TA entnommen werden. Hingewiesen sei an dieser Stelle nur auf die beiden Patientengruppen, die gleichzeitig beide Arztgruppen konsultieren. Hier lassen trotz der starken Interdependenzen zwischen Alter bzw. Geschlecht und den übrigen Patientenmerkmalen schon die zweidimensionalen Häufigkeitsverteilungen erkennen, daß die bei Kassenart, Versichertengruppe und Wohnort auftretenden Abweichungen von den Verteilungen der Inanspruchnahmemerkmale im gesamten Patientenkollektiv nicht oder nur zu einem geringen Teil als Reflexe unterschiedlicher Alters- oder Geschlechtsstrukturen interpretierbar sind.

2.4.2.4 Scheine

Als weitere Variablen zur Beschreibung von Art und Umfang der kassenärztlichen Versorgung wurden Art und Anzahl der für die Patienten vorliegenden Scheine (summiert über alle Behandlungsarten) verwendet. Tabelle 11 gibt zunächst einen Überblick über die Verteilung der Patienten nach der Art der Behandlungsausweise.

Krankenscheine wurden von 84,2% und Überweisungsscheine von 23,8% aller Patienten verwendet. Alle übrigen Abrechnungsscheine wurden von weniger als 2% der Patienten genutzt. Für 14 Patienten enthalten die Daten nur Scheine ohne Angabe der Scheinart.

Tabelle 11. Patienten nach Scheinart

Scheinart	Patienten (n = 8873)	
	abs.	%
Krankenschein	7469	84,2
Überweisungsschein	2112	23,8
Vertreterschein	165	1,9
Belegarztschein	114	1,3
Notfallschein	109	1,2
Vorsorgeschein	32	0,4
k.A.[a]	14	0,2

[a] Patienten nur mit Scheinen ohne Angabe der Scheinart

Differenziert man nach der Anzahl der in dem Datenmaterial vorhandenen Scheine je Patient, so ergibt sich das in Tabelle 12 gezeigte Bild.

Tabelle 12 zeigt, daß 85,3% der Patienten kassenärztliche Versorgung nur auf der Basis eines Behandlungsausweises in Anspruch nahmen und 14,6% der Patienten zwei oder mehr Scheine verwendeten. Klassifiziert man zusätzlich nach der Scheinart, so zeigt sich, daß 1,9% aller Patienten (oder 8,1% der Patienten mit Überweisungsscheinen) mehr als einen Überweisungsschein als Behandlungsausweis verwendeten. Für die Krankenscheine betragen die entsprechenden Anteilswerte 2,1% und 2,5%. Damit hat etwa jeder 50. Patient im Untersuchungszeitraum ohne ärztliche Veranlassung (z.B. Überweisung) und ohne situationsbedingten Zwang (wie z. B. bei Notfällen oder Urlaubsvertretungen) mehr als einen Arzt in der Untersuchungsregion in Anspruch genommen.

Tabelle 11 TA verdeutlicht den Zusammenhang zwischen den verschiedenen Scheinarten, der Häufigkeit ihrer Verwendung und den Patientenmerkmalen. Stellt man zunächst nur auf die Art des Behandlungsausweises ab, so zeigt sich z. B., daß unter den Patienten mit Überweisungsscheinen Mitglieder, Ersatzkassenpatienten und Patienten mit Wohnort "Stadt", unter den Patienten mit Notfallscheinen Männer und Ersatzkassenpatienten, unter den Patienten mit Belegarztscheinen Frauen und – daher erwartungsgemäß – Familienangehörige überproportional häufig vertreten sind. Betrachtet man die Patienten nach der Anzahl der verwendeten Scheine, so weisen unter den Patienten mit zwei und mehr Scheinen Mitglieder, Ersatzkassenpatienten, Patienten mit Wohnort "Stadt" und Patienten im Alter zwischen 15 und 44 Jahren relativ hohe Anteilswerte auf. Weitere Einzelheiten sind der Tabelle 11 TA zu entnehmen.

Die Verteilung der Patienten nach den verwendeten Scheinarten gibt auch gewisse Anhaltspunkte für die Abschätzung der Auswirkungen der zeitlichen und vor allem räumlichen Begrenztheit des für die Patienten der Stichprobe verfügbaren Scheinematerials. Tabelle 13 enthält die Merkmalsverteilungen all jener Patienten, die sich nur in kurativer Behandlung befanden und für die gleichzeitig ausschließlich Überweisungsscheine oder Belegarztscheine vorlagen.

Tabelle 12. Patienten nach Anzahl und Art der verwendeten Scheine

Anzahl der Scheine	Patienten (n = 8873)	
	abs.	%
Krankenscheine		
0	1404	15,8
1	7284	82,1
2	174	2,0
3	11	0,1
Überweisungsscheine		
0	6761	76,2
1	1940	21,9
2	148	1,7
3	21	0,2
4	3	0,0
Alle Scheine[a]		
0	14	0,2
1	7573	85,3
2	1081	12,2
3	157	1,8
4	41	0,5
5	5	0,1
6	2	0,0

[a] Ausschließlich Scheine ohne Angabe der Scheinart

Tabelle 13 weist aus, daß 1 230 Patienten der beschriebenen Kategorie zugeordnet werden; dies sind 13,9% der 8 837 nur kurativ behandelten Patienten. Bei all diesen Fällen ist zu vermuten, daß ein Teil der ärztlichen Leistungen, die den die Behandlung im Untersuchungsquartal veranlassenden Gesundheitsstörungen zuzuordnen wären, im Datenmaterial nicht erfaßt ist, weil die Inanspruchnahme teilweise in das Vorquartal fiel oder weil sie bei Ärzten außerhalb der drei AOK-Bezirke stattfand. Bei wievielen Patienten ähnliche Informationsverluste aufgrund der Verlängerung der Behandlung in das Folgequartal oder infolge von Pendelbewegungen aus den Untersuchungsbezirken hinaus auftreten, ist anhand der Daten nicht abzuschätzen.

Bei Schichtung nach den Patientenmerkmalen zeigen sich für die besprochene Patientengruppe Abweichungen vom gesamten Untersuchungskollektiv vor allem in Form eines überproportionalen Anteils der Mitglieder und eines unterproportionalen Anteils der Familienangehörigen. Auffällig ist außerdem die mit 85,5% extrem hohe Quote von Patienten ohne Angabe zum Wohnort.

2.4.2.5 Leistungen

Von den nach der Leistungssystematik der im Untersuchungsquartal geltenden Gebührenordnungen der Ersatzkassen und RVO-Kassen abrechenbaren etwa

Tabelle 13. Patienten nur in kurativer Behandlung und nur mit Überweisungs- oder Beleg-arztscheinen nach Patientenmerkmalen

Patienten-merkmal	Patienten	
	abs.	%
Total	1230	100
Geschlecht		
männlich	503	40,9
weiblich	659	53,6
k.A.	68	5,5
Kassenart		
Ersatzkassen	234	19,0
RVO-Kassen	990	80,5
k.A.	6	0,5
Versichertengruppe		
Mitglieder	534	43,4
Familienangehörige	425	34,6
Rentner	271	22,0
Wohnort		
Stadt	40	3,3
Land	138	11,2
k.A.	1052	85,5
Altersgruppe (Jahre)		
unter 1	7	0,6
1 - 4	40	3,3
5 - 14	12	10,4
15 - 24	167	13,6
25 - 34	188	15,3
35 - 44	177	14,4
45 - 54	155	12,6
55 - 64	129	10,5
65 - 74	160	13,0
über 74	79	6,4

1 600 Einzelleistungen wurden für die Patienten in der Stichprobe 596 Leistungs-positionen angesetzt, davon 150 nur einmal, 237 mehr als 9mal und 87 mehr als 99mal. Für mehr als 1% der Patienten wurden 49 Leistungspositionen, für mehr als 10% der Patienten lediglich drei Leistungspositionen angesetzt.

Insgesamt wurden 56 248 Einzelleistungen abgerechnet; dies entspricht knapp 6,4 Einzelleistungen je Patient und 1,6 Einzelleistungen je Patient und Behandlungs-tag. Tabelle 14 enthält für die zehn am häufigsten abgerechneten Einzelleistungen Angaben über Abrechnungshäufigkeit und die Anzahl der Patienten, bei denen diese Leistungen angesetzt wurden ("Ansatz in Patienten").

Die mit Abstand am häufigsten abgerechnete Einzelleistung ist die Beratung; die Beratungen machen 37,9% der Einzelleistungen aus und wurden bei 91,1% aller

Tabelle 14. Häufigste Einzelleistungen nach Abrechnungshäufigkeit und Ansatz in Patienten

Einzelleistung (Kurzbezeichnung)	BMÄ-Nr./ E-Adgo-Ziffer		Häufigkeit abs. (n = 56248)	%	Ansatz in Patienten abs. (n = 8873)	%
Beratung	1 /	1	21309	37,9	8079	91,1
Eingehende Untersuchung	25 /	65	4312	7,7	3738	42,1
Injektion, intramuskulär	29 /	22	2894	5,1	914	10,3
Besuch	6 /	5	2147	3,8	758	8,5
Visite im Krankenhaus	5 /	-	1330	2,4	100	1,1
Kurz-, Mikrowellenbehandlung	777 /	675	1271	2,3	281	3,2
Bericht, AU-Schreibung	14,14a /	14	1257	2,2	850	9,6
Injektion, intravenös	30 /	23	1031	1,8	248	2,8
Harnsedimentuntersuchung	5055 / 4055		903	1,6	651	7,3
Blutsenkung	26 /	19	888	1,6	781	8,8

Tabelle 15. Patienten nach Inanspruchnahme von Leistungsgruppen

Leistungsgruppe	Patienten (n = 8873) abs.	%
Beratungen	8279	93,3
Besuche	917	10,3
Allgemeine Leistungen	1487	16,8
Sonderleistungen	5641	63,6
Laborleistungen	1735	19,6
Phys.-med. Leistungen	421	4,7
Röntgenleistungen	908	10,2

Patienten angesetzt. Die drei häufigsten Leistungen machen mehr als die Hälfte, die zehn häufigsten Leistungen rund zwei Drittel der abgerechneten Leistungen aus. Für 3 248 Patienten, das sind 36,6% aller Patienten, wurden ausschließlich Beratungen oder eingehende Untersuchungen angesetzt.

Details hinsichtlich der nach Patientenmerkmalen geschichteten Verteilungen der Patienten nach Inanspruchnahme der zehn häufigsten Leistungen sind Tabelle 12 TA zu entnehmen. (Die ausschließliche Konzentration von Krankenhausvisiten auf Patienten von RVO-Kassen resultiert aus kassenspezifischen Eigenheiten der Honorierung stationärer Leistungen.)

Betrachtet man die im Rahmen der ambulanten und stationären kurativen Behandlung abgerechneten Einzelleistungen auf der Aggregationsebene von Leistungsgruppen, so ergibt sich das in Tabelle 15 dargestellte Bild.

In Tabelle 13 TA sind diese Daten ausdifferenziert nach den (klassifizierten) Häufigkeiten der Leistungsinanspruchnahme und nach Patientenmerkmalen geschichtet dargestellt. Dabei sind in allen sieben Leistungsgruppen Zusammenhänge zwischen (Häufigkeit der) Inanspruchnahme und einem oder mehreren der Patientenmerkmale zu erkennen.

2.4.3 Patienten nach Kassenart

2.4.3.1 Einleitung

Die gesundheitspolitische Diskussion der letzten Jahre hat sich, vor allem im Zusammenhang mit Fragen der Finanzierung der Gesetzlichen Krankenversicherung, aber auch im Zusammenhang mit strukturorientierten Reformvorschlägen und -bemühungen, nicht selten durch divergierende Positionen von Ersatzkassen einerseits und RVO-Kassen andererseits ausgezeichnet. Diskussionsteilnehmer und -beobachter führen diese Divergenzen u.a. auf unterschiedliche Risikostrukturen und unterschiedliches Inanspruchnahmeverhalten der Versichertenklientele zurück. Vor diesem Hintergrund mag es von Interesse sein, zu prüfen, ob und welche Differenzen zwischen Ersatzkassen- und RVO-Kassenpatienten sich in dem in dieser Studie untersuchten Datenkörper zeigen.

Das in den folgenden Tabellen enthaltene Zahlenmaterial besteht im wesentlichen aus (teilweise verdichteten) Auszügen aus den bereits angesprochenen Tabellen 6 TA – 13 TA, wird an dieser Stelle aber der Übersichtlichkeit halber synoptisch zusammengestellt.

2.4.3.2 Patientenmerkmale nach Kassenart

Von den 8 873 Patienten waren 7 226 (= 81,4%) RVO-Kassenangehörige[7] und 1 598 (= 18,0%) Ersatzkassenangehörige; bei 49 Patienten (= 0,6%) enthalten die Daten keine Angabe der Kassenart.

Nach Alter, Geschlecht, Versichertengruppe und Wohnort verteilen sich Ersatzkassen- und RVO-Kassenpatienten wie in Tabelle 16 dargestellt.

Die Tabelle zeigt für die Ersatzkassen- im Vergleich zu den RVO-Kassenpatienten bezüglich

- des Alters: höhere Anteilswerte für alle Altersgruppen bis zu 44 Jahren und niedrigere Anteilswerte für alle Altersgruppen darüber,
- des Geschlechts: einen um 7,4 Prozentpunkte höheren Anteilswert der Frauen,
- der Versichertengruppe: einen um 4,1 Prozentpunkte höheren Anteilswert der Mitglieder und einen um 5,5 Prozentpunkte niedrigeren Anteilswert der Rentner,

---

[7] Landwirtschaftliche Krankenkassen werden im folgenden zu den RVO-Kassen gerechnet.

Tabelle 16. Patienten nach Alter, Geschlecht, Versichertengruppe und Wohnort sowie nach Kassenzugehörigkeit

Patienten- merkmal	Kassenart			
	Ersatzkassen		RVO-Kassen	
	abs.	%	abs.	%
Total	1598	100	7226	100
Altersgruppe (in Jahren)				
unter 1	20	1,3	63	0,9
1 – 4	81	5,1	325	4,5
5 – 14	213	13,3	924	12,8
15 – 24	323	20,2	818	11,3
25 – 34	227	14,2	796	11,0
35 – 44	235	14,7	1016	14,1
45 – 54	176	11,0	939	13,0
55 – 64	149	9,3	824	11,4
65 – 74	131	8,2	957	13,3
über 74	43	2,7	560	7,7
Geschlecht				
männlich	572	36,4	3067	43,8
weiblich	998	63,6	3935	56,2
Versichertengruppe				
Mitglieder	825	51,6	2708	37,5
Familienangehörige	613	38,4	2678	37,1
Rentner	160	10,0	1840	25,5
Wohnort				
Land	514	57,8	1102	77,1
Stadt	704	42,2	3704	22,9

- des Wohnorts: einen niedrigeren Anteil von Patienten aus "ländlichen" Gemeinden.

Ob und in welchem Ausmaß die Unterschiede in den Alters-, Geschlechts- und Versichertengruppenverteilungen der Patienten entsprechende Unterschiede hinsichtlich der Versicherten und damit die oft zitierte negative Risikoauslese der RVO-Kassen illustrieren, ist nicht zu beurteilen, da die verfügbaren Daten eine Rekonstruktion der (regionalen) Versichertenpopulation nicht zulassen.

2.4.3.3 Inanspruchnahmemerkmale nach Kassenart

Tabelle 17 enthält Angaben zu Behandlungsart, Scheinart und Behandlungstagen nach der Kassenzugehörigkeit der Patienten. Behandlungs- und Scheinarten mit Anteilswerten von unter 2% für die Patienten insgesamt wurden außer acht gelassen, da in diesen Fällen selbst relativ großen Unterschieden kaum noch statistische Aussagekraft zukommt. Jeweils rund 99% der Ersatzkassen- und RVO-Kas-

Tabelle 17. Patienten nach Inanspruchnahmemerkmalen und Kassenart

Inanspruchnahme- merkmale	Ersatzkassen %	RVO-Kassen %
Ambulante Behandlungen		
0	1,2	1,0
1	80,2	86,1
2	15,6	11,1
3	2,3	1,5
4	0,7	0,4
Überweisungsscheine		
0	73,2	76,8
1	24,3	21,4
2	2,2	1,5
3	0,2	0,2
4	0,1	0,0
Krankenscheine		
0	17,0	15,6
1	77,0	83,2
2	5,4	1,2
3	0,5	0,0
Behandlungstage		
1	26,5	27,6
2 – 5	51,5	51,3
6 – 10	15,5	15,0
11 – 15	4,3	4,1
16 – 20	1,6	1,1
21 – 30	0,4	0,6
über 30	0,3	0,3

senpatienten nahmen ambulante Behandlung in Anspruch. Ersatzkassenpatienten nahmen vergleichsweise häufiger mehr als einen Arzt in Anspruch. Gleiches gilt auch hinsichtlich der Anzahl der verwendeten Überweisungs- und Krankenscheine. Dies weist darauf hin, daß die bei Ersatzkassenpatienten relativ häufigere "Parallelinanspruchnahme" von Ärzten teilweise ärztlich veranlaßt (Überweisungen), teilweise aber auch in einem unterschiedlichen Arztwahlverhalten von Ersatz- und RVO-Kassenpatienten begründet sein könnte.

Die Verteilungen der Patienten nach der Anzahl der Behandlungstage zeigen keine auffälligen Unterschiede. Einige Maße der zentralen Tendenz mögen verdeutlichen, daß durch die Klassenbildung auch keine wesentlichen Abweichungen verdeckt werden: Modus bzw. Median liegen für beide Patientengruppen bei 1 bzw. 3 Behandlungstag(en), die beiden Mittelwerte betragen 3,87 (Ersatzkassenpatienten) und 3,78 (RVO-Kassenpatienten) Behandlungstage.

Tabelle 18 zeigt die Inanspruchnahme von Ärzten nach deren (Fach-) Arztgruppenzugehörigkeit. Die Darstellung nach Fachgruppen beschränkt sich wiederum auf die Arztgruppen, die von mindestens 2% der Patienten konsultiert wurden; die Gruppe der Facharzte und die Gruppen der Primar- und Sekundararzte enthalten hingegen alle zugehörigen Fachgruppen.

Die Tabelle zeigt ausgeprägte Unterschiede der Inanspruchnahme von (Fach-) Arztgruppen zwischen Ersatz- und RVO-Kassenpatienten. Alle aufgeführten Fachgruppen wurden relativ häufiger von Ersatzkassenpatienten frequentiert; Allgemeinärzte wurden hingegen wesentlich häufiger von RVO-Kassenpatienten konsultiert. Der bei der Allgemeinarztinanspruchnahme feststellbare Unterschied von 16 Prozentpunkten vergrößert sich auf 17,6 Prozentpunkte, wenn man den Vergleich auf die Patienten beschränkt, die nur Allgemeinärzte aufsuchten. In der gleichen Größenordnung bewegt sich die Differenz bei den Patienten, die nur Fachärzte aufsuchten.

Betrachtet man die Klassifizierung nach der Inanspruchnahme von Primär- oder Sekundärärzten, so zeichnen sich die Ersatzkassenpatienten durch eine relativ häufigere Konsultation von Sekundärärzten aus. Im Vergleich zur Inanspruchnahme von Allgemein- oder Fachärzten sind die Unterschiede indessen geringer.

Ansatzweise läßt sich die häufigere Inanspruchnahme von Fachärzten durch die Ersatzkassenpatienten und die von Allgemeinärzten durch die RVO-Patienten auch in Tabelle 19 beim Vergleich der abgerechneten Leistungsgruppen daran erkennen, daß ein deutlich höherer Anteil der Ersatzkassenpatienten (70,9% gegenüber 62,3%) Sonderleistungen in Anspruch nimmt. In den übrigen Leistungsbereichen sind die Inanspruchnahmequoten relativ ausgeglichen.

Tabelle 18. Patienten nach Inanspruchnahme von Arztgruppen und Kassenart

Fachgruppe / Arztgruppe	Kassenart	
	Ersatzkassen %	RVO-Kassen %
Allgemeinärzte	56,9	72,9
Internisten	12,0	7,9
Frauenärzte	11,1	4,1
Kinderärzte	6,4	4,3
Augenärzte	9,3	7,1
Chirurgen	3,8	3,6
HNO-Ärzte	4,4	2,6
Radiologen	4,3	2,5
Orthopäden	3,7	3,0
Nur Allgemeinärzte	46,5	64,1
Nur Fachärzte	42,9	26,7
Allgemein- und Fachärzte	10,6	9,2
Nur Primärärzte	70,5	78,3
Nur Sekundärärzte	17,4	12,8
Primär- und Sekundärärzte	12,1	8,9

Tabelle 19. Patienten nach Inanspruchnahme von Leistungen und Kassenart

Leistungsgruppe	Kassenart	
	Ersatzkassen %	RVO-Kassen %
Beratungen	94,6	93,6
Besuche	9,2	10,6
Allgemeine Leistungen	14,9	17,3
Sonderleistungen	70,9	62,3
Laborleistungen	21,4	19,3
Phys.-med. Leistungen	5,2	4,7
Röntgenleistungen	11,1	10,1

Tabelle 20 enthält einige Vergleichszahlen zu jener Gruppe von Patienten, für die ausschließlich eine der beiden oder die beiden häufigsten Einzelleistungen (Beratungen und eingehende Untersuchungen) abgerechnet wurden.

Dieser Gruppe sind 31,5% der Ersatzkassenpatienten und 37,4% der RVO-Kassenpatienten zuzuordnen. Die Schichtung nach Alter zeigt Anteilswerte vergleichbarer Größenordnung in den Altersgruppen zwischen 15 und 44 Jahren und deutlich niedrigere Anteilswerte der Ersatzkassenpatienten in den anderen Altersgruppen. Die Schichtung nach den in Anspruch genommenen Arztgruppen legt die Vermutung nahe, daß der relativ hohe Anteil von RVO-Kassenpatienten in dieser Patientengruppe als Interaktionseffekt von Unterschieden in den "typischen" Leistungsspektren zwischen Allgemein- und Fachärzten einerseits und von Unterschieden im Arztwahlverhalten zwischen den Patienten der beiden Kassenarten andererseits erklärbar sein könnte.

2.4.3.4 Zusammenfassung

Akzeptiert man Prozentpunktdifferenzen in der Größenordnung von etwa 2% zwischen den beiden Patientenkollektiven als hinreichend aussagefähig, lassen sich folgende Strukturunterschiede feststellen:

- Hinsichtlich der Patientenmerkmale zeichnet sich das Kollektiv der Ersatzkassenpatienten durch vergleichsweise weniger männliche Patienten, weniger ältere Patienten und mehr Patienten aus "städtischen" Gemeinden aus.
- Hinsichtlich der Inanspruchnahmemerkmale sind die Ersatzkassenpatienten durch häufigere Inanspruchnahme mehrerer Ärzte, durch häufigere Verwendung von Überweisungsscheinen, häufigere Konsultation von Fach- und Sekundärärzten und durch ein breiteres Spektrum empfangener Leistungen gekennzeichnet. Zusammenfassend können die Inanspruchnahmeunterschiede als ein bei Ersatzkassenpatienten höherer Grad an Ausdifferenziertheit der Leistungsinanspruchnahme charakterisiert werden.

Tabelle 20. Patienten mit Inanspruchnahme nur von Beratungen oder eingehenden Untersuchungen nach Kassenart

	Ersatzkassen		RVO-Kassen	
	abs.	%	abs.	%
Total	503	31,5	2700	37,4
Altersgruppe (Jahre)				
unter 1	6	30,0	25	39,7
1 - 4	28	34,6	157	48,3
5 - 14	78	36,6	439	47,5
15 - 24	109	33,7	280	34,2
25 - 34	76	33,5	264	33,2
35 - 44	73	31,1	354	34,8
45 - 54	51	29,0	358	38,1
55 - 64	42	28,2	307	37,3
65 - 74	30	22,9	338	35,3
über 74	10	23,3	177	31,6
Arztgruppeninanspruchnahme				
nur Allgemeinärzte	351	47,4	2310	50,0
Fachärzte	152	17,8	385	14,9

Inwieweit sich die festgestellten Strukturunterschiede aufeinander zurückführen lassen, bzw. ob sie auch durch unterschiedliche Morbiditätsspektren der Patientenkollektive bedingt sein könnten, bedürfte vertiefender multivariater Auswertungen des vorliegenden Datenmaterials.

3 Diagnosenstruktur

3.1 Einleitung

Die Diagnosen wurden von den Kassenärzten auf den Abrechnungsscheinen in freier Textform angegeben. Diese Texte wurden zunächst nach dem 7stelligen "Diagnoseverzeichnis Großhadern" (DVG) verschlüsselt; dabei fielen – ohne Berücksichtigung der nicht zuordenbaren diagnostischen Eintragungen – rund 4 100 verschiedene Diagnosentexte an. Auf die Details der Diagnosenerfassung und -verschlüsselung und die dabei aufgetretenen Probleme ist anderenorts (s. Schwefel et al. 1979, Teil 2, S. 37 ff.) eingegangen worden. Für die hier dargestellten statistischen Auswertungen wurden die zwei letzten Stellen vernachlässigt; diese Aggregation auf die 5stellige Ebene des DVG führte zu einer Reduktion der Anzahl verschiedener Diagnosentexte auf 2 568. Diese 2 568 Diagnosen wurden insgesamt 28 255mal auf den 10 436 Scheinen vermerkt. Weitere 1 848 Eintragungen waren nicht lesbar oder aus anderen Gründen den Kategorien des DVG nicht zuordenbar und wurden einer Residualgruppe zugewiesen. Die Häufigkeitsverteilung der Nennungen der 2 568 Diagnosentexte ist ausgeprägt asymmetrisch: 54 Diagnosen waren 100mal oder häufiger, 110 Diagnosen 50mal oder häufiger, 1 510 Diagnosen höchstens 3mal und 990 Diagnosen nur einmal auf den Behandlungsbelegen vermerkt.

In die Auswertungsdateien wurden die verschlüsselten Diagnosentexte in folgender Form übernommen: Die 277 häufigsten Diagnosen (dies sind alle mindestens 20mal vergebenen Diagnosen) wurden in Form einer entsprechenden Anzahl von Dummyvariablen gespeichert, die das Auftreten bzw. Nichtauftreten dieser Diagnosen auf den Behandlungsausweisen bzw. bei den Patienten markieren. Weitere 17 Dummyvariablen geben in gleicher Weise über das Auftreten aller (also auch der selteneren) zuordenbaren Diagnosen auf der Aggregationsebene von 17 den ICD-8-Kapiteln entsprechenden Diagnosengruppen Auskunft. Eine zusätzliche Dummyvariable markiert schließlich das Auftreten nicht lesbarer bzw. nicht zuordenbarer Texte[8]. Unter diesen datenmäßigen Restriktionen sind die im folgenden präsentierten Auswertungsergebnisse zu betrachten.

Abschnitt 3.2 gibt einen Uberblick über die Auftretenshäufigkeiten (Prävalenzen) der Diagnosen und Diagnosengruppen. Die beiden folgenden Abschnitte 3.3 und 3.4 enthalten Hinweise auf die Geschlechts- und Altersspezifität von Diagnosen

---

[8] In den Tabellen wird diese Kategorie als zusätzliche 18. Diagnosengruppe unter der Bezeichnung "Sonstige" ausgewiesen.

und Diagnosengruppen. Abschnitt 3.5 stellt – orientiert an der Fragestellung nach Zusammenhängen zwischen Diagnosenstrukturen und Versorgungssituationen – Verteilungen ausgewählter Diagnosen auf die behandelnden Fachgruppen sowie Auftretenshäufigkeiten von Diagnosen nach Scheinart dar und gibt einige Hinweise auf die Möglichkeit der "Kassenart-" oder "Wohnortspezifität" von Diagnosen. In Abschnitt 3.6 wird auf Implikationen von Diagnosenaggregationen hingewiesen. Abschnitt 3.7 enthält die Ergebnisse einiger multivariater Auswertungen von Diagnosen- und Diagnosengruppenprävalenzen. Abschnitt 3.8 präsentiert einige Vergleichszahlen aus anderen Studien zu den Diagnosenstrukturen im vorliegenden Datenmaterial. Abschnitt 3.9 ist der Diskussion der inhaltlichen Ergebnisse und methodischen Probleme der durchgeführten Multimorbiditätsanalysen gewidmet.

Wie in Kapitel 2 ist der überwiegende Teil des kommentierten Zahlenmaterials im Tabellenanhang zu finden; diese Tabellen enthalten die Auswertungsergebnisse für die 250 häufigsten Diagnosen. In den Tabellen werden teilweise verkürzte Diagnosenbezeichnungen verwendet; die ausführlichen Bezeichnungen sind im Anhang (Diagnosen) zu finden. Die im Textteil enthaltenen Hinweise auf Unterschiede in den Auftretenshäufigkeiten und (Alters-, Geschlechts- etc.) Spezifitäten von Diagnosen beschränken sich – sofern nicht Aspekte der Datenqualität und -plausibilität im Vordergrund stehen – auf Diagnosen mit hinreichend großen Besetzungszahlen im Patientenkollektiv (d.h. in der Regel mit ca. 100 oder mehr patientenbezogenen Nennungen).

Bei einer Reihe von Patienten mit zwei oder mehr Behandlungsausweisen finden sich auch gleiche Diagnosen auf zwei oder mehr Scheinen. Dies hat zur Folge, daß patienten- und scheinbezogene Auftretenshäufigkeiten von Diagnosen und deren Rangfolge voneinander abweichen. Bei Darstellung und Kommentierung der Auswertungen ist in Hinblick auf diesen Sachverhalt zu beachten, daß sich Angaben zu Rangfolgen und Ranggruppen der Auftretenshäufigkeiten von Diagnosen bzw. Angaben zu Auftretenshäufigkeiten von Diagnosen und deren Verteilungen bei Auswertungen über Patienten als Beobachtungseinheiten immer auf patientenbezogene, bei Auswertungen über Scheine als Beobachtungseinheiten immer auf scheinebezogene Auftretenshäufigkeiten beziehen. Generell ist bei Aussagen über Rangfolgen von Diagnosenprävalenzen zu berücksichtigen, daß sich diese nur auf Rangfolgen innerhalb der Gesamtheit der 277 einzelnen auswertbaren Diagnosen beziehen. Ist von den häufigsten Diagnosen schlechthin die Rede, so sind immer diese 277 mindestens 20mal vermerkten Diagnosen gemeint.

3.2 Auftretenshäufigkeiten von Diagnosen und Diagnosengruppen

3.2.1 Diagnosen nach Geschlecht und Alter

Die (patientenbezogenen) Auftretenshäufigkeiten der häufigsten Diagnosen sind in Tabelle 14 TA zu finden. Diese Aufstellung macht deutlich, daß eine differenzierte Betrachtung von Einzeldiagnosen – selbst wenn der relativ wenig detaillierende 5stellige Schlüssel verwendet wird – recht bald auf Schwierigkeiten stößt; nur 4 Diagnosen treten bei mindestens 400 Patienten, nur 53 bei mindestens

100 Patienten auf. Für Analysen der Diagnosenstruktur benötigt man also entweder große Populationen oder häufig vorkommende Diagnosen oder aggregierte Diagnosenschlüssel.

Tabelle 21 enthält die Auftretenshäufigkeiten der Diagnosen, die für mindestens 3% aller Patienten vermerkt sind; dies sind 12 Diagnosen. Die beiden häufigsten Diagnosen sind Hypertonie und Herzinsuffizienz, die für 8,6% bzw. 8,4% aller Patienten notiert wurden.

Vergleicht man die geschlechtsspezifischen Rangfolgen der Diagnosenprävalenzen, so ergeben sich schon bei diesen 12 Diagnosen deutliche Unterschiede. Mit Ausnahme von Herzinsuffizienz und Hypotonie, die die Rangziffer 2 und 7,5 bei Männern und Frauen aufweisen, ist die Rangfolge aller anderen Diagnosen ungleich. Mit Varikosis ist unter diesen Diagnosen eine bei Männern eher schon seltenere Diagnose zu finden.

Nicht unerwartet sind auch die unterschiedlichen Rangfolgen von Diagnosen bei verschiedenen Altersgruppen. In Tabelle 22 sind beispielhaft für die Patienten dreier ausgewählter Altersgruppen die jeweils sechs am häufigsten auftretenden Diagnosen in der Reihenfolge ihrer Auftretenshäufigkeiten zusammengestellt.

Die Tabelle läßt ausschnitthaft die mit unterschiedlichem Alter sich verändernde quantitative Bedeutsamkeit einzelner Diagnosen erkennen, so etwa die mit höherem Alter zunehmende Auftretenshäufigkeit der Herz-Kreislauf-Krankheiten. Gleichzeitig wird sichtbar, daß auch bei altersgruppenspezifischer Betrachtungsweise nur eine geringe Zahl von Diagnosen mit größeren relativen Auftretenshäufigkeiten auffindbar ist. Geht man wieder von einem Minimalwert von 3% aus, so

Tabelle 21. Auftretenshäufigkeiten der häufigsten Diagnosen nach Geschlecht der Patienten

Diagnose	Patienten					
	insgesamt (n = 8873)		männlich (n = 3652)		weiblich (n = 4964)	
	abs.	%	%	Rangziffer	%	Rangziffer
Hypertonie	766	8,6	5,7	3	11,1	1
Herzinsuffizienz	742	8,4	6,5	2	10,0	2
Bronchitis	616	6,9	7,8	1	6,5	3
Grippaler Infekt	453	5,1	5,5	4	4,9	5
Vegetative Dystonie	372	4,2	2,8	10,5	5,3	4
Hypotonie	352	4,0	2,9	7,5	4,6	7,5
Diabetes mellitus	341	3,8	3,0	6	4,6	7,5
Ekzem	327	3,7	3,4	5	4,0	9
Varikosis	294	3,3	1,5	33	4,7	6
Anämie	293	3,3	2,3	18	4,0	10
Zephalgie	278	3,1	2,6	15,5	3,6	11
Hyperopie	269	3,0	2,8	10,5	3,2	12

Tabelle 22. Auftretenshäufigkeiten der je sechs häufigsten Diagnosen in ausgewählten Altersgruppen

Altersgruppe (in Jahren)	Diagnose	Prävalenz in der Altersgruppe		Prävalenz unter allen Patienten	
		abs.	%	%	Rangziffer
5 - 14	Bronchitis	142	12,4	6,9	3
(n = 1141)	Grippaler Infekt	90	7,9	5,1	4
	Angina	66	5,8	2,8	13
	Anämie	61	5,3	3,3	9,5
	Fieberhafter Infekt	55	4,8	1,9	27
	Hyperopie	51	4,5	3,0	12
35 - 44	Vegetative Dystonie	83	6,6	4,2	5
(n = 1257)	Grippaler Infekt	76	6,0	5,1	4
	Bronchitis	71	5,6	6,9	3
	Hypotonie	68	5,4	4,0	6
	Zephalgie	52	4,1	3,1	11
	Grippe	48	3,8	2,6	14
über 74	Herzinsuffizienz	202	33,4	8,4	2
(n = 605)	Hypertonie	151	25,0	8,6	1
	Diabetes mellitus	66	10,9	3,8	7
	Zerebralsklerose	63	10,4	1,3	44
	Varikosis	41	6,8	3,3	9,5
	Presbyopie	39	6,4	2,4	16

kommen bei den Patienten zwischen 5 und 14 Jahren nur weitere 5, in der Altersgruppe der 35-44 Jahre alten Patienten nur weitere 4 Diagnosen zu den in Tabelle 22 genannten Diagnosen hinzu. Bei den über 74 Jahre alten Patienten finden sich noch 18 Diagnosen mit Auftretenshäufigkeiten von über 3%, was bereits auf die mit wachsendem Alter zunehmende Multimorbidität verweist.

Weitere Auswertungen müßten zumindest die Interdependenz zwischen den intervenierenden Faktoren Alter und Geschlecht berücksichtigen; dies gilt auch für die folgenden Auswertungsbeispiele. Hinsichtlich des Ansatzes einer multivariaten Analyse der Auftretenshäufigkeiten von Diagnosen sei auf Abschnitt 3.7 verwiesen.

3.2.2 Diagnosen nach Krankheitsgruppen

Die Diagnosenheterogenität legt es nahe, Auftretenshäufigkeiten von Diagnosen auch geschichtet nach höher aggregierten Diagnosengruppierungen darzustellen, so z. B. nach

- Krankheiten des Herz- und Kreislaufsystems (ohne Gefäßkrankheiten),

- Knochen- und Gelenkerkrankungen,
- Krebskrankheiten,
- Diabetes,
- psychischen Störungen.

Unter die *Herz- und Kreislaufkrankheiten* fällt eine sehr breite Palette der häufigsten Diagnosen, von denen Hypertonie mit 8,6%, Herzinsuffizienz mit 8,4% und Hypotonie mit 4,0% der 8 873 Patienten die größten Auftretenshäufigkeiten zeigen.

Den *Knochen- und Gelenkerkrankungen* sind 20 der 277 häufigsten Diagnosen zuzuordnen. Hier sind für die Diagnosen "Zervikalsyndrom" mit 182 Patienten (= 2,1%), "Lendenwirbelsäulensyndrom" mit 176 Patienten (= 2,0%) und "Lumbalgie" mit 129 Patienten (= 1,5%) die größten Besetzungshäufigkeiten zu finden.

Psychischen Störungen sind 11 der 277 häufigsten Diagnosen zuzuordnen, von denen am häufigsten Nervosität (bei 1,3% der Patienten) und Schlafstörungen (bei 1,0% der Patienten) vermerkt wurden.

Den *Krebskrankheiten* sind ebenso wie *Diabetes* nur je zwei der häufigsten Diagnosen zuzurechnen. Krebsdiagnosen werden bei jeweils weniger als 1% der 8 873 Patienten vermerkt. Diabetes mellitus wird bei 3,8%, dessen latente Form bei 0,7% der Patienten notiert.

3.2.3 Diagnosengruppen

Folgt man der weitverbreiteten Praxis, auf hohem Aggregationsniveau alle auftretenden Diagnosen trotz resultierendem Inhaltsverlust darzustellen, dann zeigen sich bei Verwendung von 17 den Kapiteln der ICD-8 entsprechenden Diagnosengruppen die in Tabelle 23 wiedergegebenen Auftretenshäufigkeiten.

Die beiden häufigsten Diagnosengruppen sind die Krankheiten des Kreislaufsystems und die Krankheiten der Atmungsorgane; bei 30,5% bzw. 27,9% der Patienten ist jeweils mindestens eine der in diese Diagnosengruppen fallenden Diagnosen vermerkt. Bereits an dritter Stelle folgt die Gruppe der Symptome und mangelhaft bezeichneten Krankheiten; etwa jeder vierte Patient weist mindestens einen dieser Gruppe zuzurechnenden Diagnosentext auf. Gemessen an der Anzahl der betroffenen Patienten sind von geringer Bedeutung Komplikationen in der Schwangerschaft, bei Entbindung und im Wochenbett mit 105 Patienten (= 1,2%), angeborene Mißbildungen mit 83 Patienten (= 0,9%) und Schädigungen des Neugeborenen mit 56 Patienten (= 0,6%).

Betrachtet man die Häufigkeiten einzelner Diagnosengruppen getrennt nach Geschlecht (vgl. Tabelle 15 TA), dann ergibt sich, daß für *Frauen* am häufigsten Krankheiten des Kreislaufsystems (34,7%), Symptome und mangelhaft bezeichnete Krankheiten (28,6%), und Krankheiten der Atmungsorgane (25,9%) dokumentiert wurden. Bei den *Männern* sind am häufigsten die Krankheiten der Atmungsorgane mit 30,9%, die Krankheiten des Kreislaufsystems mit 25,6% und die Sam-

Tabelle 23. Auftretenshäufigkeiten von Diagnosengruppen

Diagnosengruppe	Patienten (n = 8873)	
	abs.	%
Infektiöse und parasitäre Krankheiten	815	9,2
Neubildungen	300	3,4
Drüsen-, Ernährungs- und Stoffwechselkrankheiten	1160	13,1
Krankheiten des Blutes und blutbildender Organe	416	4,7
Seelische Störungen	827	9,3
Krankheiten des Nervensystems und der Sinnesorgane	1614	18,2
Krankheiten des Kreislaufsystems	2707	30,5
Krankheiten der Atmungsorgane	2477	27,9
Krankheiten des Verdauungssystems	1387	15,6
Krankheiten der Harn- und Geschlechtsorgane	1424	16,0
Komplikationen in der Schwangerschaft	105	1,2
Krankheiten der Haut und des Unterhautzellgewebes	1062	12,0
Krankheiten des Skeletts, der Muskeln, des Bindegewebes	1727	19,5
Angeborene Mißbildungen	83	0,9
Schädigungen des Neugeborenen	56	0,6
Symptome und mangelhaft bezeichnete Krankheiten	2391	26,9
Unfälle, Vergiftungen, Gewalteinwirkungen	1066	12,0

melgruppe der Symptome und mangelhaft bezeichneten Krankheiten mit 24,9% der Patienten. Die absolut größten Differenzen in den Auftretenshäufigkeiten der Diagnosengruppen zeigen sich bei den Krankheiten des Kreislaufsystems (Männer gegenüber Frauen: -9,1 Prozentpunkte) sowie bei Unfällen, Vergiftungen und Gewalteinwirkungen (Männer gegenüber Frauen: +8,4 Prozentpunkte).

Schlüsselt man die Auftretenshäufigkeiten der Diagnosengruppen nach den Altersgruppen der Patienten auf (vgl. Tabelle 15 TA), so zeigen sich für fast alle Diagnosengruppen ausgeprägte Altersabhängigkeiten. So steigt z. B. bei den Krankheiten des Kreislaufsystems die Auftretenshäufigkeit von knapp 2% in der Altersgruppe der 1- bis 4jährigen Patienten kontinuierlich auf rd. 72% bei den über 74 Jahre alten Patienten an (zu altersspezifischen Verteilungen der Diagnosen innerhalb dieser Diagnosengruppe vgl. Abschnitt 3.6). Für die Diagnosengruppen der seelischen Störungen, der Krankheiten der Harn- und Geschlechtsorgane sowie der Unfälle, Vergiftungen und Gewalteinwirkungen ergeben sich mit wachsendem Alter zunächst zunehmende, dann wieder abnehmende Auftretenshäufigkeiten, wobei die höchsten Prävalenzen in jeweils unterschiedlichen Altersgruppen zu finden sind. Die Prävalenzen für die Diagnosengruppen der Infektions- und parasitären Krankheiten nehmen ab der Altersgruppe zwischen 1 und 4 Jahren ständig ab; ähnlich zeigen auch die Prävalenzwerte für die Krankheiten der Haut und des Unterhautzellgewebes einen mit zunehmendem Alter – nur durch eine erhöhte Auftretenshäufigkeit in der Patientengruppe im Alter von 5-14 Jahren unterbrochen – fallenden Verlauf.

Abb. 1 zeigt am Beispiel der Krankheiten des Kreislaufsystems, der Hautkrankheiten und der Krankheiten der Harn- und Geschlechtsorgane einige unterschiedliche Verläufe der relativen Auftretenshäufigkeiten in Abhängigkeit vom Alter.

Der Altersabhängigkeit des Auftretens der Diagnosengruppen korrespondieren starke Unterschiede ihrer Rangfolge in den Altersgruppen. So weisen etwa in den Altersgruppen bis zu 24 Jahren die Krankheiten der Atmungsorgane und in den Altersgruppen über 44 Jahren die Krankheiten des Kreislaufsystems die höchsten Auftretenshäufigkeiten unter allen Diagnosengruppen auf. Krankheiten des Skeletts und des Bindegewebes haben bei Patienten im Alter über 64 Jahren die dritthöchste, bei 1- bis 4jährigen Patienten nur die elfthöchste Auftretenshäufigkeit.

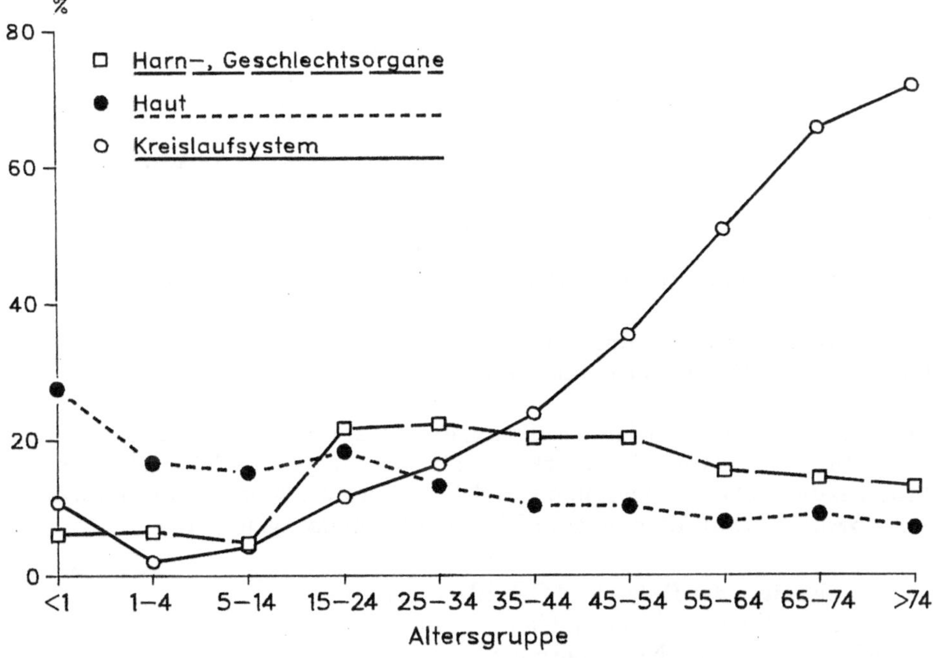

Abb. 1. Auftretenshäufigkeiten ausgewählter Diagnosengruppen nach Altersgruppen der Patienten (%)

Details hinsichtlich der Prävalenzen der Diagnosengruppen bei Schichtung nach den weiteren Patientenmerkmalen können Tabelle 15 TA entnommen werden.

3.3 Männer- und Frauenkrankheiten

Demographische Merkmale können auch zu einer internen Plausibilitätsprüfung der Diagnosenstruktur genutzt werden, wenn man die Frage nach "typischen" Frauenkrankheiten oder "typischen" Alters- oder Kinderkrankheiten stellt, und für eine Überprüfung der Datenqualität, insbesondere dann, wenn nach trivialen Implausibilitäten gefragt wird, wie z. B. gynäkologischen Erkrankungen bei Männern. Der Fragestellung soll wieder auf beiden Aggregationsebenen nachgegangen werden, also auch unter Berücksichtigung der Diagnosengruppen.

3.3.1 Diagnosengruppen

Die Daten weisen für 105 Patienten (1,2% aller Patienten) Diagnoseneintragungen auf, die der Diagnosengruppe der Komplikationen während Schwangerschaft, der Geburt und im Wochenbett zuzuordnen sind. Diese Diagnosen sind nahezu ganz, aber nicht ausschließlich auf Frauen konzentriert: 89% der entsprechenden Patienten sind Frauen, 2% wurden als Männer codiert, bei 9% ist das Geschlecht unbekannt. Dieses erste triviale Beispiel macht auf die bei allen weiteren Ergebnissen ebenfalls intervenierende, hier freilich auch in ihrem Ausmaß abzuschätzende Verzerrung der Daten durch die Qualitätsmängel der Urbelege und/oder der Datenerfassung aufmerksam.

Tabelle 24 gibt einen Überblick über jene Diagnosengruppen, in denen die Geschlechterproportionen der Patienten um mindestens drei Prozentpunkte von der Geschlechtsverteilung im gesamten Untersuchungskollektiv abweichen; geordnet sind die Diagnosengruppen nach dem Ausmaß der Geschlechtsspezifität (Überproportionalität), die hier als Differenz zwischen den Anteilswerten der Männer bzw. Frauen in der jeweiligen Teilstichprobe und der Gesamtstichprobe definiert worden ist. Diese Darstellung erlaubt es, mehrere Aspekte gleichzeitig zu betrachten:

1) Während bei den Männern nur 4 Diagnosengruppen überproportional auftreten, sind es bei Frauen 9 Diagnosengruppen.

2) Besonders typische Diagnosengruppeneintragungen für Männer sind Unfälle, Vergiftungen und Gewalteinwirkungen sowie angeborene Mißbildungen. Frauenkrankheiten liegen – abgesehen von Schwangerschafts- und Entbindungsdiagnosen – besonders häufig innerhalb folgender Diagnosengruppen:

- Krankheiten der Harn- und Geschlechtsorgane,
- Krankheiten des Blutes und der blutbildenden Organe,
- Schädigungen des Neugeborenen,
- seelische Störungen,
- Krankheiten des Kreislaufsystems.

Tabelle 24. Geschlechtsspezifität und geschlechtsspezifische Prävalenz von Diagnosengruppen

Männer			Rang	Frauen		
Diagnosengruppe	Prävalenz (%)	Überproportion.[a] (%-Punkte)		Überproportion.[a] (%-Punkte)	Prävalenz (%)	Diagnosengruppe
Unfall, Vergiftung, Gewalt	16,8	17,1	1	40,3	1,9	Schwangerschaft, Entbindung, Wochenbett
Angeborene Mißbildungen	1,1	8,3	2	20,6	21,8	Harn-, Geschlechtsorgane
Atmungsorgane	30,9	4,4	3	15,6	5,9	Blut, blutbildende Organe
Infektionen, parasitäre Krankheiten	9,9	3,0	4	13,5	0,8	Schädigungen des Neugeborenen
			5	9,6	11,0	Seelische Störungen
			6	7,2	34,7	Kreislaufsystem
			7	5,7	14,5	Drüsen, Ernährung, Stoffwechsel
			8	5,5	3,7	Neubildungen
			9	3,3	28,5	Symptome, mangelhaft bezeichnete Krankheiten

[a] Prozentanteil der Männer bzw. Frauen an den Patienten der betreffenden Diagnosengruppe abzüglich Prozentanteil der Männer bzw. Frauen in der Gesamtstichprobe.

3) Zwischen geschlechtsspezifischer Auftretenshäufigkeit und Geschlechtsspezifität der Diagnosengruppen besteht kein Zusammenhang.

3.3.2 Diagnosen

Wie bei den Diagnosengruppen bestätigt sich auch bei den Diagnosen, daß es wesentlich mehr "typische" Frauendiagnosen zu geben scheint als solche für Männer. So finden sich etwa unter allen Diagnosen mit Auftretenshäufigkeiten von mehr als 1% im gesamten Patientenkollektiv nur 9 Diagnosen, bei denen in den Teilstichproben die männlichen Patienten um mindestens 10% überrepräsentiert sind; bei den weiblichen Patienten finden sich hingegen 25 (unter Außerachtlassung der eindeutig geschlechtsgebundenen Diagnosen: 23) derartige Diagnosen. Angemerkt sei erneut, daß dieser generelle Befund bei Kontrolle der intervenierenden Variablen "Alter" möglicherweise zu relativieren wäre.

Tabelle 25 zeigt unter der Überschrift "Typische Frauenkrankheiten" alle Diagnosen, die bei mindestens 1% der weiblichen Patienten vermerkt wurden, und bei denen Frauen im Vergleich zum Patientenkollektiv insgesamt um mindestens 25%

Tabelle 25. Typische Frauenkrankheiten

Diagnose	Anteil			Präva-lenz bei
	Frauen %	Männer %	k.A. %	Frauen %
Kolpitis	100,0	0,0	0,0	1,1
Zyklusstörungen	96,6	0,0	3,4	1,1
Vaginaler Fluor	96,4	2,2	1,4	2,7
Adnexitis	95,3	1,6	3,1	1,2
Klimakterische Beschwerden	94,9	3,8	1,3	1,5
Portioerosionen	94,8	3,9	1,3	1,5
Dysmenorrhö	93,3	3,4	3,4	2,2
Eisenmangelanämie	89,5	8,8	1,7	1,0
Cholezystopathie	88,6	9,5	1,9	1,9
Varikosis	79,3	18,7	2,0	4,7
Struma	75,0	24,0	1,0	1,6
Gonarthrose	74,0	26,0	0,0	1,8
Zystitis	74,0	24,0	2,0	1,5
Obstipation	72,8	22,0	5,2	2,5
Kreislaufschwäche	72,7	27,3	0,0	1,9
Hypertonie	72,2	27,2	0,6	11,1
Altersherz	71,6	27,0	1,4	1,1
Arthritisch deformierte Kniegelenke	70,8	29,2	0,0	1,0
Vegetative Dystonie	70,7	27,7	1,6	5,3
Ödem	70,1	28,4	1,5	0,9

Tabelle 26. Typische Männerkrankheiten

Diagnose	Anteil			Präva-lenz bei Männern
	Männer %	Frauen %	k. A. %	%
Herzinfarkt	67,3	29,1	3,6	1,0
Spastische Bronchitis	61,7	35,0	3,3	1,0
Hyperurikämie	61,9	35,0	3,1	2,7
Hyperlipidämie	55,1	43,2	1,7	2,7
Asthma bronchiale	53,8	45,3	0,9	1,7
Infekt	52,4	45,1	2,4	1,2
Fieberhafte Bronchitis	52,3	44,9	2,8	1,5

überrepräsentiert sind. Dies entspricht einem auf Frauen entfallenden Anteilswert von mindestens 70% aller Patienten mit der betreffenden Diagnose (Referenzwert für die Interpretation der Tabelle: 56% aller Patienten sind Frauen).

In dieser Aufstellung sind in den ersten sieben Zeilen absichtlich auch triviale Frauendiagnosen wiedergegeben, um einen Überblick über die diesbezügliche Datenqualität zu geben; die zweite Spalte gibt den Prozentsatz der mit diesen Diagnosen behandelten Männer an. Ein deutlicher Bruch ist zu erkennen zwischen den entsprechenden Prozentwerten für Männer bei eindeutig gynäkologischen und anderen Diagnosen. Die resultierende Differenz zu 100% (Spalte 3) ist im wesentlichen durch die mangelnde Qualität der Dokumentationspraxis bedingt (z. B. wurden nur die Initialen des Vornamens dokumentiert), z.T. durch die schwierige Erschließbarkeit des Geschlechts aus dem Vornamen und schließlich auch durch die Notwendigkeit einer Anonymisierung des Patientennamens aus Datenschutzgesichtspunkten.

Tabelle 26 zeigt unter der Überschrift "Typische Männerkrankheiten" alle Diagnosen, bei denen die gleichen Kautelen auf die männlichen Patienten zutreffen. (Einer Überrepräsentation von mindestens 25% entspricht hier ein Anteilswert von mindestens 52%; der Referenzwert in der Grundgesamtheit beträgt 41%.) Die Tabelle belegt nochmals, daß es vergleichsweise weniger "typische" Männerdiagnosen zu geben scheint. Zumindest unter den quantitativ bedeutsameren Diagnosen (d.h. mit geschlechtsspezifischen Prävalenzen von mindestens 1%) finden sich für die männlichen Patienten nur 7 derartige Diagnosen im Vergleich zu 20 bei den weiblichen Patienten.

3.4 Alters- und Kinderkrankheiten

Zur Plausibilitätsprüfung von diagnostischen Eintragungen auf Abrechnungsscheinen eignet sich auch eine Überprüfung der zugehörigen Altersgruppenverteilungen. Die Darstellung erfolgt wiederum auf den beiden Aggregationsebenen der Diagnosengruppen und der Diagnosen. Bei den Diagnosengruppen wird das gesamte Altersgruppenprofil in die Betrachtung einbezogen, während bei den Diagnosen Hinweise nur auf die nach Datenlage "typischen" Alters- und Kinderkrankheiten gegeben werden.

3.4.1 Diagnosengruppen

Hinsichtlich der Altersspezifität der Diagnosengruppen ergeben die Daten (vgl. Tabelle 15 TA) folgendes Bild:

- bei Infektionen und parasitären Erkrankungen: Überproportionalität (hier und im folgenden: mindestens 50% mehr Patienten der betreffenden Altersgruppe, als nach ihrem Anteil am gesamten Patientenkollektiv zu erwarten wäre) der Altersgruppe bis zu 14 Jahren;
- bei Neubildungen: Überproportionalität der Patienten im Alter von über 44 Jahren;
- bei Drüsen-, Ernährungs- und Stoffwechselkrankheiten: Überproportionalität der Säuglinge und der Patienten über 54 Jahre;
- bei Erkrankungen des Blutes und der blutbildenden Organe: Überproportionalität der Patienten zwischen 1 und 14 Jahren;
- bei seelischen Störungen: Überproportionalität der Patienten im Alter von 35-54 Jahren;
- bei Erkrankungen des Nervensystems und der Sinnesorgane: als einzige Diagnosengruppe eine der Altersgruppenstruktur in der Gesamtstichprobe weitgehend entsprechende Verteilung;
- bei Erkrankungen des Kreislaufsystems: Überproportionalität der über 54jährigen Patienten;
- bei Erkrankungen der Atmungsorgane: Überproportionalität der Patienten unter 15 Jahren;
- bei Erkrankungen der Verdauungsorgane: Überproportionalität der Patienten im Alter zwischen 45 und 74 Jahren;
- bei Erkrankungen der Harn- und Geschlechtsorgane: Überproportionalität der Patienten im Alter zwischen 15 und 54 Jahren;
- bei Schwangerschaften und Entbindungen: Überproportionalität der Altersgruppe von 15-34 Jahren (sowie keine Patienten unter 15 und über 54 Jahren);
- bei Erkrankungen der Haut und des Unterhautzellgewebes: Überproportionalität der Patienten bis zu 24 Jahren;
- bei Erkrankungen des Skeletts und des Bindegewebes: Überproportionalität der über 44 Jahre alten Patienten;
- bei angeborenen Mißbildungen: Überproportionalität der Altersgruppen bis zu 24 Jahren;
- bei Schädigungen des Neugeborenen: Überproportionalität der Patienten bis zu 4 Jahren sowie zwischen 15 und 34 Jahren;
- bei Unfällen, Vergiftungen und Gewalteinwirkungen: Überproportionalität der Altersgruppen zwischen 5 und 24 Jahren.

In diesen Altersspezifitäten wird eine Fülle von Plausibilitäten sichtbar, wenngleich einschränkend darauf hinzuweisen ist, daß sich einige Angaben auf sehr niedrige Fallzahlen stützen (dies gilt generell – trotz hoher Prävalenzen – für die

Altersgruppe der unter einjährigen Patienten sowie – wegen niedriger Prävalenzen – für einige weitere Altersgruppen vor allem in den Diagnosengruppen der angeborenen Mißbildungen und der Schädigungen des Neugeborenen). Abbildung 2 illustriert einige Diagnosengruppen mit besonders prägnanter Altersspezifität.

Nimmt man die Fragestellung nach typischen Alters- und Kinderkrankheiten auf der Ebene von Diagnosengruppen auf und faßt man hierbei die Patienten in den Altersgruppen zwischen 1 Jahr und 14 Jahren und die Patienten in den Alters-

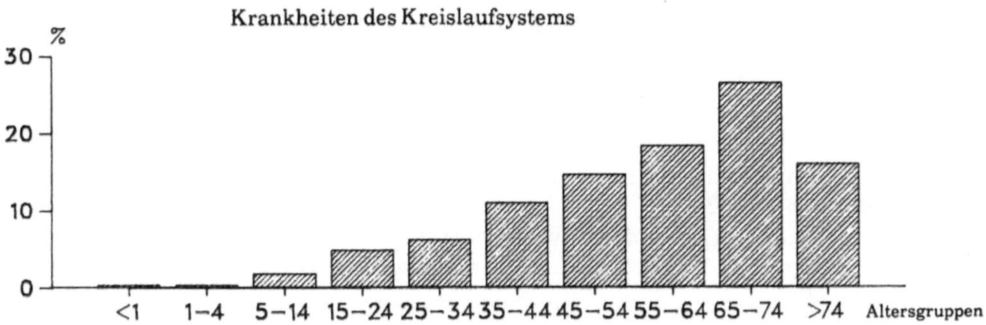

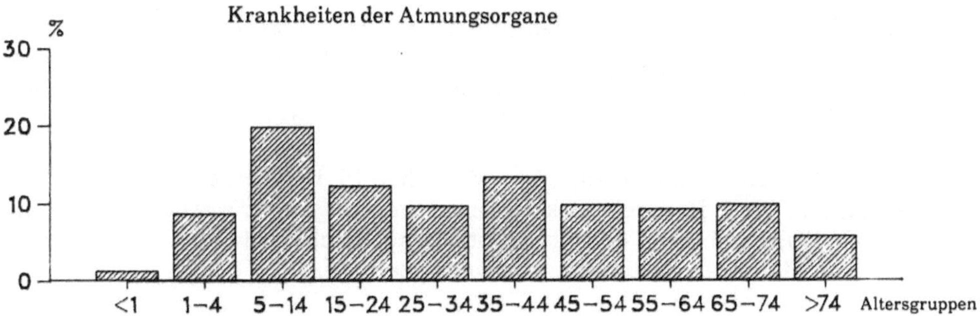

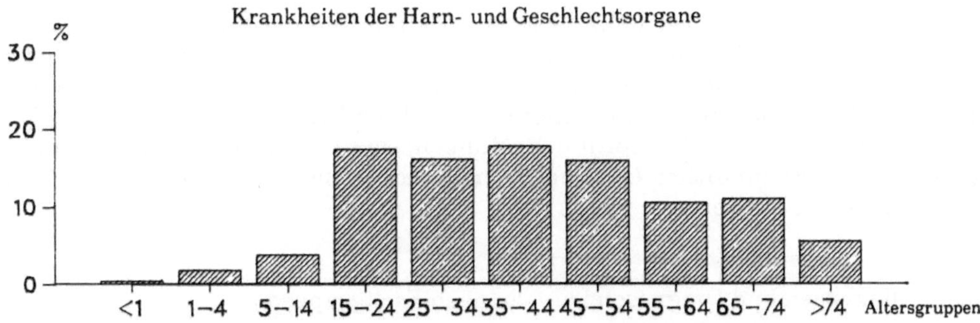

Abb. 2. Häufigkeitsverteilungen der Patienten mit ausgewählten Diagnosengruppen nach Altersgruppen der Patienten (%)

gruppen über 64 Jahren zu je einer Altersgruppe zusammen, so ergibt sich folgendes Bild:

Typische Kinderkrankheiten (Referenzwert: im Alter zwischen 1 Jahr und 14 Jahren befinden sich 17,4% aller Patienten) sind in der Rangfolge ihrer Überproportionalität:

- angeborene Mißbildungen (Anteilswert dieser Altersgruppe: 38,6%),
- Infektionen und parasitäre Krankheiten (29,9%),
- Erkrankungen der Atmungsorgane (28,5%),
- Krankheiten des Bluts und der blutbildenden Organe (26,4%).

Typische Alterskrankheiten (Referenzwert: 11,2% der Patienten älter als 64 Jahre) sind:

- Krankheiten des Kreislaufsystems (42,6%),
- Neubildungen (30,3%),
- Drüsen-, Ernährungs- und Stoffwechselkrankheiten (30,2%),
- Erkrankungen des Skeletts und des Bindegewebes (27,7%).

3.4.2 Diagnosen

Auch unter den häufigsten Diagnosen findet sich eine große Zahl von Diagnosen mit ausgeprägter Altersspezifität. In Tabelle 27 sind exemplarisch die jeweils sechs häufigsten Kinder- und Alterskrankheiten unter den Diagnosen mit einer relativen Auftretenshäufigkeit von mindestens 1% dargestellt.

Diagnosen-Alters-Kombinationen, die mit großer Plausibilität auf Datenfehler schließen lassen, wie z. B. Zerebralsklerose bei Säuglingen, Presbyopie bei Patienten zwischen 1 und 4 Jahren oder klimakterische Beschwerden bei Patienten im Alter von 5 bis 14 Jahren, treten nur sehr vereinzelt auf.

3.5 Diagnosen in unterschiedlichen Versorgungssituationen

In diesem Abschnitt werden Diagnosenstrukturen und -verteilungen im Zusammenhang mit vier Variablen dargestellt, die zur Beschreibung unterschiedlicher Aspekte und Dimensionen der speziellen oder generellen Versorgungssituation des Patienten dienen können. Die hier dargestellten Ergebnisse bieten einige weitere Ansatzpunkte für Plausibilitätsprüfungen; sie sollen daneben vor allem aber auch auf weitere, inhaltlich lohnend erscheinende Auswertungsmöglichkeiten des Datenmaterials hinweisen.

3.5.1 Diagnosen und Diagnosengruppen nach Fachgruppen

Von den 10 436 Abrechnungsscheinen entfällt mit 61,9% der größte Anteil auf Scheine von Allgemeinärzten; von Internisten stammen 7,5%, von Augenärzten

Tabelle 27. Typische Kinder- und Alterskrankheiten

Diagnose	Patienten abs.	davon in Altersgruppe %
Kinderkrankheiten		bis 14 Jahre
Fieberhafter Infekt	169	60,5
Fieberhafte Bronchitis	107	45,8
Angina	252	37,7
Bronchitis	616	35,2
Rhinitis	186	34,4
Grippaler Infekt	453	28,9
Alterskrankheiten		über 64 Jahre
Zerebralsklerose	113	88,5
Herzinsuffizienz	742	68,7
Zer. Durchblutungsstörungen	119	63,0
Coxarthrose	98	59,2
Gonarthrose	123	57,7
Diabetes mellitus	341	56,0

6,4%, von Frauenärzten 5,0% und von Kinderärzten 4,1% der Scheine. Die übrigen Fachgruppen weisen Anteilswerte von jeweils unter 4% auf.

Tabelle 16 TA weist die Verteilungen der Scheine nach Diagnosengruppennennungen und Fachgruppen aus. (Es sei in Erinnerung gebracht, daß sich hinter einer Diagnosengruppennennung mehrere Diagnoseneintragungen verbergen können.) Für die Mehrzahl der Diagnosengruppen gilt, daß die Behandlungsausweise mit entsprechenden Nennungen überproportional häufig von Internisten und Allgemeinärzten stammen. Überdurchschnittliche Anteilswerte verzeichnen daneben z. B. Augenärzte bei Krankheiten des Nervensystems und der Sinnesorgane, Chirurgen bei Unfällen, Vergiftungen und Gewalteinwirkungen, Frauenärzte bei Krankheiten der Harn- und Geschlechtsorgane, Komplikationen während der Schwangerschaft und Entbindung sowie Schädigungen des Neugeborenen, Kinderärzte bei Infektionen und parasitären Krankheiten, angeborenen Mißbildungen und Schädigungen des Neugeborenen, und Orthopäden bei Krankheiten des Skeletts und des Bindegewebes.

Hohe Konzentrationen von Diagnosengruppennennungen auf nur wenige Fachgruppen finden sich vor allem bei Drüsen-, Ernährungs- und Stoffwechselkrankheiten, Krankheiten des Kreislaufsystems (mit jeweils über 90% aller Scheine von Internisten und Allgemeinärzten) und Komplikationen während der Schwangerschaft (mit über 90% aller Scheine von Frauenärzten und Allgemeinärzten). Eine niedrige Konzentration zeigt sich dagegen bei Neubildungen, Schädigungen des Neugeborenen sowie Unfällen, Vergiftungen und Gewalteinwirkungen.

In Tabelle 17 TA wird für die 25 häufigsten Diagnosen dargestellt, in welchem Umfang die jeweiligen Diagnosen von den einzelnen Fachgruppen vermerkt werden. Allgemeinärzte zeichnen sich dadurch aus, daß sie diese Diagnosen mit Ausnahme der typischen augenärztlichen Befunde überproportional dokumentieren; so werden z. B. 93,2% aller Grippe- und 85,8% aller Hypertoniediagnosen von Allgemeinärzten gestellt. Auch typische Facharztdiagnosen werden von ihnen vergeben, wie die Beispiele Hyperopie und Presbyopie zeigen. Bei den Internisten fällt auf, daß sie bei nahezu allen dieser 25 Diagnosen vertreten sind, selbst bei typischen Diagnosen anderer Fachgruppen, wie z. B. bei Hyperopie, Astigmatismus und Glaukom. Insgesamt notieren Internisten überdurchschnittlich oft z. B. Hypertonie, Herzinsuffizienz, Diabetes mellitus, Zervikalsyndrom, Lendenwirbelsäulensyndrom, Hyperlipidämie und Kreislaufstörungen.

Augenärzte vermerken auf ihren Abrechnungsscheinen auch Hypertonie, Bronchitis, grippaler Infekt und Gastritis. Neben den Internisten zeichnen sich die Augenärzte durch eine im Vergleich zu den übrigen Fachgruppen ebenfalls große Breite des Diagnosenprofils aus. Ihre Hauptdiagnosen sind: Hyperopie, Presbyopie, Astigmatismus, Glaukom und Myopie. Allgemein kann man sagen, daß typische Augenarztdiagnosen von anderen Arztgruppen (abgesehen von den Allgemeinärzten im Falle der häufigsten augenärztlichen Diagnosen) fast gar nicht angeführt werden; eine ähnlich große "Facharztspezifität" weisen daneben nur noch einige typische gynäkologische Diagnosen auf. Alle übrigen Diagnosen sind weit weniger ausschließlich an eine bestimmte Fachgruppe gebunden.

Schließlich sei noch auf die HNO-Ärzte verwiesen, die bei den Diagnosen Pharyngitis mit 19,9% und Rhinitis mit 16,7% gegenüber einem Gesamtanteil von nur 2,7% erwartungsgemäß überdurchschnittlich vertreten sind, die aber z. B. auch Grippe und Gastritis diagnostizierten.

3.5.2 Diagnosen nach Scheinart

Unter den 10 436 Abrechnungsscheinen stellen die 7 665 Krankenscheine mit 73,7% das Hauptkontingent; 22,1% der Behandlungsausweise sind Überweisungsscheine. Alle übrigen Scheinarten treten relativ selten auf. Betrachtet man die diagnostischen Eintragungen auf verschiedenen Scheinarten (vgl. Tabelle 18 TA), lassen sich die folgenden Feststellungen treffen:

Auf Krankenscheinen werden sämtliche häufigsten Diagnosen vermerkt; umgekehrt gibt es unter diesen Diagnosen lediglich zwei (Schlaflosigkeit und Herzkrankheit), die ausschließlich auf Krankenscheinen notiert wurden. Die Auftretenshäufigkeiten der häufigsten Diagnosen auf Krankenscheinen folgen in etwa den Auftretenshäufigkeiten auf den Scheinen insgesamt, was infolge des hohen Anteils dieser Scheinart an den Behandlungsausweisen zu erwarten war. Ausnahmen hiervon bilden vor allem eine Reihe von augenärztlichen Diagnosen, die vorwiegend auf Überweisungsscheinen notiert sind.

Diesem Sachverhalt komplementär ist, daß die häufigsten Überweisungsdiagnosen wiederum überwiegend augenärztliche Diagnosen sind. Typische Überweisungsdiagnosen sind in der Reihenfolge ihrer Auftretenshäufigkeit: Hyperopie (8,3%), Presbyopie (7,1%), Glaukom (5,8%), Astigmatismus (5,4%), Myopie (3,4%),

Emmetropie (2,8%), Sinusitis (2,3%) und Linsentrübung (2,2%). Alle übrigen auf
Überweisungsscheinen vermerkten Diagnosen – dies sind fast alle 277 häufigsten
Diagnosen – weisen Auftretenshäufigkeiten von unter 2% auf.

Auf Belegarztscheinen werden relativ häufig Tonsillektomie (13,1%), spontane
Geburt (9,0%) und Adenotomie (7,4%) vermerkt. Alle anderen belegärztlichen Diagnosen werden nur 1- bis 4mal vermerkt. Die übrigen Scheinarten lassen keine
scheinarttypischen Diagnosen erkennen.

Ergänzend sei angemerkt, daß ein Vergleich der 277 häufigsten Diagnosen hinsichtlich der patientenbezogenen Prävalenzen einerseits (s. Tabelle 14 TA) und der
scheinebezogenen Auftretenshäufigkeiten andererseits (s. Tabelle 18 TA) zeigt,
daß Mehrfachnennungen von Diagnosen auf verschiedenen Scheinen des gleichen
Patienten eher die Ausnahme sind: 20 217 Nennungen dieser Diagnosen auf den
Scheinen stehen 19 948 Nennungen für die Patienten gegenüber. Mehrfachnennungen der häufigsten Diagnosen können daher bei maximal 269 Patienten (dies
sind knapp 3,6% der 7 544 Patienten mit einer oder mehreren dieser Diagnosen)
aufgetreten sein. Diese Zahl ist erheblich kleiner als die Anzahl von Patienten mit
zwei oder mehr Scheinen (1 284 Patienten) und vor allem auch deutlich kleiner als
die Anzahl von Patienten, die sowohl Kranken- als auch Überweisungsscheine
verwenden (921 Patienten). Es bedürfte weiterer vertiefender Auswertungen des
Datenmaterials, zu überprüfen, ob und in welchem Ausmaß dies darauf zurückzuführen ist, daß z. B.

- Diagnosen unterschiedlich stark differenzierend und spezifizierend dokumentiert werden,
- diagnostische Befunde, die zu Überweisungen zwecks Weiterbehandlung führen, von dem überweisenden Arzt auf dem Originalschein nicht notiert werden,
- eine krankheits- oder symptomspezifische Segmentierung der Inanspruchnahme bereits durch den Patienten stattgefunden hat, oder daß
- (patientenbezogene) Mehrfachnennungen von Diagnosen vergleichsweise häufiger bei den nicht einzeln erfaßten Diagnosen auftreten.

3.5.3 "Kassen-" und "Dorfkrankheiten"

Diese provozierende Überschrift soll auf lohnend erscheinende weitere Auswertungsmöglichkeiten aufmerksam machen. Einige Diagnosen scheinen bei Ersatzkassenpatienten stark über- bzw. unterproportional aufzutreten; dies betrifft
unter den Diagnosen mit einer Prävalenz von mindestens 1% in der Gesamtstichprobe überproportional Pharyngitis, Myopie, Astigmatismus und vaginalen Fluor;
als unterproportional zeigen sich Hypertonie, Herzinsuffizienz, Diabetes mellitus,
Varikosis, zerebrale Durchblutungsstörungen, Zerebralsklerose, Coxarthrose und
Ischialgie. Nicht alle diese Diagnosen – insbesondere die überproportional auftretenden – scheinen eindeutig und vollständig Auswirkungen geschlechts- oder
altersstruktureller Unterschiede zwischen den Patienten der beiden Kassenarten
zu sein.

Ähnliches gilt für Krankheiten, die überproportional (wie z. B. Presbyopie, Glaukom, Asthma bronchiale oder fieberhafte Bronchitis) oder stark unterproportional

(wie z. B. Zervikalsyndrom, Kreislaufstörung, Dysmenorrhö und Myokardscha-
den) für Patienten ländlicher Herkunft vermerkt werden.

3.6 Implikationen von Diagnosenaggregationen

3.6.1 Einleitung

Eine wichtige Fragestellung bei der Diagnosendokumentation ist die nach dem an-
gemessenen Niveau der Schlüsselaggregation. Die Kontrapunkte der Diskussion
hierüber markieren sich deutlich in den Auffassungen von Leiber (1980) und
Grünauer et al. (1979); diesen a-priori-Bedenken sollen im folgenden empirisch
belegbare a-posteriori-Argumente gegenübergestellt werden, die allerdings gegen-
wärtig nur beispielhaft und fallstudienartig sein können.

Trotz erhöhter Zurechenbarkeitsprobleme wurde bei Erfassung und Verschlüsselung der auf den Abrechnungsscheinen niedergeschriebenen Diagnosen der recht
diversifizierte Großhaderner Schlüssel – ergänzt um einen 3stelligen Zusatzpoin-
ter – verwendet, der bei zunehmender Aggregation der ICD-8 zuzuordnen ist. Angesichts der resultierenden großen Anzahl heterogener Diagnosen mußte aus
statistischen Darstellungsgründen der 7stellige Schlüssel auf einen 5stelligen
Schlüssel zurückgeführt werden, wodurch überwiegend synonyme Diagnosenbezeichnungen zusammengefaßt werden. Auch der 5stellige Schlüssel erlaubt nur
bei sehr großen Populationen statistische Analysen mit Diagnosen, da die Besetzungszahlen einzelner Diagnosen teilweise sehr klein werden. Diesem 5stelligen
Schlüssel stellen wir im folgenden den 3stelligen gegenüber, um zu illustrieren,
welches Ausmaß an Alters- und Geschlechterheterogenität innerhalb einzelner
Diagnosenkategorien der 3stelligen Schlüsselebene in dem untersuchten Datenmaterial enthalten ist; dies mag ein beispielhafter Hinweis auf mögliche Informationsverluste beim Übergang vom 5stelligen auf den 3stelligen Schlüssel sein. Anschließend werden kurz die Verteilungshäufigkeiten der Merkmalsausprägungen
des Zusatzpointers beschrieben; dies verdeutlicht einerseits Art und Umfang des
Verlusts an Information über Diagnoseneintragungen, die bei der Reaggregation
auf die 5stellige Schlüsselebene auftraten, ist andererseits aber auch unter dem
Aspekt der Datenqualität aufschlußreich.

3.6.2 Alters- und Geschlechtsunterschiede innerhalb 3stelliger
     Diagnosenschlüssel

Der Schlüssel DVG/ICD 782 beinhaltet eine relativ große Anzahl verschiedener in
der Untersuchungsstichprobe auftretender 5stelliger Diagnosen. Tabelle 28 zeigt
die Altersunterschiede bei ausgewählten 5stelligen Diagnosen dieser "Krankheitszeichen, die dem Herz-, Kreislauf- und Lymphsystem zuzuordnen sind."

Die Tabelle 28 zeigt einen deutlichen und statistisch signifikanten Altersunterschied: Bei Patienten mit der Diagnose "Ödeme" ist der Anteil älterer Patienten
im Vergleich mit den anderen beiden Diagnosen aus diesem 3stelligen Schlüssel
höher. Die Verwendung eines 3stelligen Schlüssels, der alle drei Diagnosen zu-

Tabelle 28. Altersunterschiede innerhalb DVG/ICD 782: Krankheitszeichen, die dem Herz-, Kreislauf- und Lymphsystem zugeordnet werden können

Altersgruppe (in Jahren)	Kreislaufstörung (n = 180) %	Kreislaufschwäche (n = 13) %	Ödeme (n = 67) %
unter 45	46,1	50,0	23,9
45 und mehr	53,9	53,0	76,1

Tabelle 29. Alters- und Geschlechtsunterschiede innerhalb DVG/ICD 458: Sonstige Krankheiten des Kreislaufsystems

Patienten- merkmal	Zerebrale Durchblutungs- störungen (n = 119) %	Hypotonie (n = 352) %	Orthostatisches Syndrom (n = 51) %
Geschlecht			
Männer	39,3	31,8	25,0
Frauen	60,7	68,2	75,0
Alter (in Jahren)			
unter 15	0,8	5,4	13,7
15-54	13,4	64,7	78,4
55 und älter	85,7	29,9	7,8

sammenfaßt, würde eine derartige, morbiditätsstatistisch interessante Aussage nicht mehr zulassen.

Ein weiteres Beispiel: Innerhalb DVG/ICD 458 zeigen sich ebenfalls erhebliche demographische Unterschiede insbesondere gemäß dem Alter (vgl. Tabelle 29). Zerebrale Durchblutungsstörungen sind überwiegend eine Altersdiagnose, Hypotonie scheint im wesentlichen ein Problem innerhalb des Arbeitsalters zu sein mit besonderer Bedeutung für die 35- bis 54jährigen, das orthostatische Syndrom tritt vor allem im jugendlichen Erwachsenenalter auf. Ein 3stelliger Schlüssel verwischt diese Unterschiede.

Auch in einigen anderen 3stelligen Diagnosengruppen verbergen sich charakteristische demographische Unterschiede, wie z.B. bei DVG/ICD 370. Hiernach sind Hyperopie, Astigmatismus und Myopie im wesentlichen für ältere Leute (55 Jahre und älter) und für jüngere Leute (5- 34 Jahre) charakteristische Diagnosen, während Presbyopie vorwiegend im Alter diagnostiziert wird, dagegen Anisometrie und Emmetropie in der Jugend und im jungen Erwachsenenalter.

Will man derartige Verteilungsvergleiche nach Alter und Geschlecht für die 44 3stelligen Diagnosenbegriffe durchführen, die sich durch Zusammenlegung von

mindestens zwei der häufigsten 5stelligen Diagnosen ergeben, dann stößt man bei
13 3stelligen Diagnosen auf zu geringe Besetzungshäufigkeiten. Unter den ver-
bleibenden 31 Aggregatdiagnosen fanden sich in 6 Fällen Alters- und Geschlechtsunterschiede, in 9 Fällen nur Altersunterschiede und in 7 Fällen nur Geschlechtsunterschiede zwischen mindestens zwei aggregierten 5stelligen Diagnosen (vgl.
Tabelle 30). Als Unterschied wurden dabei Abweichungen von 10 Prozentpunkten
oder mehr zwischen den Geschlechts- oder den – dichotomisierten – Altersvertei-
lungen gewertet.

Einige Beispiele für 3stellige Diagnosen, innerhalb derer keine derartigen Alters-
und/oder Geschlechterheterogenitäten auffindbar sind, sind:

- Durchfallkrankheiten (DVG/ICD 009),
- Diabetes (DVG/ICD 250),
- Krankheiten der Talgdrüsen (DVG/ICD 706).

Tabelle 30. Übersicht über Alters- und Geschlechterheterogenitäten innerhalb 3stelliger
Diagnosenschlüssel

---

1. Alters- und Geschlechterheterogenität innerhalb:
    - Sonstige Herzmuskelkrankheiten (DVG 438/ICD 428)
    - Sonstige Krankheiten des Kreislaufsystems (DVG/ICD 458)
    - Chronische Bronchitis (DVG/ICD 491)
    - Asthma bronchiale (DVG/ICD 493)
    - Krankheitszeichen, die den oberen
      Verdauungsorganen zugeordnet werden können (DVG/ICD 784)
    - Nervosität und Schwächezustände (DVG/ICD 790)

---

2. Altersheterogenität innerhalb:
    - Brechungsfehler (DVG/ICD 370)
    - Essentieller gutartiger Bluthochdruck (DVG/ICD 401)
    - Angina pectoris (DVG/ICD 413)
    - Symptomatische Herzkrankheiten (DVG 437/ICD 427)
    - Akute Mandelentzündung (DVG/ICD 463)
    - Grippe (DVG/ICD 470)
    - Sonstige Krankheiten des Gebärmutterhalses (DVG/ICD 621)
    - Krankheitszeichen, die dem Herz-, Kreislauf- oder Lymphsystem
      zugeordnet werden können (DVG/ICD 782)
    - Krankheitszeichen, die den unteren Verdauungsorganen zugeordnet
      werden können (DVG/ICD 785)

---

3. Geschlechterheterogenität innerhalb:
    - Migräne (DVG/ICD 346)
    - Akute Nasopharyngitis (DVG/ICD 460)
    - Bronchitis ohne nähere Angabe (DVG/ICD 490)
    - Hypertrophie der Gaumen- und Rachenmandeln (DVG/ICD 500)
    - Sonstige Leberkrankheiten (DVG/ICD 573)
    - Osteoarthritis und entsprechende Krankheiten (DVG/ICD 713)
    - Schmerzsyndrome durch Wirbelveränderungen (DVG/ICD 728)

3.6.3 Pointer über Zusatzcharakteristika

Bei der Diagnosenverschlüsselung war zusätzlich zu den vergebenen Schlüsseln ein 3stelliger Pointer gesetzt worden, mit Hilfe dessen bestimmte zusätzliche Charakteristika der Diagnoseneintragungen auf den Behandlungsausweisen erfaßt wurden. Dabei bezeichnete die erste Stelle des Pointers eine Lokalisationsangabe, die nicht in das Schlüsselverzeichnis aufgenommen worden war, die zweite Stelle die Diagnosensicherheit bzw. den Diagnosenzustand und die dritte Stelle schließlich die Art der Verschlüsselung, sofern sie außerhalb der Norm lag; die einzelnen Merkmalsausprägungen sowie deren Auftretenshäufigkeiten in der Gesamtheit der Diagnosentexte können Tabelle 31 entnommen werden.

Diese Auswertung zeigt recht deutlich eine mangelnde Spezifikation, insbesondere im Hinblick auf die Diagnosensicherheit und den Diagnosenzustand. Sie bestätigt Vermutungen etwa über den Dramatisierungseffekt beim Entstehen von Diagnosen auf Abrechnungsbelegen.

Wie schon erwähnt, war aus statistischen Gründen eine Rückführung der 7stelligen Verschlüsselungen auf die 5stellige Schlüsselebene erforderlich; aus den gleichen Gründen wurden bei dieser Rückführung auch die Pointer vernachlässigt. Formal ist auch dies ein Aggregationsprozeß; es muß indessen beachtet werden, daß in diesem Schritt der Diagnosenaggregation nicht so sehr der Differenziertheitsgrad des Systems der Diagnosenkategorien zurückgenommen wird, vielmehr entsteht – der Natur des Pointers entsprechend – im wesentlichen ein Verlust an Spezifikation der diagnostischen Eintragungen hinsichtlich Lage, Verlauf, Sicherheit usw.

3.6.4 Schlußfolgerung

Diese Auswertungen belegen den möglichen Nutzen differenzierter Diagnosenverschlüsselungen. Festzustellen ist, daß unabhängig vom Handlungs- und Erkenntnisinteresse, das die Wahl des Aggregationsniveaus für eine Diagnosendokumentation begründet, Informationsverluste in morbiditätsstatistischer Hinsicht mit der Verwendung allzu nivellierender Diagnosengruppierungen verbunden sind, die auch Validitätsbeurteilungen von Diagnosen erschweren können.

3.7 Exemplarische multivariate Auswertungen

Zusammenhänge zwischen Diagnosenprävalenzen und demographischen Merkmalen wurden bislang ausschließlich in Form einfacher bivariater Zusammenhänge berichtet. An mehreren Stellen wurde auf die Notwendigkeit komplexerer, d.h. multivariater Zusammenhangsanalysen hingewiesen. Die Ergebnisse derartiger Analysen sollen hier exemplarisch für Hypertonie, Herzinsuffizienz und Bronchitis berichtet werden. Die Auftretenshäufigkeit dieser drei Diagnosen wurde getrennt für alle Kombinationen der Prädiktorvariablen Alter, Geschlecht und Kassenzugehörigkeit ermittelt und in einer mehrdimensionalen Kontingenztafel wiedergegeben (vgl. Tabelle 32). Hierzu wurde das Alter bei 45 Jahren dichotomisiert,

Tabelle 31. Spezifikationen bei sämtlichen Diagnosentexten

Lokalisation	Anzahl
1 = Hirnschäden	5
2 = Gesicht	38
3 = Wirbelsäule/Hals	25
4 = Thorax/Rücken/Schulter	58
5 = Abdomen/Lenden	12
6 = Becken/Gesäß	19
7 = Kombinationslokalisation	0
8 = obere Extremität	87
9 = untere Extremität	135

Diagnosensicherheit, Diagnosenzustand	
1 = Verdacht auf	973
2 = Zustand nach	901
3 = Ausschluß von	124
4 = Negation	49
5 = zur Abklärung, ungeklärt, z.B.	121
6 = zur Behandlung	7
8 = Pseudo, nach Art, usw.	5
9 = Kontakt mit	3

Art der Verschlüsselung	
1 = Zusatzbezeichnung ohne differenzierenden Charakter vorhanden	65
2 = Bezeichnung des Schweregrades vorhanden	565
3 = anderer Diagnosentext, jedoch sinngemäß gleiche Diagnose (interpretativer Spielraum)	1873
4 = nichtinterpretierbare Zusatzbezeichnung	122
5 = Verlaufsbemerkung: wie z.B. beginnend, abklingend usw.	53
6 = Zusatzbezeichnung "akut", soweit sie nicht in den Schlüssel aufgenommen wurde	253
7 = nur allgemeinere Bezeichnung wurde tatsächlich verschlüsselt	599
8 = Zusatzbezeichnung "beiderseits" bzw. eine sonstige Erweiterung und Komplikation der vorhandenen Diagnose, die nicht im Schlüssel enthalten ist	822
9 = Zusatzbezeichnung "chronisch", soweit sie nicht in den Schlüssel aufgenommen wurde	217

so daß alle Patienten bis einschließlich 44 Jahren eine Gruppe, und diejenigen, die 45 Jahre oder älter sind, eine zweite Gruppe bilden. Aus Tabelle 32 läßt sich zunächst ablesen, wie sich die Auftretenshäufigkeiten der Diagnosen bei männlichen und weiblichen, jungen und älteren sowie RVO-Kassen- und Ersatzkassen-Patienten unterscheiden. Zusätzlich läßt sich erkennen, ob es Wechselwirkungen zwischen diesen Faktoren gibt, d.h. ob beispielsweise ein Altersunterschied nur bei

Tabelle 32. Auftretenshäufigkeiten von Hypertonie, Herzinsuffizienz und Bronchitis nach Alter, Geschlecht und Kassenzugehörigkeit der Patienten

Alter	Geschlecht	Kasse	n	Hypertonie		Herz-insuffizienz		Bronchitis	
				abs.	%	abs.	%	abs.	%
unter 45	männlich	EKK	378	5	1,3	2	0,5	36	9,5
Jahren		RVO	1829	36	2,0	15	0,8	162	8,9
	weiblich	EKK	699	20	2,9	3	0,4	43	6,2
		RVO	1959	47	2,4	12	0,6	162	8,3
45 Jahre	männlich	EKK	194	25	12,9	24	12,4	6	3,1
und mehr		RVO	1238	141	11,4	197	15,9	77	6,2
	weiblich	EKK	299	39	13,0	33	11,0	11	3,7
		RVO	1976	444	22,5	445	22,5	100	5,1

Tabelle 33. p-Werte der Signifikanztests (chi^2) der Effekte in Tabelle 32[a]

Effekte	Hypertonie p	Herzinsuffizienz p	Bronchitis p
Alter	0,0001	0,0001	0,0001
Geschlecht	0,0037	..	..
Kasse	..	..	0,0297
Alter, Geschlecht	..	..	..
Alter, Kasse	..	..	..
Geschlecht, Kasse	..	..	..
Alter, Geschlecht, Kasse	0,0268	..	..

[a] Es sind nur p-Werte kleiner als 0,05 wiedergegeben.

Männern, nicht jedoch bei Frauen besteht. Statistiken, die anzeigen, ob derartige Effekte statistisch bedeutsam sind, wurden mit einer multivariaten Kontingenztafelanalyse (SAS Version 79.6 Prozedur FUNCAT) berechnet. Die Ergebnisse des chi2-Tests der Effekte sind in Tabelle 33 wiedergegeben.

Hypertonie wird in der ambulanten Versorgung erwartungsgemäß öfter bei Frauen und bei älteren Personen diagnostiziert. Es existiert eine schwache Wechselwirkung derart, daß bei älteren Frauen relativ mehr Hypertonikerinnen unter den RVO- als unter den EKK-Patientinnen zu finden sind, während sich die älteren männlichen Hypertoniker in der Kassenzugehörigkeit kaum unterscheiden. Unter Mengengesichtspunkten gesehen ist beachtenswert, daß selbst bei der häufigsten Diagnose, Hypertonie, bei simultaner Berücksichtigung von drei unabhängigen Analysevariablen die Zellenbesetzungen teilweise sehr klein werden. Dies unterstreicht noch einmal die Notwendigkeit großer Patientenstichproben oder aggregierter Diagnosenverschlüsselungsniveaus für multivariate Diagnosenanalysen.

Bei Herzinsuffizienz findet sich ein ausgeprägter Alterseinfluß, jedoch kein statistisch signifikanter Geschlechts- und Kasseneffekt. Die relative Häufigkeit der Herzinsuffizienz ist jedoch tendenziell bei allen RVO-Teilkollektiven höher als bei den EKK-Gruppen. Die absoluten Zellenbesetzungen sind teilweise wieder sehr niedrig. Bei Bronchitis finden sich ebenfalls voneinander unabhängige Einflüsse des Alters und der Kassenart: Diese Diagnose tritt bei jüngeren Personen relativ öfter auf als bei älteren. Im allgemeinen haben RVO-Patienten etwas häufiger Bronchitis als EKK-Patienten.

Diese exemplarischen Darstellungen von Abhängigkeiten der Diagnosenhäufigkeiten von Alter, Geschlecht und Kassenart zeigen, daß es im Einzelfall durchaus zu interessanten und – noch – interpretationsbedürftigen multivariaten Ergebnissen kommt. Andererseits stoßen derartige Auswertungen selbst bei häufig vorkommenden Diagnosen rasch auf die Schranke geringer Zellenbesetzungen.

Vergleichbare multivariate Analysen der Diagnosengruppen sind in den Tabellen 34 und 35 wiedergegeben.

3.8 Prävalenzvergleiche

3.8.1 Einleitung

In den nachfolgenden Darstellungen werden die Auftretenshäufigkeiten von Diagnosengruppen und ausgewählten Diagnosen mit externen Daten aus vergleichbaren Studien einander gegenübergestellt. Einer Interpretation der Ergebnisse eines solchen Vergleichs sind freilich aufgrund erheblicher Unterschiede hinsichtlich der Erhebungsmerkmale, des Erhebungszeitraums, der Erhebungsmethoden und des Erhebungszwecks der einzelnen Datenquellen enge Grenzen gezogen. Diese Unterschiede werden hier nur so weit nachgezeichnet, wie es für eine grobe Abschätzung der Vergleichbarkeit der Datenkörper erforderlich erscheint; hinsichtlich weiterer Einzelheiten sei auf die herangezogenen Publikationen verwiesen.

Die Abschnitte 3.8.2 und 3.8.3 sind dem Vergleich der Auftretenshäufigkeiten von Diagnosengruppen und Diagnosen in der ambulanten Versorgung gewidmet. Abschnitt 3.8.4 stellt patientenbezogene Auftretenshäufigkeiten ausgewählter Einzeldiagnosen den entsprechenden bevölkerungsbezogenen Prävalenzen gegenüber. Abschnitt 3.8.5 enthält eine zusammenfassende Beurteilung der Prävalenzvergleiche.

3.8.2 Diagnosengruppen

Die aus unseren Daten ermittelten Diagnosengruppenstrukturen werden mit den Ergebnissen der folgenden vier Untersuchungen verglichen:

- einer polnischen Studie über Patienten- und Diagnosenstrukturen in der ambulanten ärztlichen Versorgung von Juli 1967 bis Juni 1968 (Kostrzewski 1979). Das Datenmaterial entstammt einer Vollerhebung über alle Personen, die an

Tabelle 34. Auftretenshäufigkeiten der Diagnosengruppen nach Alter, Geschlecht und Kassenzugehörigkeit der Patienten

Diagnosengruppen

Alter	Geschlecht	Kasse	n	01 abs.	01 %	02 abs.	02 %	03 abs.	03 %	04 abs.	04 %	05 abs.	05 %	06 abs.	06 %	07 abs.	07 %	08 abs.	08 %	09 abs.	09 %
unter 45 Jahren	männlich	EKK	378	41	10,8	7	1.8	31	8,2	15	4,0	36	9,5	76	20,1	39	10,3	143	37,8	47	12,4
		RVO	1829	226	12,4	31	1,7	140	7,6	62	3,4	119	6,5	297	16,2	178	9,7	604	33,0	207	11,3
	weiblich	EKK	699	82	11,7	20	2,9	69	9,9	42	6,0	60	8,6	121	17,3	1 01	14,4	200	28,6	70	10,0
		RVO	1959	210	10,7	43	2,2	194	9,9	120	6,1	178	9,1	313	16,0	322	16,4	6 9	31,1	263	13,4
45 Jahre und mehr	männlich	EKK	194	12	6,2	10	5,1	52	26,8	8	4,1	12	6,2	41	21,1	95	49,0	40	20,6	51	26,3
		RVO	1238	84	6,8	58	4,7	193	15,6	23	1,9	99	8,0	242	19,5	618	50,0	336	27,1	253	20,4
	weiblich	EKK	299	16	5,4	17	5,7	48	16,0	23	7,7	55	18,4	63	21,1	136	45,5	59	19,7	75	25,1
		RVO	1976	127	6,4	101	5,1	406	20,5	110	5,6	247	12,5	417	21,1	1149	58,1	4 5	20,5	368	18,6

Diagnosengruppen

Alter	Geschlecht	Kasse	n	10 abs.	10 %	11 abs.	11 %	12 abs.	12 %	13 abs.	13 %	14 abs.	14 %	15 abs.	15 %	16 abs.	16 %	17 abs.	17 %	18 abs.	18 %
unter 45 Jahren	männlich	EKK	378	20	5,3	0	0,0	60	15,9	62	16,4	4	1,1	5	1,3	92	24,3	69	18,3	65	17,2
		RVO	1829	98	5,4	1	0,1	249	13,6	238	13,0	31	1,7	7	0,4	438	24,0	401	21,9	257	14,1
	weiblich	EKK	699	203	29,0	31	4,4	116	16,6	82	11,7	8	1,1	13	1,9	154	22,0	59	8,4	143	20,5
		RVO	1959	459	23,4	61	3,1	289	14,8	254	13,0	22	1,1	20	1,0	520	26,5	185	9,4	312	15,9
45 Jahre und mehr	männlich	EKK	194	31	16,0	0	0,0	17	8,8	39	20,1	2	1,0	1	0,5	48	24,7	25	12,9	38	19,6
		RVO	1238	152	12,3	1	0,1	95	7,7	343	27,7	3	0,2	2	0,2	328	26,5	116	9,4	179	14,5
	weiblich	EKK	299	62	20,7	0	0,0	19	6,4	92	30,8	1	0,3	1	0,3	104	34,8	26	8,7	72	24,1
		RVO	1976	347	17,6	1	0,1	191	9,7	559	28,3	8	0,4	3	0,2	617	31,2	144		7,3	320	16,2

Tabelle 35. p-Werte der Signifikanztests (chi^2) der Effekte in Tabelle 34[a]

Effekte	Diagnosengruppen								
	01	02	03	04	05	06	07	08	09
Alter	0,0001	0,0001	0,0001	--	0,0238	0,0043	0,0001	0,0001	0,0001
Geschlecht	--	--	--	0,0001	0,0001	--	0,0001	0,0012	--
Kasse	--	--	--	0,0272	--	--	0,0337	--	--
Alter, Geschlecht	--	--	0,0238	--	0,0007	--	0.0080	--	--
Alter, Kasse	--	--	--	--	--	--	--	--	0,0036
Geschlecht, Kasse	--	--	0,0026	--	--	--	0,0213		
Alter, Geschlecht, Kasse	--	--	0,0102	--	0,0057	--	0,0258	--	--

Effekte	Diagnosengruppen								
	10	11	12	13	14	15	16	17	18
Alter	0,0005	0,0331	0,0001	0,0001	0,0063	0,0027	0,0002	0,0001	--
Geschlecht	0,0001	0,0254	--	--	--	--	0,0093	0,0001	0,0148
Kasse	0,0369	--	--	--	--	0,0363	--	--	0,0001
Alter, Geschlecht	0,0001	0,0046	--	0,0014	--	--	0,0110	0,0028	--
Alter, Kasse	--	--	--	--	--	--	--	0,0200	--
Geschlecht, Kasse	--	--	--	--	--	--	--	--	--
Alter, Geschlecht, Kasse	--	--	--	0,0029	--	--	--	--	--

[a] Es sind nur p-Werte kleiner als 0,05 wiedergegeben.

bestimmten Tagen in bestimmten administrativen Gebietseinheiten einen Arzt aufsuchten; die Auswahl der Tage und Gebiete erfolgte im Rahmen einer regional, saisonal und nach Wochentagen geschichteten Zufallsstichprobe. Die Daten wurden mit Hilfe von eigens für diese Untersuchung entwickelten Erhebungsformularen erfaßt, die von den Ärzten auszufüllen waren. Für jede Diagnose war ein eigenes Erhebungsblatt zu verwenden; eine patientenbezogene Zusammenführung der Erhebungsblätter fand nicht statt. Zusatzauswertungen des Datenmaterials aus einzelnen Gebieten ergaben einen Durchschnittswert von 106 Erhebungsbögen – also 106 Diagnosen – je 100 Patienten. Insgesamt fielen während des Untersuchungsjahres 1 947 187 Erhebungsblätter mit diagnostischen Eintragungen an; die Texte wurden nach der 7. Revision der ICD – erweitert um nichtklinische Problemkategorien (Vorsorgeuntersuchungen, Begutachtungen etc.) – verschlüsselt;

- Feldtests der Phase II der Durchführbarkeitsuntersuchungen zum US-amerikanischen "National Ambulatory Medical Care Survey" (NAMCS) aus dem Jahre 1973 (National Center for Health Statistics 1974). An diesen vor allem der Überprüfung der Akzeptanz unterschiedlicher Fragebogenversionen und der Effektivität von Methoden zur Erhöhung der Teilnahmebereitschaft dienenden Pretests beteiligten sich insgesamt 595 von 831 Ärzten, die im Rahmen eines mehrstufigen, nach verschiedenen Kriterien geschichteten und gewogenen Stichprobenverfahrens aus der Grundgesamtheit aller niedergelassenen Ärzte (mit Ausnahme der Anästhesisten, Pathologen und Radiologen) gezogen worden waren. Die teilnehmenden Ärzte hatten an zwei durch ein Zufallsverfahren fixierten jeweils 2tägigen Surveyperioden im Untersuchungszeitraum 1970/71 teils für jeden, teils für jeden dritten Arzt-Patient-Kontakt Erhebungsbögen mit Fragen zu Patientenmerkmalen, Behandlung und Diagnosen auszufüllen. Insgesamt fielen 23 407 Fragebögen an, darunter 18 628 mit Diagnoseneintragungen; eine patientenbezogene Zusammenführung der Erhebungsbögen wurde nicht durchgeführt. Von den Diagnosentexten wurden lediglich die Hauptdiagnosen verschlüsselt, wobei die für den Gebrauch in den USA adaptierte und um nichtklinische Problemkategorien erweiterte 8. Revision der ICD (ICDA) verwendet wurde;

- dem 1970/71 durchgeführten zweiten "National Morbidity Survey" (NMS) in England und Wales (Office of Population Censuses and Surveys 1974). Die Daten stammen aus 53 Praxen von Allgemeinärzten und beziehen sich auf sämtliche Patienten, die im Verlauf des Studienjahres in diesen Praxen behandelt wurden. Die Auswahl der Ärzte wurde nicht nach einem Zufallsstichprobenverfahren vorgenommen; vielmehr wurde zunächst jenen Ärzten der Vorzug gegeben, die in ihrer Praxisdokumentation einen bestimmten Diagnosenschlüssel verwendeten und ein Register der in ihrer Praxis eingeschriebenen Patienten führten. Unter diesen Praxen wurde dann eine Auswahl dergestalt vorgenommen, daß eine möglichst korrekte Repräsentation der Studienbevölkerung (d.h. der in die Praxen eingeschriebenen Personen) in Hinblick auf räumliche Kriterien (Verteilung auf Regionen sowie auf Stadt und Land) erzielt wurde. Mit dem Präferenzkriterium bezüglich der Praxisdokumentation ist bereits eine weitere Besonderheit dieser Studie angesprochen: Die Diagnosenverschlüsselung wurde von den Ärzten selbst vorgenommen, und zwar unter Verwendung des vom Royal College of General Practitioners speziell für die Dokumentation in der Allgemeinpraxis entwickelten "College-Index"; dieser Index ist eine unter Berücksichtigung der Auftretenshäufigkeiten von Krankheiten in der Allgemeinpraxis auf rund 500 Diagnosenkategorien kondensierte Version der 8. Revision der ICD, die ebenfalls um nichtklinische Problemkategorien erweitert wurde. Im Verlauf des Studienjahres fielen in den 53 Praxen Daten über insgesamt 196 292 Patienten an, worunter bei 187 920 Patienten Diagnosen gestellt wurden. Die Gesamtzahl der Diagnosen belief sich auf 430 919, also etwa 2,3 je Patienten; auf der Aggregationsebene der 17 Diagnosengruppen ergaben sich 368 153 Diagnosengruppenangaben,

- einer Untersuchung der diagnostischen Angaben für eine Stichprobe von 1 000 im Jahre 1971 ambulant ärztlich behandelten Versicherten der AOK Velbert (Schach 1981). Die für diese Personen vorhandenen diagnostischen Angaben auf Kranken- und Überweisungsscheinen wurden nach der 8. Revision der ICD in 26 Hauptgruppen 3stellig verschlüsselt. Alle Personen, die mindestens einmal in einer Krankheitskategorie auftauchten, wurden als 1 Fall in dieser Krankheitsgruppe gezählt. Auf diese Weise ergaben sich 2 160 Diagnosengruppenangaben, also etwa 2 pro Patient.

In Tabelle 36 sind die in diesen vier Untersuchungen beobachteten Diagnosenspektren in der ambulanten Versorgung den aus den vorliegenden Daten ermittelten Diagnosengruppenstrukturen gegenübergestellt. Da sich beim Vergleich mit den externen Datenquellen teilweise unterschiedliche Darstellungsformen als die zu Vergleichszwecken jeweils geeignetsten erweisen, teilweise infolge der Verschiedenheiten der Studiendesigns offen bleiben muß, welche Darstellungsform am ehesten Vergleichbarkeit sichert, enthält Tabelle 36 Diagnosengruppenangaben aus unserem Material in vier Formen:

- patientenbezogene Auftretenshäufigkeiten (Spalte 1),
- scheinbezogene Auftretenshäufigkeiten (Spalte 2),
- Anteilswerte der Diagnosengruppen an der Gesamtzahl der patientenbezogenen Diagnosengruppenangaben ohne Berücksichtigung der nicht verschlüsselbaren Texte (Spalte 3) sowie
- die entsprechenden Anteilswerte unter Einschluß der die nicht verschlüsselten Diagnosen erfassenden Diagnosengruppe 18 (Spalte 4).

Zu beachten ist, daß den Anteilswerten in den Spalten 3 und 4 die Nennungshäufigkeiten der Diagnosengruppen, nicht der in diese Gruppen fallenden Einzeldiagnosen zugrunde liegt. Diesen Daten werden gegenübergestellt

- aus der polnischen Studie: die Anteilswerte der Diagnosennennungen nach Diagnosengruppen (Spalte 5),
- aus den Pretests zum NAMCS: die Anteilswerte der Diagnosennennungen nach Diagnosengruppen ohne Berücksichtigung nichtverschlüsselbarer Texte (Spalte 6) und unter Einschluß dieser Texte (Spalte 7), wobei zu beachten ist, daß sich diese Angaben nur auf die Hauptdiagnosen beziehen,
- aus dem NMS: die patientenbezogenen Auftretenshäufigkeiten der Diagnosengruppen (Spalte 8), deren Anteilswerte an den Diagnosengruppenangaben ins-

gesamt (Spalte 9) sowie die Anteilswerte der Diagnosen nach Diagnosengruppen an der Gesamtzahl der vergebenen Diagnosen (Spalte 10),
- aus der Velbert-Studie: die Anteilswerte der Diagnosengruppenangaben an der Gesamtzahl dieser Angaben (Spalte 11), wobei zu beachten ist, daß das Aggregationsniveau hier etwas niedriger angesetzt ist als bei den Anteilswerten in den Spalten 3 und 9 (26 gegenüber 17 Diagnosengruppen).

Zur Sicherung einer besseren Vergleichbarkeit mit unseren Ergebnissen sind in den drei ausländischen Studien bei der Berechnung von Auftretens- und Nennungshäufigkeiten der Diagnosengruppen nichtklinische Problemkategorien bzw. Patienten mit Eintragungen nur in solchen Kategorien ausgeklammert worden.

Betrachtet man zunächst das in unserer Untersuchung beobachtete Diagnosenspektrum und die entsprechenden Daten der polnischen Studie, der Pretests zum NAMCS und der Velbert-Studie, so zeigt sich im Vergleich zu allen drei Datenquellen ein recht hoher Grad an Übereinstimmung der Anteilswerte für die Diagnosengruppenangaben bzw. die in die einzelnen Diagnosengruppen fallenden Diagnosennennungen. Gleichwohl zeigen sich auch einige auffällige Abweichungen: So liegt in allen drei Vergleichsstudien der Anteilswert für die Krankheiten der Atmungsorgane um knapp 6 Prozentpunkte höher als in unserem Datenmaterial; weiterhin zeigen die beiden ausländischen Studien auch für Unfälle, Vergiftungen und Gewalteinwirkungen vergleichsweise hohe Werte. Umgekehrt zeigen sich im NAMCS und mehr noch in der polnischen Studie deutlich niedrigere Anteilswerte bei der Gruppe der Symptome und mangelhaft bezeichneten Krankheiten; wie weit für die Differenz von rund 7 bzw. 12 Prozentpunkten auch unterschiedliche Vorgehensweisen bei der Kodierung der Diagnoseneintragungen maßgeblich waren, muß offen bleiben.

Ein wesentlich anderes Bild vermittelt der Vergleich unserer Daten mit dem im NMS beobachteten Diagnosenspektrum: Hier zeigen sich bei der Mehrzahl der Diagnosengruppen Abweichungen zwischen den Auftretenshäufigkeiten in der Größenordnung von 4 bis zu 20 Prozentpunkten. Deutlich höhere Prävalenzen finden sich im NMS z.B. für seelische Störungen und Erkrankungen der Atmungsorgane, wesentlich niedrigere Prävalenzen hingegen etwa für Drüsen-, Ernährungs- und Stoffwechselkrankheiten sowie für Krankheiten des Kreislaufsystems. In Tabelle 37 sind für diese vier Beispiele die in unserer Studienpopulation aufgrund der alters- und geschlechtsspezifischen Auftretenshäufigkeiten im NMS zu erwartenden Patientenzahlen den tatsächlichen Patientenzahlen gegenübergestellt.

Tabelle 37 macht deutlich, daß die in Tabelle 36 ausgewiesenen Differenzen in den Auftretenshäufigkeiten bei drei der vier beispielhaft genannten Diagnosengruppen zu einem gewissen Teil auf geschlechts- und altersstrukturelle Unterschiede in den Untersuchungspopulationen zurückgeführt werden können; gleichwohl bleiben auch nach einer entsprechenden Standardisierung große Abweichungen bestehen.

Eine weitere mögliche Ursache der Divergenzen in den Diagnosenspektren könnte in der unterschiedlichen Zusammensetzung der einbezogenen Ärzte zu suchen

Tabelle 36. Diagnosengruppenprävalenzen in ausgewählten Studien

Diagnosen-gruppe	(1) KVB/ZI 1976	(2)	(3)	(4)	(5) Polen 1967/68	(6) USA NAMCS 1970/71	(7)	(8) England und Wales NMS 1970/71	(9)	(10)	(11) AOK Velbert 1971
	Auftretenshäufigkeit		Anteil an Nennungen (b) insges.		Anteil an Nennungen (a) insges.	Anteil an Nennungen (a) insges.		Auftretenshäufigkeit	Anteil an Nennungen insges. (b)	(a)	Anteil an Nennungen (b) insges.
	Patienten	Scheine	ohne DG 18*)	mit DG 18*)		ohne DG 18*)	mit DG 18*)	Patienten			
	(n = 8 873 %	10 436 %	19 617 %	21 046 %	1 945 187 %	16 646 %	18 628 %	187 920 %	368 153 %	430 919 %	2 160) %
Infektiöse,parasit. Krankh.	9,2	8,3	4,2	3,9	9,0	4,8	4,3	11,0	5,6	5,1	6,5
Neubildungen	3,4	3,2	1,5	1,4	1,1	2,4	2,1	1,9	1,0	0,9	1,3
Drüsen,Ernäh-rung,Stoff-wechsel	13,1	11,4	5,9	5,5	4,4	5,9	5,3	4,0	2,1	1,8	3,3
Blut, blutbil-dende Organe	4,7	4,0	2,1	2,0	1,0	1,1	1,0	1,9	1,0	0,8	--
Seel. Störungen	9,3	8,1	4,2	3,9	4,8	5,9	5,3	17,1	8,7	8,7	11,3
Nerven, Sinnes-organe	18,2	16,5	8,2	7,7	10,7	7,2	6,4	17,6	9,0	8,6	--
Kreislauf-system	30,5	26,7	13,8	12,9	10,5	11,6	10,3	10,3	5,3	5,3	14,0
Atmungs-organe	27,9	24,9	12,6	11,8	18,2	18,4	16,4	40,5	20,7	23,3	18,5
Verdauungs-organe	15,6	13,9	7,1	6,6	9,9	4,7	4,2	9,5	4,8	4,5	8,4

fortgesetzt

Fortsetzung Tabelle 36.

Diagnosengruppe	(1) KVB/ZI 1976	(2)	(3)	(4)	(5) Polen 1967/68	(6) USA NAMCS 1970/71	(7)	(8) England und Wales NMS 1970/71	(9)	(10)	(11) AOK Velbert 1971
Harn-, Geschlechtsorgane	16,0	14,5	7,3	6,8	7,0	7,2	6,4	11,6	5,9	6,0	6,6
Schwangerschaft, Entbindung	1,2	1,1	0,5	0,5	0,5	0,3	0,3	1,8	0,9	1,0	--
Haut, Unterhautzellgewebe	12,0	10,3	5,4	5,0	5,8	6,3	5,7	17,6	9,0	8,7	4,1
Skelett, Bindegewebe	19,5	17,6	8,8	8,2	5,9	6,9	6,1	14,2	7,3	7,0	8,6
Angeb. Mißbildungen	0,9	0,9	0,4	0,4	0,2	0,8	0,7	0,4	0,2	0,2	--
Schädig. des Neugeborenen	0,6	0,6	0,3	0,3	0,0	0,0	0,0	0,1	0,0	0,0	--
Symptome, mangelh. bez. Krankheiten	26,9	23,7	12,2	11,4	1,1	5,3	4,7	22,0	11,3	11,2	8,0
Unfall, Vergift., Gewalt	12,0	11,5	5,4	5,1	9,9	11,3	10,1	14,5	7,4	6,8	--
Diagnosengruppe 18*)	16,1	14,5	--	6,8	--	--	10,6	--	--	--	--

*) nicht verschlüsselbare Eintragungen

(a) Diagnosennennungen

(b) Diagnosengruppennennungen

Quellen: Polen: Kostrzewski (1979); USA: National Center for Health Statistics (1974); England und Wales: Office of Population Census and Surveys (1974); AOK Velbert: Schach (1981)

Tabelle 37. Erwartete und tatsächliche Auftretenshäufigkeiten ausgewählter Diagnosengruppen in den KVB/ZI-Daten

Diagnosengruppe	Patienten im Alter von ... bis unter ... Jahren							
	-4	5 - 14	15 - 24	25 - 44	45 - 64	65 - 74	über 74	Patienten insgesamt[b]
Drüsen-, Ernährungs-, Stoffwechselkrankheiten								
(1) erwartet[a]	2	11	30	103	235	70	28	479 (355)
(2) tatsächlich	45	62	90	253	360	237	113	1160
(3) (2) in % von (1)	2250,0	563,6	300,0	245,6	153,2	338,6	403,6	242,2 (326,8)
Seelische Störungen								
(1) erwartet[a]	26	67	231	480	474	198	92	1568 (1 517)
(2) tatsächlich	19	66	63	252	265	106	56	827
(3) (2) in % von (1)	73,1	98,5	27,3	52,5	55,9	53,5	60,9	52,7 (54,5)
Krankheiten des Kreislaufsystems								
(1) erwartet[a]	1	5	24	130	337	337	237	1071 (914)
(2) tatsächlich	17	48	132	466	890	718	434	2707
(3) (2) in % von (1)	1700,0	960,0	550,0	358,5	264,1	213,1	183,1	252,8 (296,2)
Krankheiten der Atmungsorgane								
(1) erwartet[a]	290	573	416	714	639	330	169	3123 (3 593)
(2) tatsächlich	248	490	304	574	472	246	143	2477
(3) (2) in % von (1)	85,5	85,5	73,1	80,4	73,9	74,6	84,6	79,3 (68,9)

[a] Errechnet unter Zugrundelegung der Auftretenshäufigkeiten im NMS.

[b] Zahlen in Klammern: Erwartete Patientenzahlen ohne Alters- und Geschlechtsstandardisierung und darauf bezogene Prozentwerte .

sein: Abweichend vom NMS enthalten unsere Daten auch Diagnosentexte von Fachärzten. Tabelle 38 stellt den NMS-Daten das in unserem Material beobachtete Diagnosenspektrum von Allgemeinärzten gegenüber. Die scheinebezogenen Auftretenshäufigkeiten können dabei als gute Indikatoren der patientenbezogenen Prävalenzen gelten, da von den 6 214 Allgemeinarztpatienten nur 189 (= 3,0%) mehr als einen Allgemeinarzt konsultieren.

Die Tabelle illustriert, daß Unterschiede in der Fachgruppenstruktur kaum zur Erklärung der Abweichungen in den beobachteten Diagnosenspektren herangezo-

Tabelle 38. Diagnosengruppenprävalenzen bei Allgemeinärzten und General Practitioners

Diagnosengruppe	KVB/ZI 1976		England und Wales NMS 1970/71	
	Auftretenshäufigkeit Scheine	Anteil an Diagnosengruppennennungen (ohne Diagnosengruppe 18)	Auftretenshäufigkeit Patienten	Anteil an Diagnosengruppennennungen
	(n = 6 411 %	14 325 %	187 920 %	368 153) %
Infektionen, parasitäre Krankheiten	8,7	3,9	11,0	5,6
Neubildungen	2,4	1,1	1,9	1,0
Drüsen, Ernährung, Stoffwechsel	13,9	6,2	4,0	2,1
Blut, blutbildende Organe	5,1	2,3	1,9	1,0
Seelische Störungen	10,4	4,6	17,1	8,7
Nerven, Sinnesorgane	12,9	5,8	17,6	9,0
Kreislaufsystem	36,2	16,2	10,3	5,3
Atmungsorgane	30,0	13,4	40,5	20,7
Verdauungsorgane	16,6	7,4	9,5	4,8
Harn-, Geschlechtsorgane	13,6	6,1	11,6	5,9
Schwangerschaft, Entbindung	0,8	0,4	1,8	0,9
Haut, Unterhautzellgewebe	12,9	5,8	17,6	9,0
Skelett, Bindegewebe	20,1	9,0	14,2	7,3
Angeb. Mißbildungen	0,4	0,2	0,4	0,2
Schädig. des Neugeborenen	0,2	0,1	0,1	0,0
Symptome, mangelhaft bez. Krankheiten	28,0	12,6	22,0	11,3
Unfall, Vergiftung, Gewalt	11,2	5,0	14,5	7,4

Quelle: England und Wales: Office of Population Censuses and Surveys (1974)

gen werden können. Unter den Diagnosengruppen mit besonders prägnanten Unterschieden in den Auftretenshäufigkeiten ergibt sich bei den Krankheiten der Atmungsorgane sowie den seelischen Störungen eine leichte Verringerung, bei Drüsen-, Ernährungs- und Stoffwechselkrankheiten sowie vor allem bei den Krankheiten des Kreislaufsystems hingegen eine Vergrößerung der Differenzen.

3.8.3 Diagnosen

Beim Vergleich der Prävalenzen von Einzeldiagnosen wird neben den Daten aus dem Feldtest zum amerikanischen NAMCS und den Daten des britischen NMS als weitere externe Datenquelle die deutsche Verdenstudie (Moehr u. Haehn 1977) herangezogen. Das Material dieser Studie stammt aus Erhebungen in 13 niedersächsischen Allgemeinarztpraxen; primärer Faktor für die Einbeziehung der Ärzte in die Studie war dabei die Bereitschaft zur Mitarbeit. In den teilnehmenden Praxen wurde für eine bestimmte Zahl von Patienten über 12 Wochen hinweg jeder Arzt-Patient-Kontakt in speziell für die Studie entwickelten Erhebungsformularen dokumentiert. Die Patientenauswahl wurde so getroffen, daß an einem für jede Praxis unterschiedlichen Stichtag im letzten Drittel des 1. Quartals 1974 alle die betreffende Praxis aufsuchenden Patienten in die Studie aufgenommen wurden. Die Studienpopulation umfaßt 1 276 Patienten mit 5 711 Arzt-Patient-Kontakten. Die Diagnosen wurden von den Ärzten selbst unter Verwendung der Verdener Problemliste verschlüsselt. Die in dieser Liste enthaltenen nichtklinischen Problemkategorien konnten bei der Berechnung der Vergleichswerte nicht eliminiert werden. Insgesamt enthält das Material der Verden-Studie 8 860 Diagnosennennungen, ausschließlich der wiederholten Angabe gleicher Diagnosen für gleiche Patienten 2 570 Diagnosen bzw. etwa 2 Diagnosen je Patient.

Prävalenzvergleiche von Einzeldiagnosen mit den externen Datenquellen wurden methodisch durch den Umstand erschwert, daß in diesen Datenquellen höher aggregierte Diagnosenschemata angewendet wurden, eine entsprechende Reaggregation der 5stelligen Diagnosenkategorien aber - bedingt durch die schon beschriebene Erfassungstechnik der Diagnosentexte - nur partiell möglich war. Bei der Ermittlung der patientenbezogenen Auftretenshäufigkeiten der ausgewählten Diagnosenkategorien wurde daher so vorgegangen, daß jeweils ein Minimal- und ein Maximalwert errechnet wurden (vgl. Tabelle 39, Sp. (1) und (2)). Der Minimalwert basiert auf den in die Auswertungsdateien aufgenommenen häufigsten Diagnosen; der Maximalwert bezieht hingegen auch die selteneren Diagnosen ein, wobei rechnerisch davon ausgegangen wurde, daß die Nennungshäufigkeit einer selteneren Diagnose der Anzahl der Patienten entspricht, für die diese Diagnose gestellt wurde, und daß für keinen Patienten gleichzeitig eine der häufigeren und eine der selteneren Diagnosen innerhalb der gleichen 3stelligen Diagnosenkategorie dokumentiert wurde. Diese Annahme trifft - beurteilt auf Grundlagen einer entsprechenden Überprüfung bei den häufigsten Diagnosen - für die 3stelligen Diagnosenkategorien in Tabelle 39 weitgehend zu: Nennungen derselben Diagnose auf verschiedenen Scheinen eines Patienten treten nur in 1,1%, Nennungen von mehr als einer (5stelligen) Diagnose der gleichen (3stelligen) Diagnosenkategorie lediglich in 2,3% der Beobachtungsfälle auf. Mithin dürften die angegebenen Maximalwerte recht genaue Schätzer der patientenbezogenen Auftretenshäufigkeiten dieser Diagnosenkategorien sein. Lediglich bei ICD-Pos. Nr. 713 (Arthrosis deformans und entsprechende Zustände) muß damit gerechnet werden, daß der angegebene Maximalwert die tatsächliche Auftretenshäufigkeit dieser Kategorie leicht überschätzt. Ähnliches gilt auch für die - wegen der Vergleichbarkeit zu den NMS-Daten vorgenommenen - Zusammenfassung von akuter Rachen- und akuter Mandelentzündung zu einer Diagnosenkategorie.

Die in Tabelle 39 enthaltenen Angaben zu Auftretenshäufigkeiten ausgewählter Diagnosen zeigen für die einzelnen Diagnosen ein recht unterschiedliches Maß an Konvergenz. In der Größenordnung recht ähnliche Werte - soweit in den einzelnen Datenquellen verfügbar - finden sich für Fettsucht nicht endokrinen Ursprungs, akute Rachenentzündung sowie chronische Bronchitis und Emphysem. Bei Diabetes mellitus, Hypertonie und Herzinsuffizienz zeigen sich in unseren Daten wesentlich höhere Werte als in den Daten des NAMCS und des NMS und ähnliche Werte wie in der Verdenstudie. Im Vergleich zu den NMS-Daten finden sich in unserem Material auffällig niedrige Auftretenshäufigkeiten für Neurosen (bei Berücksichtigung der maximal möglichen Häufigkeit von Doppelzählungen von Patienten resultiert für das Material des NMS immer noch ein Wert von 8,2% für die patientenbezogene Auftretenshäufigkeit), für Otitis media sowie für die Kategorie der akuten Rachen- und Mandelentzündungen.

3.8.4 Prävalenzvergleiche mit Surveydaten

Für viele Fragestellungen mögen auch Gegenüberstellungen von Diagnosenstrukturen in Patientenkollektiven in der ambulant-ärztlichen Versorgung und in Bevölkerungsstichproben von Interesse sein. Ein solcher Vergleich wurde beispielhaft für Hypertonie durchgeführt. Hierzu sind die Ergebnisse nachstehender Untersuchungen herangezogen worden:

- Die Münchner *Blutdruckstudie* 1980 (Stieber et al. 1982) des MEDIS-Instituts an einer Zufallsstichprobe der Münchner Bevölkerung im Alter zwischen 30 und unter 70 Jahren (n = 2 216) mit Interviews und Blutdruckmessungen durch geschulte Inverviewer;
- die *Gesundheitsindikatorenstudie* 1980 (Potthoff 1982) des MEDIS-Instituts an einer Zufallsstichprobe der Münchner Bevölkerung im Alter von 20 bis zu 65 Jahren (n = 2 002) mit Befragungen in Form schriftlicher und mündlicher Interviews. Krankheiten der Probanden wurden in dieser Studie mit der Frage nach "Erkrankungen in den letzten 12 Monaten" erhoben.

Die Vergleichszahlen für Hypertonie sind in Tabelle 40 zusammengestellt worden. Ein Vergleich der drei Datenquellen zeigt, daß zwischen unseren Daten und den Ergebnissen aus der Indikatorenstudie teilweise eine relativ große Übereinstimmung besteht, während sich die Resultate der Blutdruckstudie von denen der beiden erstgenannten Untersuchungen deutlich abheben: In unseren Daten und der Indikatorenstudie ist der Anteil der Frauen, in der Blutdruckstudie der Anteil der Männer unter den Hypertonikern größer (allerdings weichen auch die Prozentwerte in unseren Daten und der Indikatorenstudie voneinander ab); das in unseren Daten ebenso wie in der Indikatorenstudie sich zeigende Altersgruppenprofil mit

Tabelle 39. Diagnosenprävalenzen in ausgewählten Studien

Diagnose	ICD-Pos. Nr./ Verdener Problemliste	(1) KVB/ZI 1976	(2)	(3)	(4)	(5)	(6) USA NAMCS 1970/71	(7)	(8) England u. Wales NMS 1970/71	(9)	(10) Verdenstudie 1974
		Auftretenshäufigkeit			Anteil an Diagnosennennungen insges.		Anteil an Diagnosennennungen insges.		Auftretenshäufigkeit Patienten	Anteil an Diagnosennennungen insgesamt	Anteil an Diagnosennennungen insgesamt
		Patienten		Scheine	ohne DG 18[a]	mit DG 18[a]	ohne DG 18[a]	mit DG 18[a]			
		min. (n = 8873	max.	10436	28255	30103	16646	18628	187920	430919	8860)
	Code	%	%	%	%	%	%	%	%	%	%
Diabetes mellitus	250 / 0301	4,5	4,8	4,2	1,5	1,4	2,2	1,9	0,7	0,3	3,4
Fettsucht nicht endokr. Ursprungs	277 / .	1,9	2,1	1,8	0,7	0,6	2,1	1,9	2,4	1,1	-
Neurosen	300 / .	1,2	1,8	1,5	0,6	0,5	3,4	3,0	11,2[b]	4,9	-
Otitis media o. A. einer Mastoiditis	381 / .	1,0	1,4	1,5	0,4	0,4	2,0	1,7	4,7	2,1	-
Hypertonie	401 / 0731	9,4	9,6	8,2	3,0	2,8	4,2	3,8	2,9	1,3	7,2
Herzinsuffizienz	428 /0701-2	11,5	12,0	10,3	3,8	3,6	1,3	1,1	0,1[c]	0,0[c]	10,6[d]
Akute Rachenentzündung	462 / .	2,2	2,5	2,1	0,8	0,7	1,9	1,7	-	-	-
Akute Mandelentzündung	463 / .	3,6	4,1	3,5	1,3	1,2	1,5	1,3	-	-	-
Akute Rachenentzündung, akute Mandelentzündung	462,463 / .	5,5	6,3	5,4	2,1	2,0	3,4	3,0	11,7	-	-

fortgesetzt

Fortsetzung Tabelle 39.

Diagnose	ICD-Pos. Nr./ Verdener Problemliste	(1) KVB/ZI	(2) 1976	(3)	(4)	(5)	(6) USA NAMCS 1970/71	(7)	(8) England u. Wales NMS 1970/71	(9)	(10) Verdenstudie 1974
		Auftretenshäufigkeit			Anteil an Diagnosennennungen insges.		Anteil an Diagnosennennungen insges.		Auftretenshäufigkeit Patienten	Anteil an Diagnosennennungen insgesamt	Anteil an Diagnosennennungen insgesamt
		Patienten		Scheine	ohne DG 18[a]	mit DG 18[a]	ohne DG 18[a]	mit DG 18[a]			
		min. (n = 8873 %	max. %	10436 %	28255 %	30103 %	16646 %	18628 %	187920 %	430919 %	8860) %
	Code										
Chronische Bronchitis, Emphysem	491-2 /0811	1,8	2,0	1,8	0,7	0,6	-	-	2,0	0,9	1,5
Arthrosis def. u. entspr. Zustände	713 /1325	4,6	6,1	5,2	1,9	1,8	1,3	1,1	3,9[b]	1,7	2,2
Sonst. Rheumatismus außer an Gelenken	717 /1304	2,3	2,7	2,3	0,9	0,8	1,3	1,1	3,1[b]	1,3	1,3

[a] Nicht verschlüsselbare Diagnoseneintragungen

[b] 4stellige Codierung, daher Doppelzählung von Patienten möglich

[c] Zuzgl. ICD-Pos.Nr. 425

[d] Ausschließlich Herzinsuffizienz Stadium IV.

Quellen: USA: National Center for Health Statistics (1974); England und Wales: Office of Population Census and Surveys (1974); Verden-Studie: Mohr u. Haehn (1977)

Tabelle 40. Geschlechts- und Altersverteilung von Hypertonikern in der ambulanten Versorgung und in ausgewählten Bevölkerungssurveys

Patienten-merkmal		KVB/ZI		Indikatoren-Studie (IS)		Blutdruck-Studie (BS)[a]	
		abs.	%	abs.	%	abs.	%
Geschlecht:							
männlich		208	27,3	75	43,9	185	59,5
weiblich		553	72,7	96	56,1	126	40,5
Altersgruppe:							
KVB/ZI und IS	BS						
25-34	30-39	22	6,8	17	10,8	39	12,5
35-44	40-49	46	14,2	16	10,2	90	28,9
45-54	50-59	105	32,4	45	28,7	100	32,2
55-64	60-69	151	46,6	79	50,3	82	26,4

[a] Hypertoniker nach WGO-Kriterien (Systole 160 mmHg und/oder Diastole 95 mmHg)

Quellen: berechnet nach Stieber et al. 1982; Potthoff 1982.

stark zunehmenden Anteilswerten für die höheren Altersgruppen läßt sich in der Blutdruckstudie ebenfalls nicht wiederfinden.

3.8.5 Schlußfolgerungen

Vergleicht man die verschiedenen Studien über Diagnosenstrukturen in der ambulanten Versorgung, so wird das Ausmaß an Konvergenz oder Divergenz in den Ergebnissen durch vier Faktoren(gruppen) bestimmt:

- Morbidität,
- Komponenten des Gesundheitssystems im weitesten Sinne (z. B. Inanspruchnahmeverhalten, Funktionen des ambulanten Sektors, Funktionsunterschiede einzelner Arztgruppen, wie etwa zwischen Allgemeinärzten in der Bundesrepublik und "general practitioners" in Großbritannien),
- Elemente des Studiendesigns und
- Dokumentationspraxis der Ärzte.

Die Auswirkungen dieser Einflußfaktoren auf die ermittelten Diagnosenstrukturen entziehen sich in ihrer Summe jeglicher Möglichkeit einer Abschätzung und sind auch bei getrennter Betrachtungsweise nur teilweise beurteilbar. Definitive Aussagen, die eindeutig auf Datenqualität bzw. mangelnde Validität der einen oder anderen Quelle beziehbar wären, sind daher nicht möglich.

Bezüglich der Gegenüberstellung von Daten über Hypertoniker läßt es sich konkreter argumentieren. Während die MEDIS-Blutdruck-Studie den objektiven Behandlungsbedarf der Bevölkerung gemessen an erhöhten Blutdruckwerten dokumentiert, spiegelt die MEDIS-Gesundheitsindikatoren-Studie das wahrgenommene und berichtete Krankheitsmuster wider.

Alters- und geschlechtsstrukturelle Ähnlichkeiten der Zusammensetzung der Hypertoniker in unseren Daten und der Indikatorenstudie erscheinen plausibel, wenn man in Rechnung stellt, daß das Vorliegen von hohem Blutdruck dem Betroffenen ohne ärztliche Behandlung in der Regel verborgen bleibt. Berücksichtigt man die subjektive Befindlichkeit der Probanden als Einflußgröße auf die Nachfrage nach ärztlicher Behandlung, müssen daher auch die Divergenzen zwischen den Ergebnissen der Münchner Blutdruckstudie und den vorliegenden Daten nicht verwundern. Erhebungen subjektiver Befindlichkeiten und insbesondere Patientenbefragungen eignen sich indessen besser als epidemiologische Prävalenzstudien zur Prädiktion der Nachfrage.

Hinzuweisen ist allerdings darauf, daß die drei Quellen Unterschiedliches aussagen, indem sie unterschiedliche 'Realitäten' sui generis ansprechen, und daß eine naive und monopolisierende Validitätszuschreibung zu einer dieser Quellen Unsinn ist. Dies verweist zurück auf die Notwendigkeit interner, aber auch theoretischer Validierungsversuche von Daten.

3.9 Multimorbidität und Diagnosenzahlen pro Patient

3.9.1 Einleitung

Multimorbidität bei Patienten in der ambulanten Arztpraxis, d.h. "das Nebeneinandervorliegen von zwei oder mehr Krankheiten beim gleichen Patienten" (van Eimeren 1976, S. 15), ist u.a. für folgende Fragestellungen von Bedeutung:

(1) In einem klinisch-medizinischen Sinne führt die Analyse von Multimorbidität zu Einsichten in die Interaktion verschiedener Krankheiten.

(2) Für Fragestellungen der Gesundheitsökonomie ist Multimorbidität bei der Analyse von Diagnose-Leistungs-Relationen bedeutsam, da das Vorliegen mehrerer Diagnosen bei einem Patienten die eindeutige Zuordnung von ärztlichen Leistungen in Diagnose und/oder Therapie zu einzelnen Krankheiten erschwert (vgl. Kapitel 4). In diesem Sinne kann die Multimorbiditätsanalyse zur Beantwortung der Fragen dienen, welche Diagnosen bevorzugt singulär auftreten und in welchem Umfang Diagnosen, die wegen hoher Prävalenzraten bedeutsam sind, vergesellschaftet mit anderen auftreten.

(3) Der Vergleich der durchschnittlichen Diagnosenzahlen pro Patient in Patientengruppen, die durch demographische, sozialmedizinische oder klinische Merkmale definiert sind – d.h. eine personenbezogene quantitative Betrachtung der Multimorbidität –, ermöglicht einerseits abzuschätzen, bei welchen Patientengruppen spezielle Diagnose-Leistungs-Zuordnungen besonders schwierig sind, andererseits wird bei der Betrachtung von Diagnosenzahlen erkennbar, welche Patienten wegen hoher Morbidität potentiell viele ärztliche Leistungen konsumieren.

3.9.2 Diagnosenzahlen in Patientengruppen

Bei der Ermittlung der Diagnosenzahlen pro Patient wurde folgendermaßen vorgegangen:
- Es wurde die Anzahl der für einen Patienten eingetragenen Diagnosen ausgezählt. Hierbei wurden unleserliche oder nicht mit der DVG-Systematik verschlüsselbare Diagnosen mitgezählt.
- Durch diese Angabe wird die tatsächliche Zahl der Diagnosen pro Patient unterschätzt, da die selteneren Diagnosen nicht in den Datensatz aufgenommen waren. Da diese jedoch in die Diagnosengruppengenerierung Eingang gefunden hatten, wurde immer dann, wenn die Zahl der Diagnosengruppeneinträge größer war als die Zahl der Diagnoseneinträge, letztere durch erstere ersetzt. Dadurch konnten 2 827 von 8 038 Nennungen der selteneren Diagnosen den Patienten zugeordnet werden; insgesamt finden damit bei der Ermittlung der Diagnosen je Patient knapp 83% aller Eintragungen Berücksichtigung. Die mit Hilfe dieses Verfahrens ermittelte korrigierte Diagnosenzahl pro Patient stellt damit für den vorliegenden Zweck eine hinreichend gute Approximation an die "reale" Diagnosenzahl dar. Der weiterhin vorhandene Fehler geht in Richtung einer geringfügigen Unterschätzung der Diagnosenzahl.

Die Verteilung der Patienten nach der Zahl der Diagnosen ist tabellarisch in Tabelle 19 TA und graphisch in Abb. 3 wiedergegeben. Offensichtlich ist Multimorbidität bei Patienten in der ambulanten Versorgung die Regel. Annähernd 70% der Patienten haben 2 oder mehr als 2 Diagnoseneinträge. Die Verteilung fällt monoton in Richtung größerer Diagnosenzahlen ab, d.h. die Multimorbidität ist um so seltener, je ausgeprägter sie ist. In äußerst seltenen Extremfällen kommen bis zwischen 15 und 20 Diagnoseneinträgen vor. Jedoch haben etwa 90% der Patienten nur bis maximal 5 Diagnosen.

Erwartungsgemäß variiert die Diagnosenzahl mit dem Alter. Die über 75jährigen weisen im Durchschnitt die meisten (3,6 Einträge) und die 5- bis 14jährigen die wenigsten (2,2 Einträge) Diagnoseneinträge auf (vgl. Tabelle 41). Der Alterstrend

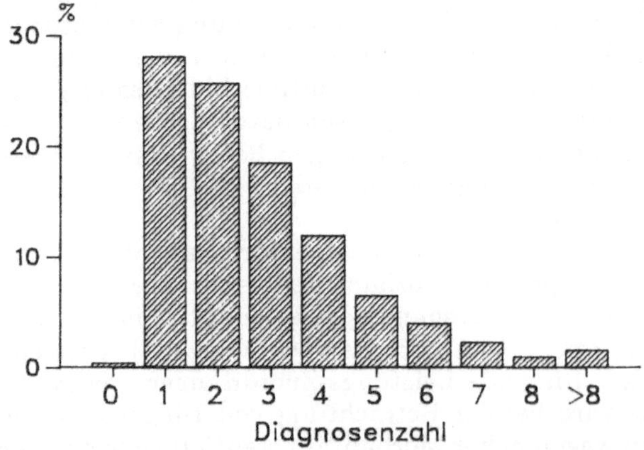

Abb. 3. Häufigkeitsverteilung der Patienten nach Diagnosenzahl

Tabelle 41. Durchschnittliche Anzahl der Diagnosen nach Alter, Geschlecht und Kassenzugehörigkeit der Patienten

Patientenmerkmal	Anzahl der Diagnosen		
	arithmetisches Mittel	Standardabweichung	Maximum
Total	2,8	1,9	24
Geschlecht			
Männer	2,6	1,9	24
Frauen	3,0	2,0	19
Alter (in Jahren)			
unter 1	2,5	1,6	9
1 - 4	2,4	1,4	8
5 - 14	2,2	1,4	10
15 - 24	2,3	1,5	12
25 - 34	2,5	1,7	13
35 - 44	2,6	1,8	13
45 - 54	3,0	2,1	24
55 - 64	3,3	2,3	17
65 - 74	3,6	2,3	19
älter als74	3,6	2,2	15
Kassenart			
Ersatzkassen	2,8	1,8	16
RVO-Kassen	2,8	1,9	24

beginnt mit einer relativ konstanten durchschnittlichen Zahl von etwas mehr als 2 Diagnosen in den Patientengruppen bis 34 Jahren. Danach nimmt die Zahl der Diagnosen stetig bis auf knapp 4 Einträge bei den über 74jährigen zu. Ein weiterer nennenswerter und mit anderen Erfahrungen übereinstimmender Unterschied besteht in einer größeren durchschnittlichen Zahl von Diagnosen bei Frauen (3,0 Einträge) gegenüber Männern (2,6 Einträge). Weitere Diagnosenzahlen für einzelne Patientengruppen sind in Tabelle 41 sowie in Tabelle 19 TA wiedergegeben.

Die Ergebnisse zur Diagnosenzahl pro Patient stimmen sehr gut mit den Resultaten der schon zitierten Verden-Studie (Moehr u. Haehn 1977; S. 57f.) überein. In der Verdenstudie wurden bei 1 276 Patienten in Allgemeinpraxen eine durchschnittliche Anzahl von 2 Diagnosen pro Patient (Medianwert) und bei 95% der Patienten weniger als 7 Diagnosen beobachtet. Bei unserer Stichprobe liegt der Median ebenfalls bei 2 Diagnosen und das 95%-Perzentil bei 6 Diagnoseneinträgen. Auch die altersspezifischen Verteilungen der Diagnosenzahlen zeigen in beiden Studien sehr ähnliche Verläufe.

Vergleicht man die Verteilung der Diagnosenzahlen mit der Verteilung der Anzahl der besetzten Diagnosengruppen (s. Tabelle 19 TA), so fällt auf, daß die Zahl der Patienten mit diagnostischen Eintragungen in nur einer Diagnosengruppe die

Zahl der Patienten mit nur einer Diagnose um 32,1%, die Zahl der Patienten mit bis zu zwei genannten Diagnosengruppen die Zahl der Patienten mit bis zu zwei Diagnosen um 20,7% übersteigt. Dies weist darauf hin, daß Multimorbidität überwiegend in Form von unterschiedlichen Diagnosengruppen zugeordneten Krankheiten und seltener in Form von verwandten Krankheiten auftritt.

3.9.3 Diagnosenzahlen nach Fachgruppen

Multimorbidität ist in der ambulanten Versorgung zwar die Regel, tritt jedoch – aus der Perspektive des Arztes betrachtet – in einzelnen Fachgruppen unterschiedlich stark auf (vgl. Tabelle 42). Je Behandlungsfall (= Abrechnungsschein) werden im Durchschnitt von allen Ärzten 2,48 Diagnosen vermerkt; dieser Durchschnittswert schwankt zwischen 2,81 Diagnosen je Fall der Internisten und 1,35 Diagnosen je Fall der Chirurgen. Hohe Durchschnittswerte verzeichnen neben den Internisten vor allem die Augenärzte und Allgemeinärzte mit 2,80 bzw. 2,68 Diagnosen; niedrige Durchschnittswerte weisen neben den Chirurgen vor allem noch die Hautärzte mit 1,43 Diagnosen je Fall auf. Auf der Ebene der 17 Diagnosengruppen ergeben sich für alle Ärzte im Durchschnitt zwei Nennungen. Die höchsten Durchschnittswerte haben hier die primärärztlichen Fachgruppen mit Ausnahme der Gynäkologen aufzuweisen, die niedrigsten Werte die Radiologen. Interessant sind die Differenzen zwischen den Mittelwerten von Diagnosen- und Diagnosengruppenzahlen in den einzelnen Fachgruppen: So verweist z. B. die extrem große Differenz bei den Augenärzten auf den bei relativ geringer Breite des Diagnosenspektrums hohen Differenzierungsgrad der verwendeten diagnostischen Kategorien.

Tabelle 42. Durchschnittliche Anzahl der Diagnosen- und Diagnosengruppeneinträge nach Fachgruppen

Fachgruppe	Scheinzahl	Diagnosen			Diagnosengruppen		
		Mittelwert	Stand.-abw.	Maximum	Mittelwert	Stand.-abw.	Maximum
Total	10436	2,48	1,70	19	1,97	1,30	10
Allgemeinärzte	6411	2,68	1,82	19	2,23	1,37	10
Augenärzte	660	2,80	1,47	10	1,25	0,57	4
Chirurgen	327	1,35	0,75	9	1,20	0,57	5
Frauenärzte	519	1,85	1,01	6	1,38	0,90	5
HNO-Ärzte	275	2,10	1,28	10	1,47	0,82	8
Hautärzte	49	1,43	0,68	4	1,23	0,51	3
Internisten	780	2,81	1,80	18	2,29	1,40	8
Kinderärzte	422	2,42	1,39	9	2,02	1,13	7
Nervenärzte	90	1,63	0,95	7	1,49	0,84	5
Orthopäden	277	1,77	1,06	11	1,36	0,84	8
Radiologen	248	1,61	0,89	5	1,08	0,79	5
übrige Ärzte	308	1,36	0,95	7	1,14	0,89	5
k. A.	70	1,84	1,05	5	1,46	0,76	4

3.9.4 Monodiagnosen und Kombinationsdiagnosen

Die einzelnen Diagnosen sind in unterschiedlichem Ausmaß miteinander kombiniert. Ein Extrem ist beispielsweise Presbyopie, die altersbedingte Weitsichtigkeit. Sie kommt in der Stichprobe insgesamt bei 214 Patienten vor, davon jedoch nur bei 2 Patienten – d.h. bei ungefähr 1% – als alleinige Diagnose. Ein anderes Extrem, eine typische Monodiagnose, ist Dysmenorrhö. Sie kommt insgesamt 119mal vor, davon 29mal (24%) als alleinige Diagnose.

Unter *Monodiagnosen* werden im folgenden solche Diagnoseneintragungen verstanden, die überwiegend als alleinige Diagnosen vorkommen, während *Kombinationsdiagnosen* in der Regel gemeinsam mit anderen auftreten. Eine Übersicht über die Verteilung dieser "Mono-" bzw. "Kombinationsdiagnosen" unter den 53 für mindestens 100 Patienten vermerkten Diagnosen gibt Tabelle 43. Die Gesamthäufigkeit der Diagnosen ist mit f_1, die Häufigkeit, mit der die Diagnose *allein* auftrat, mit f_2 bezeichnet. Spalte (3) enthält den prozentualen Anteil der allein aufgetretenen an den jeweiligen Diagnosen insgesamt. Je größer dieser Prozentsatz, desto eher kann eine Diagnose als "Monodiagnose" bezeichnet werden.

Das zunächst wichtigste Ergebnis ist, daß es keine Diagnose gibt, die ausschließlich als alleinige Diagnose auftritt, wohl jedoch Diagnosen, die fast ausschließlich in Kombination mit anderen vorkommen. Das bedeutet, daß in diagnosenbezogener Betrachtungsweise die *Diagnosenkombination*, d.h. die Vergesellschaftung von Diagnosen miteinander, *die Regel* ist.

Typische *Kombinationsdiagnosen* sind Adipositas (0,6%), die bereits erwähnte Altersweitsichtigkeit (0,9%), Glaukom (1,1%), Hyperlipidämie (1,1%), Koronarinsuffizienz (1,8%), periphere Durchblutungsstörungen (1,4%), Hepatopathie (1,9%) und Astigmatismus (2,1%). Auffälligerweise befinden sich hierunter drei Augenkrankheiten, darunter zwei, die altersbedingt sind. Im Unterschied hierzu sind als *Monodiagnosen* besonders Dysmenorrhö (24,4%) und verschiedene Formen von Infektions-, Erkältungs- und Atemwegserkrankungen zu bezeichnen: fieberhafte Infektion (18,3%), Sinusitis (19,4%), fieberhafte Bronchitis (18,7%), Grippe (16,2%) und grippaler Infekt (15,4%). Aus diesen Ergebnissen läßt sich ableiten, daß altersbedingte, chronische Erkrankungen in der Regel in Kombinationen mit anderen Diagnosen, Monodiagnosen dagegen vorwiegend unter den akuten Erkrankungen auftreten.

Unter mehr methodischen Gesichtspunkten geben diese Ergebnisse Aufschluß über die Durchführbarkeit diagnosenbezogener Auswertungen auf der Basis des 5stelligen Diagnosenschlüssels: Für Fragestellungen, die Versorgungsfaktoren – z. B. Leistungen, Zahl von Arztkontakten – diagnosenspezifisch zu analysieren versuchen, sind selbst in einer vergleichsweise großen Stichprobe mit 8 873 Patienten nur sehr kleine Patientengruppen mit Monodiagnosen zu erwarten. Nur für 6 Diagnosen (Bronchitis, Ekzem, Grippe, Angina, grippaler Infekt) ist die Zahl derjenigen Patienten größer als 30, bei denen ausschließlich diese Diagnose eingetragen ist – eine Mindestgruppengröße, die für statistische Auswertungen konventionell gefordert wird.

Tabelle 43. Kombinationshäufigkeiten der 53 häufigsten Diagnosen

Diagnose	Häufigkeit der Diagnose insgesamt (f1) (1)	Häufigkeit der Diagnose ohne weitere Diagnoseneinträge (f2) (2)	Prozentualer Anteil von (2) an (1) (3)
Hypertonie	766	28	3,66
Herzinsuffizienz	742	24	3,23
Bronchitis	616	72	11,69
Grippaler Infekt	453	70	15,45
Vegetative Dystonie	372	23	6,18
Ekzem	327	48	14,68
Hypotonie	352	16	4,55
Diabetes mellitus	341	18	5,28
Varikosis	294	16	5,44
Anämie	293	12	4,10
Zephalgie	278	13	4,68
Hyperopie	269	12	4,46
Angina	252	34	13,49
Grippe	234	38	16,24
Gastritis	217	22	10,14
Presbyopie	214	2	0,93
Pharyngitis	196	8	4,68
Stenokardie	192	6	3,13
Astigmatismus	191	4	2,09
Zervikalsyndrom	182	11	6,04
Rhinitis	186	4	2,15
LWS-Syndrom	176	18	10,23
Hyperlipidämie	176	2	1,14
Kreislaufstörungen	180	4	2,22
Glaukom	177	2	1,13
Myopie	165	15	9,09
Obstipation	173	5	2,89
Hyperurikämie	160	9	5,63
Fieberhafter Infekt	169	31	18,34
Koronarinsuffizienz	169	3	1,78
Harnwegsinfekt	163	10	6,13
Adipositas	168	1	0,60
Konjunktivitis	145	13	8,97
Sinusitis	134	26	19,40
Vaginaler Fluor	139	10	7,19
Periphere Durchblutungsstörungen	143	2	1,40
Kreislaufschwäche	132	4	3,03
Lumbalgie	129	13	10,08
Gonarthrose	123	16	13,01
Asthma bronchiale	117	11	9,40
Dysmenorrhö	119	29	24,37
Zerebrale Durchblutungsstörungen	119	5	4,20
Nervosität	112	6	5,36
Hämorrhoiden	113	6	5,31

fortgesetzt

Fortsetzung Tabelle 43.

Diagnose	Häufigkeit der Diagnose insgesamt (f1) (1)	Häufigkeit der Diagnose ohne weitere Diagnoseneinträge (f2) (2)	Prozentualer Anteil von (2) an (1) (3)
Zerebralsklerose	113	5	4,42
Myokardschaden	108	4	3,70
Fieberhafte Bronchitis	107	20	18,69
Lumbago	105	16	15,24
Hepatopathie	105	2	1,90
Struma	104	11	10,58
Cholezystopathie	105	2	1,90
Neuralgie	102	5	4,90
Zystitis	100	3	3,00

3.9.5 Statistische Zusammenhänge häufiger Diagnosen

Im Vorhergehenden wurde gezeigt, daß Multimorbidität im Sinne des Vorliegens mehrerer Diagnosen pro Patient und im Sinne der Vergesellschaftung von Diagnosen miteinander in der ambulanten Versorgung die Regel ist. Im folgenden soll der Frage nachgegangen werden, ob sich *systematische Kombinationen zwischen einzelnen Diagnosen* ("Diagnosenkontingenzen") nachweisen lassen. Diese Fragestellung wird exemplarisch an den Diagnosen "Hypertonie", "Harnwegsinfektion" und "Zystopyelitis" untersucht; die ersten beiden haben eine besondere Bedeutung als "Tracerdiagnosen" (vgl. Kessner 1973); die dritte wurde gewählt, weil sie dem gleichen 3stelligen ICD-Schlüssel zuzuordnen ist wie "Harnwegsinfektionen".

3.9.5.1 Methodische Probleme der Multimorbiditätsanalyse

Die einfachste Form einer Multimorbiditätsanalyse zweier Diagnosen ist die Feststellung, bei welchem Anteil von Patienten in einer Stichprobe beide Diagnosen gleichzeitig vorkommen und ob dieser Anteil größer ist als derjenige, der bei gegebener Randverteilung der Diagnosen zufällig zu erwarten wäre, d.h., ob es zwischen beiden Diagnosen einen systematischen Zusammenhang gibt. Führte man eine derartige Auswertung systematisch für jeweils alle möglichen Kombinationen der 277 häufigsten Diagnosen durch, so führte dies zu einer Dreiecksmatrix mit $k = 38\,503$ Koeffizienten. Die Erstellung und Weiterverarbeitung einer derartigen Matrix wirft selbst für leistungsfähige Rechner-Hardware und -software erhebliche Kapazitäts- und Ökonomieprobleme auf. Sie soll deswegen hier auch nicht weiter verfolgt werden.

Weiterhin stellt sich bei systematischen Multimorbiditätsanalysen ein Problem statistischer Natur. Eine sog. *Kontingenztafel* für den Zusammenhang zweier Diagnosen ist in Tabelle 44 wiedergegeben.

Tabelle 44. Beispiel einer Kontingenztafel

Diagnose 2	Diagnose 1		
	nein	ja	
nein	a	b	a + b
ja	c	d	c + d
	a + c	b + d	a + b + c + d

In Feld a ist die Zahl der Patienten eingetragen, die keine der beiden Diagnosen aufweisen, in Feld d die Zahl derjenigen mit beiden Diagnosen, d.h. die Patienten mit Multimorbidität dieser beiden Diagnosen, und in die Felder b und c die Zahl der Patienten mit jeweils einer Diagnose.

Für die Berechnung statistischer Testgrößen gilt, daß jedes der 4 Felder mit mindestens 5 Beobachtungen besetzt sein sollte. Wie sich jedoch im folgenden Beispiel zeigt, reicht diese Forderung für Multimorbiditätsauswertungen wegen der extrem schiefen Randverteilungen und der eingeschränkten Reliabilität der Diagnosen bei weitem nicht aus, um stabile Resultate zu erzielen.

Tabelle 45 zeigt den Zusammenhang zwischen den Diagnosen "Hypertonie" und "Pyelonephritis". 766 Patienten leiden insgesamt unter Hypertonie, 59 Patienten unter Pyelonephritis und 10 Patienten weisen beide Diagnosen auf. Unter Hypertonikern finden sich mehr Patienten mit Pyelonephritis als unter Nichthypertonikern.

Bekanntermaßen sind nun Blutdruckwerte starken zeitlichen wie situativen Schwankungen unterworfen. Nimmt man an, daß nur *ein* Patient, für den Pyelonephritis *und* Hypertonie eingetragen war, fälschlicherweise als Hypertoniker diagnostiziert wurde und stattdessen korrekterweise dem Feld c der Tafel zugeordnet werden müßte, dann nimmt chi^2 für diese korrigierte Tafel den Wert 3,32 an. Bei zwei falsch klassifizierten Patienten ist chi^2 bereits auf 1,85 abgesunken, was bei einer Irrtumswahrscheinlichkeit von mehr als 5% zu einer Verwerfung der Hypothese eines systematischen Zusammenhangs zwischen Hypertonie und Pyelonephritis führt. Ein völlig anderes Bild ergibt sich, wenn ein Patient *mit* Pyelonephritis und *ohne* Hypertonieeintrag korrekterweise als Hypertoniker hätte diagnostiziert werden müssen, d.h. wenn ein Patient von Feld c in Feld d überwechselt. Der chi^2-Wert der Tafel wird dann 7,52, was einen hochsignifikanten Zusammenhang (p < 0,01) indiziert.

Obwohl also die formelle Bedingung, jede Zelle der Kontingenztafel müsse mit wenigstens fünf Beobachtungen besetzt sein, erfüllt ist, sind die Ergebnisse der Kontingenztafelanalyse von Einzeldiagnosen instabil. Die Gründe hierfür liegen in den extrem schiefen Randverteilungen der Tafel und der zu unterstellenden Unsicherheit der diagnostischen Zuordnung. Dieser Sachverhalt bedeutet: Multimorbiditätsanalysen auf Diagnosenebene sollten nur exemplarisch an den häufigsten Diagnosen durchgeführt werden. "Flächendeckende" Auswertungen über das ge-

Tabelle 45. Kontingenztafel für Pyelonephritis und Hypertonie

Pyelonephritis	Hypertonie		
	nein	ja	Gesamt
nein	8059	756	8815
ja	49	10	59
Gesamt	8108	766	8874

$chi^2 = 5{,}21; df = 1; p \leq 0{,}05$

samte Morbiditätsspektrum sollten auf anderer Aggregationsebene des Diagnosenschlüssels – beispielsweise auf der Ebene der 3stelligen ICD – durchgeführt werden.

3.9.5.2 *Multimorbidität bei Hypertonie, Harnwegsinfektionen und Zystopyelitis*

Wie schon erwähnt, wurden aus dem Spektrum der häufigen Diagnosen Multimorbiditätsauswertungen an drei Diagnosen durchgeführt:

- Hypertonie (DVG 40 111): 766 Patienten,
- Harnwegsinfektionen (DVG 59 001): 163 Patienten,
- Zystopyelitis (DVG 59 071): 50 Patienten.

Die bivariaten Kontingenzen dieser drei Diagnosen mit den 56 häufigsten Diagnosen wurden durch Vierfeldertafelanalysen ermittelt. In den nachfolgenden Tabellen und Erläuterungen werden nur Kontingenztafeln mit chi^2-Werten größer als 3,84, d.h. mit p < 0,05 bei df = 1, aufgenommen. Obgleich dieses Kriterium relativ instabil im oben erläuterten Sinne ist, bleibt es das einzige Mittel, um das Risiko reiner Zufallsinterpretationen gering zu halten.

Tabelle 47 enthält sog. *odds-ratios* (vgl. Fleiss 1981, S. 61ff.) derjenigen Kontingenztafeln, die in dem angegebenen Sinne statistisch bedeutsame Zusammenhänge für Hypertonie, Harnwegsinfektionen und Zystopyelitis mit anderen Diagnosen anzeigen. Eine "odds-ratio" von 1 bedeutet, daß zwischen zwei Diagnosen *kein* Zusammenhang existiert. Werte zwischen 1 und Null zeigen an, daß bei Vorliegen einer Erstdiagnose das Auftreten der zweiten unwahrscheinlicher ist als bei Abwesenheit der Erstdiagnose. Wird die "odds-ratio" größer als 1, dann existiert zwischen beiden Diagnosen ein positiver Zusammenhang.

Die in der Tabelle 46 sichtbar werdenden Zusammenhänge zwischen Diagnosen bedürfen einer Kommentierung aus medizinischer Sicht, bevor die Frage beantwortet werden kann, ob sich hierin medizinisch plausible Diagnosenkombinationen abbilden oder ob es sich im wesentlichen um Artefakte handelt, die durch Dokumentations- und Abrechnungspraktiken der Ärzte verursacht sind. Die folgenden hier präsentierten Ergebnisse weisen jedoch, insbesondere im Falle "Hypertonie", in die erstgenannte Richtung.

Tabelle 46 . Statistische Zusammenhänge ("odds-ratios") häufiger Diagnosen

Diagnose	Hypertonie "odds-ratio"	Harnwegsinf. "odds-ratio"	Zystopyelitis "odds-ratio"
Hypertonie		1,85	
Herzinsuffizienz	6,80	1,83	
Bronchitis			
Grippaler Infekt		1,91	
Vegetative Dystonie			
Ekzem			
Hypotonie	0,24		4,70
Diabetes mellitus	5,63	3,88	
Varikosis	2,31		
Anämie		5,14	
Zephalgie			
Hyperopie			
Angina	0,48	2,04	
Grippe			
Gastritis			
Presbyopie			
Pharyngitis		2,66	
Stenokardie	2,60	2,39	
Astigmatismus			
Zervikalsyndrom		2,88	
Rhinitis			
LWS-Syndrom		4,96	
Hyperlipidämie	4,04		
Kreislaufstörungen		2,92	
Glaukom			
Myopie			
Obstipation		2,67	
Hyperurikämie	3,29		3,52
Fieberhafter Infekt			
Koronarinsuffizienz	6,24		
Harnwegsinfekt	1,85		
Adipositas	5,02		
Konjunktivitis			
Sinusitis			
Vaginaler Fluor	0,31	3,38	
Periphere Durchblutungsstörungen	1,74		
Kreislaufschwäche			
Lumbalgie			
Gonarthrose	4,55		
Asthma bronchiale			
Dysmenorrhö	0,09		
Zerebrale Durchblutungstörungen	3,67		
Nervosität			
Hämorrhoiden			
Zerebralsklerose	3,76		
Emmetropie			
Myokardschaden	2,76		

fortgesetzt

Fortsetzung Tabelle 46.

Diagnose	Hypertonie "odds-ratio"	Harnwegsinf. "odds-ratio"	Zystopyelitis "odds-ratio"
Fieberhafte Bronchitis	0,20		
Coxarthrose	1,93		
Lumbago	1,78		
Hepatopathie	2,22	4,58	
Struma			
Cholezystopathie	3,21		5,46
Neuralgie			
Migräne			
Zystitis		2,87	

Tabelle 47. Multimorbidität: Hypertonie mit Dysmenorrhö und fieberhafter Bronchitis

		Hypertonie			
		ja		nein	
		abs.	%	abs.	%
Dysmenorrhö					
	ja	1	0,13	118	1,46
	nein	765	99,87	7990	98,54
Fieberhafte Bronchitis					
	ja	2	0,26	105	1,30
	nein	764	99,74	8003	98,74

Hypertonie: Hypertonie weist mit 23 von 55 Diagnosen systematische Zusammenhänge auf. Dabei fällt zunächst auf, daß die fünf ausgeprägtesten "odds-ratios" kleiner als 1 sind. Das heißt, die Diagnose "Hypertonie" schließt relativ oft folgende Diagnosen aus: Dysmenorrhö, fieberhafte Bronchitis, Hypotonie, vaginaler Fluor und Angina. Die Kontingenzen Hypertonie/Dysmenorrhö und Hypertonie/ fieberhafte Bronchitis sind exemplarisch in Tabelle 47 aufgetragen, um die Bedeutung der "odds-ratios" zu veranschaulichen. Es zeigt sich, daß Hypertonie nur in einem Fall mit Dysmenorrhö und in zwei Fällen mit fieberhafter Bronchitis vergesellschaftet vorkommt.

Hier bestätigt sich der bereits erwähnte Sachverhalt, daß Dysmenorrhö und Erkältungskrankheiten zu den typischen Monodiagnosen gehören. Hierfür sind zwei Erklärungen denkbar:

1. Hohe Blutdruckwerte sind bei Patienten mit typischen Frauenkrankheiten bzw. -beschwerden oder mit akuten Erkältungskrankheiten vergleichsweise unwahrscheinlich (ggf. Alterseinfluß).
2. Ärzte sehen bei Dysmenorrhö, vaginalem Fluor oder Erkältungskrankheiten

im Gegensatz zu anderen Erkrankungen keine Notwendigkeit, Blutdruckmessungen vorzunehmen, so daß eine möglicherweise vorhandene Blutdruckerhöhung diagnostisch nicht erfaßt wird.

Diese Hypothesen ließen sich dann einer Erhärtung zuführen, wenn sich zeigen ließe, daß das Leistungsspektrum bei Frauen- und Akutkrankheiten von dem bei anderen Erkrankungen abweicht.

Ausgeprägte positive Zusammenhänge existieren vor allem zwischen Hypertonie und Koronarinsuffizienz, Herzinsuffizienz, Diabetes mellitus sowie Hypertonie und Adipositas. Diese Kombinationen scheinen vor allem dadurch erklärbar, daß Hypertonie ein Risikofaktor für Koronarerkrankungen ist (Koronarinsuffizienz, Herzinsuffizienz), oder daß die anderen Erkrankungen Risikofaktoren für die Ausbildung des hohen Blutdrucks sind (Diabetes, Adipositas).

Harnwegsinfektionen: Zwischen Harnwegsinfektionen und 15 weiteren der 56 häufigsten Diagnosen bestehen zwar statistisch bedeutsame Zusammenhänge, die Koeffizienten sind jedoch niedriger als im Falle der Hypertonie. Harnwegsinfektionen kommen zwar insbesondere in Kombination mit Anämie, LWS-Syndrom und Hepatopathie vor, insgesamt gesehen finden sich jedoch Kombinationen mit Diagnosen, die über das gesamte Morbiditätsspektrum gestreut sind.

Zystopyelitis: Zystopyelitis weist 86% der Einträge in Kombination mit anderen Diagnosen auf. Eine systematische Bindung dieser Diagnose an andere Erkrankungen ist noch weniger erkennbar als bei Harnwegsinfektionen.

3.9.6 Statistische Zusammenhänge der Diagnosengruppen

Wie bereits im vorhergehenden Abschnitt ausgeführt wurde, ist es nur bei höheren Aggregationen des Diagnosenschlüssels zweckmäßig, systematische Zusammenhangsanalysen zwischen allen Diagnoseneintragungen vorzunehmen. Im folgenden werden derartige Analysen auf der Basis der Diagnosengruppen wiedergegeben. Dieses Aggregationsniveau ist zugegebenermaßen sehr global. Einzelne statistische Zusammenhänge sind inhaltlich nur schwer zu interpretieren, da eine Diagnosengruppenschlüsselziffer semantisch gesehen viele Diagnosentexte zusammenfaßt. Einige Aussagen im Sinne inhaltlicher Plausibilität der Diagnosengruppeneintragungen können jedoch u. E. trotzdem getroffen werden.

In Tabelle 48 sind einige Kennziffern für die Zusammenhänge der Diagnosengruppen wiedergegeben. Die *untere* Dreiecksmatrix enthält die absoluten Häufigkeiten, mit denen die Kombinationen der jeweiligen Diagnosengruppen vorkommen. Die Kombination "Diagnosengruppe 1 *und* Diagnosengruppe 2" kommt beispielsweise bei 25 Patienten vor. Die *obere* Dreiecksmatrix enthält die "odds-ratios". Wenn der Zahlenwert größer als 1 ist, dann tritt diese Diagnosenkombination häufiger auf, als rein zufällig zu erwarten wäre. Ist die "odds-ratio" kleiner als 1, dann schließt das Auftreten der einen Diagnose das Auftreten der anderen eher aus. Für die Diagnosengruppen 11, 14 und 15 wurden wegen der kleinen Fallzahlen und für Diagnosengruppe 18 aus inhaltlichen Gründen keine "odds-ratios" be-

Tabelle 48. Patientenbezogene Kombinationshäufigkeiten der Diagnosengruppen: Untere Matrixhälfte - absolute Kombinationshäufigkeiten; obere Matrixhälfte - "odds-ratios"; Hauptdiagonale - Häufigkeiten der Diagnosengruppen

Dia-gnosen-gruppe	Diagnosengruppe																	
	1	2	3	4	5	6	7	8	9	10	11	12	13	14	15	16	17	18
DIAG01	(815)	0,90	0,90	1,41	0,74	0,74	0,50	1,06	0,89	0,90	..	1,57	0,71	..	..	1,12	0,95	..
DIAG02	25	(300)	1,09	2,36	1,21	0,94	1,33	0,61	2,21	2,03	..	0,55	0,57	..	..	1,27	0,75	..
DIAG03	98	42	(1160)	2,05	1,38	0,91	3,28	0,86	2,32	1,33	..	0,94	1,60	..	..	1,55	0,48	
DIAG04	51	30	95	(416)	1,42	1,11	1,83	1,30	1,97	1,45	..	1,25	1,10	..	..	2,62	0,64	..
DIAG05	59	33	138	52	(827)	0,98	1,86	0,80	1,79	1,29	..	0,89	1,29	..	..	2,17	0,61	..
DIAG06	118	52	197	82	148	(1614)	0,90	0,74	0,84	0,66	..	0,86	1,02	..	..	1,06	0,72	..
DIAG07	154	110	634	182	353	464	(2707)	0,85	1,94	1,14	..	0,79	1,99	..	..	1,73	0,43	..
DIAG08	237	58	293	138	199	373	694	(2477)	0,86	0,65	..	1,12	0,70	..	..	1,24	0,61	..
DIAG09	116	85	316	108	196	223	599	353	(1387)	1,46	..	1,02	1,47	..	..	1,54	0,54	..
DIAG10	121	82	228	89	160	192	469	300	287	(1424)	..	0,90	0,97	..	..	1,20	0,40	..
DIAG11	6	2	8	10	5	10	19	11	9	39	(105)	..	..	..	..	..	..	
DIAG12	138	22	132	60	90	173	280	318	169	157	6	(1062)	0,80	..	..	1,3	0,79	..
DIAG13	122	65	308	87	193	319	743	387	346	272	7	175	(1727)	..	..	1,35	0,88	..
DIAG14	5	4	18	4	3	16	16	25	8	10	0	9	21	(83)	..	..	..	..
DIAG15	3	0	5	7	1	9	8	17	4	9	21	5	4	0	(56)	..	..	..
DIAG16	237	95	405	199	351	450	941	746	473	427	21	292	551	19	15	(2391)	0,78	..
DIAG17	94	28	76	34	66	151	183	212	102	81	4	106	189	4	3	243	(1066)	..
DIAG18	90	90	220	67	132	351	403	320	254	249	31	157	308	22	31	456	203	(1429)

DIAG01 = Infektionen, parasit. Krankheiten
DIAG02 = Neubildungen
DIAG03 = Drüsen, Ernährung, Stoffwechsel
DIAG04 = Blut, blutbildende Organe
DIAG05 = Seelische Störungen
DIAG06 = Nervensystem, Sinnesorgane

DIAG07 = Kreislaufsystem
DIAG08 = Atmungsorgane
DIAG09 = Verdauungsorgane
DIAG10 = Harn-, Geschlechtsorgane
DIAG11 = Schwangerschaft, Entbindung
DIAG12 = Haut-, Unterhautzellgewebe

DIAG13 = Skelett, Bindegewebe
DIAG14 = Angeborene Mißbildungen
DIAG15 = Schädigung des Neugeborenen
DIAG16 = Symptome, mangelhaft bezeichnete Krankheiten
DIAG17 = Unfall, Vergiftung, Gewalt
DIAG18 = Sonstige

rechnet. Die Hauptdiagonale der Matrix enthält in Klammern die einfachen Auftretenshäufigkeiten der Diagnosengruppen. An den "odds-ratios" lassen sich folgende Sachverhalte erkennen:

- Unfall-, Vergiftungs- und Gewaltfolgen schließen in der Regel die Dokumentation anderer Diagnosen eher aus. Dies ist plausibel, da es sich um Notfallsituationen handelt, bei deren diagnostischer Behandlung seltener als in anderen Fällen eine weitergehende Diagnostik notwendig oder möglich sein wird.
- Infektiöse und parasitäre Erkrankungen haben überwiegend ebenfalls negative Zusammenhänge mit anderen Diagnosengruppen. Dieses steht im Einklang mit der bereits im vorigen Abschnitt geäußerten Hypothese, daß Akuterkrankungen vorwiegend monodiagnostisch auftreten. Ein ähnlicher Sachverhalt gilt für Erkrankungen der Atmungsorgane.
- Ausgeprägt positive Zusammenhänge untereinander und mit anderen Diagnosengruppen weisen auf: Erkrankungen des Kreislaufsystems, der Verdauungsorgane, der Drüsen, des Ernährungssystems und des Stoffwechsels, des Blutes und der blutbildenden Organe. Diese Zusammenhänge bedürfen einer medizinischen Erklärung. Möglicherweise sind Syndrome von chronischen Krankheiten für diese Diagnosengruppenzusammenhänge verantwortlich.
- Die Gruppe der Symptome und mangelhaft bezeichneten Krankheiten weist ebenfalls überwiegend positive Zusammenhänge mit anderen Diagnosengruppen auf. Dieses dürfte dadurch zustandekommen, daß einzelne Diagnosenverschlüsselungen aus dieser Gruppe oft als Zusatzdiagnosen verwendet werden.

3.9.7 Schlußfolgerungen

Die in diesem Abschnitt über Diagnosenzahlen und Multimorbidität berichteten exemplarischen Ergebnisse lassen einige verallgemeinernde Schlußfolgerungen zu:

Patienten in der ambulant-ärztlichen Versorgung weisen in der Regel mehrere Diagnoseneinträge auf. Der Patient mit nur einem Diagnoseneintrag ist die Ausnahme. Im Durchschnitt kommen pro Patient zwei bis drei Diagnoseneinträge vor. Dieser Sachverhalt mag mehrere Ursachen haben. An erster Stelle wird vermutlich die Tatsache stehen, daß ein Patient tatsächlich unter mehr als einer Erkrankung gleichzeitig leidet. Hierbei ist vor allem auch daran zu denken, daß eine Erkrankung eine begünstigende Ursache für das Auftreten einer weiteren sein mag. Zusätzlich zu dieser "realen" Multimorbidität mag aber auch der Sachverhalt hinzutreten, daß Ärzte bei Vorliegen einer Erkrankung, beispielsweise Bluthochdruck, sich veranlaßt sehen, daß Vorliegen weiterer Erkrankungen, für die Hypertonie ein Risikofaktor sein mag, auszuschließen. Das heißt, daß zu der Erstdiagnose weitere noch abzuklärende Verdachtsdiagnosen hinzutreten. In jedem Falle ist jedoch der Patient der "Träger" eines realen oder eines hypothetischen Komplexes von Erkrankungszuständen.

Andererseits mögen zwei Krankheitsepisoden während des Quartals nacheinander und unabhängig voneinander auftreten; auch können verschiedene Ärzte auf verschiedenen Scheinen die gleiche Krankheit eines Patienten unterschiedlich benennen. Ferner legen es die Abrechnungsmodalitäten dem Arzt nahe, zur Begründung abgerechneter Leistungen möglichst viele Morbiditäten zu nennen, z.B. auch Ausschlußdiagnosen, die sich nicht bestätigten, sowie auch eher nebensächliche, für die aktuelle Behandlung vielleicht sogar weniger wesentliche Diagnosen. Multimorbidität mag also auch Artefakt sein.

Es gibt in den Abrechnungsdaten in ihrer gegenwärtigen Form offensichtlich nur sehr selten Diagnosen, die ausschließlich monodiagnostisch auftreten. Das bedeutet, daß einzelne Diagnosen in der Regel vergesellschaftet mit anderen Diagnosen vorkommen. Das Ausmaß dieser Vergesellschaftung scheint bei Akuterkrankungen geringer zu sein als bei chronischen Erkrankungen. Die Anzahl der Diagnosen pro Patient weist plausible Zusammenhänge mit soziodemographischen Merkmalen auf. Sie nimmt insbesondere mit höherem Lebensalter zu.

Die an den vorliegenden Daten zu beobachtenden systematischen Zusammenhänge zwischen Diagnosen und Diagnosengruppen lassen sich in einigen Fällen auf den ersten Blick durch plausible Sachzusammenhänge erklären. So tritt Hypertonie beispielsweise vergleichsweise häufig mit Herzkrankheiten oder chronischen Alterskrankheiten vergesellschaftet auf. Andere Zusammenhänge zwischen Diagnosen und Diagnosengruppen bedürfen einer weitergehenden medizinischen Erklärung. Die in diesem Abschnitt dokumentierten Zusammenhänge können als Ausgangsmaterial für derartige medizinischen Erklärungsversuche verwendet werden.

Unter mehr methodischen Gesichtspunkten gesehen gilt, daß selbst eine Stichprobe von 8 873 Patienten nicht groß genug ist, um systematische Analysen der Multimorbidität im Sinne des Zusammenhangs einzelner Diagnosen durchführbar erscheinen zu lassen. Die einzelnen Diagnosenkombinationen weisen z.T. nur noch sehr kleine Fallzahlen auf, die zu statistisch äußerst instabilen Ergebnissen führen. Daher können Multimorbiditätsanalysen bei Stichproben dieser Größenordnung nur auf höher aggregierten Diagnosenverschlüsselungsniveaus durchgeführt werden.

4 Kosten und Leistungen bei Diagnosen

4.1 Kosten

4.1.1 Kostenbegriff

Im Rahmen einer kostenorientierten Betrachtung ärztlicher Abrechnungsdaten war es vorrangige Aufgabe der Studie, die im vorliegenden Datenmaterial enthaltenen Möglichkeiten einer diagnosenbezogenen Kostenermittlung zu untersuchen. Es erscheint zweckmäßig, zunächst unabhängig von den speziellen Problemen einer diagnosenbezogenen Kostenermittlung darzulegen, in welchem Sinne hier von Kosten die Rede ist und welche analytischen Beschränkungen sich aus einem so verstandenen Kostenbegriff ergeben.

Krankheitsbehandlung läßt sich als ein Produktionsprozeß begreifen, dessen intendiertes Resultat die Wiederherstellung von Gesundheit, Vermeidung oder Verzögerung einer Verschlechterung des Gesundheitszustands und die Linderung von Schmerz sein kann. In diesem Produktionsprozeß werden eine Vielzahl von Inputs miteinander kombiniert und – soweit es sich um Dienstleistungen handelt – ihrerseits erst produziert. Einen Teil dieser Inputs bilden die ärztlichen Leistungen; unsere Kostenuntersuchung bezieht sich ausschließlich auf diese Inputkategorie. Die traditionelle Fragestellung im Rahmen einer so abgegrenzten Kostenanalyse wäre es, zu fragen, welche Kosten aus dem zur Herstellung eines bestimmten Outputs des Produktionsprozesses "Krankheitsbehandlung" erforderlichen Input an ärztlichen Leistungen resultieren. Die Beantwortung dieser Frage ist auf Basis der auf Abrechnungsbelegen enthaltenen Daten prinzipiell nicht möglich, da diese keine Informationen über Behandlungseffekte enthalten.

Damit sind alle Aussagen über die Kosten ärztlicher Leistungen in dieser Untersuchung lediglich prozeß- (und nicht ergebnis-)bezogen und auch dies nur mit gewissen Einschränkungen, wie sie z.B. aus der zeitlichen Segmentierung der Daten nach Abrechnungsquartalen resultieren.

Pro Abrechnungsschein liegt in den ausgewerteten Datensätzen eine Angabe vor, die sich auf die Kosten der ärztlichen Behandlung bezieht. Bei diesem Datum handelt es sich um den (auf ganze DM-Beträge gerundeten) Honoraranspruch des Arztes gegenüber der Kassenärztlichen Vereinigung, der aus den auf dem Behandlungsbeleg dokumentierten und abrechnungsfähigen Leistungen resultiert (bei Erstellung der Dateien kam u.a. ein von der KVB routinemäßig benutztes Kontrollprogramm zum Einsatz, das die Kompatibilität der dokumentierten Leistungen mit den diversen Ausschlußbestimmungen der Gebührenordnungen überprüft und beim Auftreten von Inkompatibilitäten entsprechende Korrekturen vornimmt). Pro Patient werden die Behandlungskosten ebenfalls durch ein Datum beschrieben, und zwar durch die Summe der in der eben erläuterten Weise ermittelten und bereinigten Honoraransprüche aller den betreffenden Patienten behandelnden Ärzte, soweit diese in den Bezirken der Allgemeinen Ortskrankenkassen Ingolstadt, Lindau und Pfarrkirchen tätig waren.

Dieses Datum hat, je nachdem, ob eine realkosten- oder eine ausgabenorientierte Analyse durchgeführt werden soll, eine Reihe unterschiedlicher Schwachstellen. Im Rahmen einer *Realkostenanalyse* sind insbesondere folgende Gesichtspunkte hervorzuheben:

(1) Honoraransprüche fassen die realen Kosten ärztlicher Leistungen nur insoweit, als sie aus dem Verbrauch jener knappen Inputs resultieren, über die die Ärzte eigentums- oder nutzungsrechtliche, arbeitsvertraglich fixierte oder organisatorisch verankerte Dispositionsbefugnisse besitzen. Beispiele für nicht erfaßte Inputs in die Produktion ärztlicher Leistungen sind der Zeitaufwand der Patienten und die von Patienten in Anspruch genommenen Transportleistungen.

(2) Die in den Gebührenordnungen festgelegten Preise ärztlicher Leistungen spiegeln nur selten die tatsächlichen Knappheitspreise dieser Leistungen wider. Dies geht allein schon daraus hervor, daß sich BMÄ und E-Adgo in den für das Untersuchungsquartal geltenden Fassungen durch unterschiedliche Preise (und Preisrelationen) für identische (Paare von) Leistungen auszeichnen; in der Regel löst der gleiche Ressourcenverbrauch bei der Behandlung von RVO-Kassenpatienten und Ersatzkassenpatienten Zahlungsströme unterschiedlicher Höhe an die Ärzte aus.

(3) Der Datensatz enthält keine Möglichkeit zu einer verläßlichen Beurteilung der tatsächlich erbrachten Leistungen; Abweichungen sind sowohl im Sinne einer Unter- wie im Sinne einer Überdokumentation denkbar. In einer Realkostenanalyse (nicht dagegen in einer Ausgabenanalyse) wirken sich solche Dokumentationsfehler in Form von Fehlschätzungen der Kosten ärztlicher Leistungen aus. Ähnliches gilt für tatsächlich erbrachte und dokumentierte, aber nicht abrechnungsfähige Leistungen.

(4) Eine Reihe von Gebührenordnungspositionen zeichnet sich durch eine erhebliche Breite des Bedeutungsinhalts aus, so daß bei der Erstellung der betreffenden Leistung mit Unterschieden im tatsächlichen Ressourcenverbrauch gerechnet werden muß.

In Hinblick auf eine *ausgabenorientierte Analyse* entstehen vor allem folgende Probleme:

(1) Grundsätzlich ist zu beachten, daß mit der Anknüpfung an ärztliche Honoraransprüche die Ausgaben für ärztliche Leistungen nur insoweit ins Blickfeld der Analyse geraten, als es sich um Ausgaben handelt, deren Empfänger die Kassenärzte sind. Die Ausgabenanalyse teilt mit der Realkostenanalyse also zunächst die Beschränkung, daß sie sich nicht auf die Gesamtheit der in die ärztlichen Lei-

stungen eingehenden Inputs bezieht, sondern nur auf jene Inputs, über welche die Kassenärzte Dispositionsbefugnissse besitzen.

(2) Auch für diese Teilmenge der im Produktionsprozeß ärztlicher Leistungen verbrauchten Inputs ist freilich unklar, ob die Arzthonorare mit den (Kassen-)Ausgaben für diese Inputs identisch sind: Soweit sich die ärztliche Behandlung in Krankenanstalten vollzieht (belegärztliche Tätigkeit, Behandlung in Beteiligungs- und Ermächtigungsambulanzen), ist dies umstritten. So wird etwa von Kassenseite der Standpunkt vertreten, daß die Erstattungen beteiligter Ärzte an die Krankenhausträger aufgrund der geltenden tariflichen Bestimmungen, aber auch aufgrund von Abrechnungsgepflogenheiten einzelner Ärzte die aus der ambulanten Tätigkeit der Ärzte resultierenden Sach- und Personalausgaben der Krankenhäuser nicht abdecken. Sollte diese Ansicht zutreffen, so stellen die Honorare für ambulante kassen- bzw. vertragsärztliche Leistungen nicht alle Kassenausgaben für eben diese Leistungen dar.

(3) Es verbleibt die Unsicherheit, ob die geltend gemachten und bereinigten Honoraransprüche mit den tatsächlichen Auszahlungen an die Ärzte identisch sind; aus dem Datenmaterial ist nicht ersichtlich, ob und in welchem Ausmaß im Zuge von Wirtschaftlichkeitsprüfungen Honorarkürzungen vorgenommen wurden.

(4) Unabhängig von der Frage eventueller Honorarkürzungen ist auch nicht zu ermitteln, in welchem Ausmaß die ärztlichen Honoraransprüche zu ausgabenmäßigen Belastungen für die Krankenversicherungsträger werden: Das vorliegende Datenmaterial gibt keine Auskunft darüber, ob in dem Material auch Behandlungsfälle enthalten sind, für deren Kosten die Krankenkassen privatrechtliche oder sozialversicherungsrechtliche Erstattungs- und Ersatzansprüche geltend machen können.

4.1.2 Zum Problem unterschiedlicher Gebührenordnungen

Die Untersuchungspopulation dieser Studie besteht aus RVO-Kassenpatienten und Ersatzkassenpatienten. Die Abrechnung der für diese beiden Patientengruppen erbrachten ärztlichen Leistungen vollzog sich im Untersuchungsquartal nach den zwei Gebührenordnungen BMÄ und E-Adgo. Die Leistungsverzeichnisse dieser beiden Gebührenordnungen waren in den damals geltenden Fassungen – zumindest soweit es die am häufigsten abgerechneten Leistungen betrifft – zwar nicht gänzlich, aber doch großenteils identisch. Hingegen ist zu beachten, daß sich die Preise (wie auch die Preisrelationen) gleicher Leistungen häufig voneinander unterscheiden. Einige Beispiele für diese Unterschiede sind in Tabelle 49 zusammengestellt; die Preise nach BMÄ sind dabei unter Verwendung des nach Mitteilung der Kassenärztlichen Vereinigung Bayerns für das Untersuchungsquartal II/1976 gültigen Auszahlungsquotienten von 1,42 errechnet worden. Wie Tabelle 49 zeigt, gibt es sowohl Leistungen, die nach BMÄ höher, als auch Leistungen, die nach E-Adgo höher vergütet wurden. Eine Auswertung der 70 am häufigsten abgerechneten vergleichbaren Leistungspositionen ergab eine Schwankungsbreite der Preisrelationen (BMÄ: E-Adgo) zwischen 1:2,56 (Ätzen Nase: BMÄ-Nr. 624/E-Adgo-Ziff. 494) und 1:0,68 (Kurz- und Mikrowellenbehandlung: BMÄ-Nr. 777/E-

Tabelle 49. Preisunterschiede in den Gebührenordnungen BMÄ und E-Adgo

Leistung (Kurzbezeichnung)	BMÄ Nr.	Preis (DM)	E-Adgo Ziff.	Preis (DM)	Relation BMÄ:E-Adgo
Beratung	1	4,26	1	6,25	1 : 1,47
Genaue Untersuchung	25	9,51	65	10,60	1 : 1,12
Besuch	6	18,74	5	25,00	1 : 1,33
Blutsenkung	26	7,10	19	7,00	1 : 0,99
Untersuchtes Körpermaterial	4500	1,99	3500	3,20	1 : 1,61
Harnsäureuntersuchung	4715	11,79	3715	12,00	1 : 1,02
Phonokardiogramm	104	24,85	73	20,20	1 : 0,81

Adgo-Ziff. 675). Wesentlich häufiger ist der Fall, daß die E-Adgo-Preise über den BMÄ-Preisen liegen; für die 70 häufigsten Leistungen galt dies in 63 Fällen (= 90%). Überdurchschnittlich groß sind unter diesen 63 Fällen insbesondere die Preisunterschiede für ärztliche Grundleistungen. Gewichtet man diese 70 Leistungen mit ihrer Frequenz in der Gesamtpopulation der RVO-Kassen- und Ersatzkassenpatienten (damit sind 89,7% aller abgerechneten Leistungen erfaßt), so ergibt sich eine durchschnittliche gewogene Preisrelation von rund 1:1,2. Dies weist darauf hin, daß die Behandlung eines Patienten mit "typischem" Leistungsmix bei Ersatzkassenzugehörigkeit des Patienten zu einem höheren Honoraranspruch des Arztes führt als bei RVO-Kassenzugehörigkeit. Bei grundleistungsintensiver Behandlung ist dieser Unterschied höher, bei sonderleistungs-, insbesondere laborleistungsintensiver Behandlung niedriger anzusetzen.

Die meisten Kostenauswertungen, insbesondere auch die diagnosenbezogenen, wurden bislang für RVO- und Ersatzkassenpatienten gemeinsam durchgeführt. Bei der Interpretation solcher Auswertungsergebnisse ist zu berücksichtigen, daß aufgrund der Preisunterschiede zwischen den Gebührenordnungen die für eine bestimmte Teilstichprobe von Patienten ermittelten Kosten nicht nur von Art und Umfang der Leistungen, sondern auch von der Kassenzugehörigkeit dieser Patienten abhängen: unterschiedliche (gleiche) Kosten bedeuten also nicht unbedingt auch unterschiedlichen (gleichen) Leistungsumfang. Weitere Auswertungsmöglichkeiten des vorliegenden Datenmaterials bestehen daher in für RVO-Kassenpatienten und Ersatzkassenpatienten getrennten Analysen der Behandlungskosten. Freilich sind einem solchen Vorhaben für die Daten über Ersatzkassenpatienten wegen deren geringer Zahl enge Grenzen gesetzt.

4.1.3 Kosten nach ausgewählten Schein-, Arzt- und Patientenmerkmalen

Auf den 10 436 Scheinen der Stichprobe waren abrechnungsfähige Leistungen in Höhe von insgesamt rd. 440 000 DM dokumentiert[9]. Im Durchschnitt belaufen sich

---

[9] Exakt belaufen sich die Gesamtkosten in der Scheinedatei auf 441 534 DM, in der Patientendatei auf 441 504 DM; damit sind bei patientenbezogener Zusammenführung der Daten Behandlungskosten in Höhe von 30 DM "verlorengegangen".

die Behandlungskosten auf etwa 42 DM je Schein. Tabelle 50 verdeutlicht die ausgeprägte Rechtsschiefe der Häufigkeitsverteilung der fallbezogenen Behandlungskosten: Nahezu 40% aller Fälle weisen Kosten von weniger als 20 DM auf; diesen Fällen sind etwa 10% der gesamten Kosten zuzuordnen. Nur etwas mehr als 2% aller Fälle sind mit Behandlungskosten von 200 DM oder mehr verbunden; auf diese entfallen über 14% der gesamten Kosten.

Der Median der Behandlungskosten liegt bei 26 DM; der Quartilsabstand beträgt 37 DM, die Spannweite 967 DM. Am häufigsten (990mal bzw. in 9,5% aller Fälle) tritt ein Kostenwert von 4,26 DM auf; hierbei handelt es sich um (RVO-)Fälle, für die lediglich eine Beratung (BMÄ-Nr. 1) abgerechnet wurde.

Tabelle 51 zeigt die fallbezogenen Behandlungskosten nach einigen Schein- und Arztmerkmalen. Demnach sind z.B. kurative Behandlungsfälle aufwendiger als präventive, Überweisungsfälle teurer als Fälle, die auf Krankenscheinen abgerechnet werden. Aufgeschlüsselt nach dem Fachgebiet, zeigen sich unter den einzeln aufgeführten Fachgruppen die Behandlungsfälle der Orthopäden als die teuersten, die Fälle der Hautärzte als die am wenigsten aufwendigen.

Weitere Angaben zu den Häufigkeitsverteilungen der fallbezogenen Kosten nach Scheinart und Fachgruppen sind den Tabellen 20 TA und 21 TA zu entnehmen.

Bei patientenbezogener Betrachtungsweise ergeben sich – gegenüber einem fallbezogenen Durchschnittswert von 42,21 DM – durchschnittlich Behandlungskosten von 49,76 DM; dieser Wert ist als Schätzer der *gesamten* Durchschnittskosten für ambulante ärztliche Behandlung nach unten verzerrt, da für (mindestens) 14% aller Patienten nicht alle Behandlungsscheine des Untersuchungsquartals im Stichprobenmaterial enthalten sind. Unter diesem methodischen Vorbehalt sind auch die übrigen Parameter der Häufigkeitsverteilung der patientenbezogenen Behandlungskosten zu sehen: der Median liegt bei 28 DM, der Quartilsabstand beträgt 46 DM, die Spannweite 1151 DM. Tabelle 52 macht deutlich, daß die patientenbezogenen Behandlungskosten eine ähnlich hohe Konzentration aufweisen wie die fallbezogenen Kosten: knapp 38% der Patienten erforderten Aufwendun-

Tabelle 50. Scheine nach Behandlungskosten

Kosten von ... bis unter ... DM	Scheine			Kosten		
	Anzahl	%	kum.%	DM	%	kum.%
0 - 10	1963	18,81	18,81	11383	2,58	2,58
10 - 20	2171	20,80	39,61	32918	7,46	10,04
20 - 30	1724	16,52	56,13	42105	9,54	19,58
30 - 50	1962	18,80	74,93	74238	16,81	36,39
50 - 100	1654	15,85	90,78	115996	26,27	62,66
100 - 200	748	7,17	97,95	100334	22,72	85,38
200 - 400	185	1,77	99,72	47838	10,83	96,21
400 und mehr	29	0,28	100,00	16722	3,79	100,00

Tabelle 51. Behandlungskosten nach Schein- und Arztmerkmalen

Merkmal	Scheine		Behandlungskosten			
	Anzahl	in %	Summe (DM)	Mittelw. (DM)	Std. Abw. (DM)	in % der Gesamtkosten
Total	10436	100,0	441534	42,31	55,08	100,0
Leistungsart						
kurativ	10401	99,66	440607	42,36	55,16	99,79
präventiv	35	0,34	927	26,49	8,51	0,21
Scheinart						
Krankenschein	7665	73,65	292120	38,11	52,59	66,58
Überweisungsschein	2311	22,21	124275	53,78	52,51	28,32
Notfallschein	110	1,06	2903	26,39	21,39	0,66
Vertreterschein	167	1,60	2926	17,52	22,72	0,67
Belegarztschein	122	1,17	15686	128,57	135,73	3,57
Vorsorgeschein	32	0,31	865	27,03	8,46	0,20
Fachgruppe						
Prakt./Allg. Ärzte	6411	61,85	225708	35,21	50,45	51,42
Augenärzte	660	6,37	24957	37,81	23,78	5,69
Chirurgen	327	3,15	14498	44,34	40,18	3,30
Frauenärzte	519	5,01	20666	39,82	63,75	4,71
HNO-Ärzte	275	2,65	14626	53,19	64,31	3,33
Hautärzte	49	0,47	1244	25,39	25,73	0,28
Internisten	780	7,52	52363	67,13	74,08	11,93
Kinderärzte	422	4,07	16111	38,18	44,80	3,67
Nervenärzte	90	0,87	6343	70,48	42,99	1,45
Orthopäden	277	2,67	22857	82,52	72,26	5,21
Radiologen	248	2,39	16944	68,32	44,03	3,86
Übrige Fachgruppen	308	2,97	22639	73,50	82,19	5,16

Tabelle 52. Patienten nach Behandlungskosten

Kosten von ... bis unter ... DM	Patienten			Kosten		
	Anzahl	%	kum.%	DM	%	kum.%
0 - 10	1611	18,16	18,16	9423	2,13	2,13
10 - 20	1738	19,59	37,75	26429	5,99	8,12
20 - 30	1278	14,40	52,15	31184	7,06	15,18
30 - 50	1576	17,76	69,91	60004	13,59	28,77
50 - 100	1547	17,43	87,34	108580	24,59	53,36
100 - 200	815	9,19	96,53	111529	25,26	78,62
200 - 400	265	2,99	99,52	70003	15,86	94,48
400 und mehr	43	0,48	100,00	24352	5,52	100,00

Tabelle 53. Behandlungskosten nach Patientenmerkmalen

Patienten-merkmal	Patienten		Behandlungskosten			
	Anzahl	in %	Summe (DM)	Mittelw. (DM)	Std.Abw. (DM)	in % der Ge-samtkosten
Total	8873	100,0	441504	49,76	66,96	100,0
Geschlecht:						
männlich	3652	42,4	176875	48,43	66,44	41,2
weiblich	4964	57,6	252787	50,92	67,78	58,8
Alter (in Jahren):						
unter 1	84	0,9	3588	42,71	62,26	0,8
1 - 4	407	4,6	13628	33,48	38,16	3,1
5 - 14	1141	12,9	40019	35,07	48,36	9,1
15 - 24	1146	12,9	46544	40,61	55,70	10,6
25 - 34	1032	11,6	45202	43,80	53,46	10,2
35 - 44	1257	14,2	63181	50,26	68,76	14,3
45 - 54	1124	12,7	60243	53,60	71,76	13,7
55 - 64	977	11,0	54445	55,73	65,24	12,3
65 - 74	1096	12,4	70718	64,52	85,67	16,0
über 74	605	6,8	43682	72,20	88,15	9,9
Versichertengruppe						
Mitglieder	3553	40,0	183439	51,62	67,57	41,6
Familienangehörige	3305	37,2	131273	39,71	51,68	29,8
Rentner	2015	22,7	126792	62,92	84,23	28,7
Kassenart						
Ersatzkassen	1598	18,1	98416	61,58	75,14	22,3
RVO-Kassen	7226	81,9	342981	47,46	79,11	77,7
Wohnort						
Stadt	1632	27,0	83392	51,10	65,10	31,9
Land	4424	73,0	177973	40,23	58,17	68,1

gen von unter 20 DM; auf diese Patientengruppe entfielen lediglich 8,1% der gesamten Kosten. Für 3,5% der Patienten fielen Kosten in Höhe von 200 DM oder mehr an; diesen Patienten sind 21,4% der gesamten Kosten zuzurechnen.

Tabelle 53 weist die Kosten der Behandlung nach den auf den Scheinen dokumentierten Patientenmerkmalen aus. Die Behandlungskosten der weiblichen Patienten sind etwas höher als die der männlichen Patienten und zeigen – beginnend mit der Altersgruppe der 1- bis 4jährigen Patienten – einen durchgängigen positiven Alterstrend; diese Altersabhängigkeit der Kosten spiegelt sich auch deutlich in den Kostenunterschieden zwischen den drei Versichertengruppen wider.

Die Durchschnittskosten der Behandlung von Ersatzkassenpatienten liegen – trotz der günstigeren Altersstruktur dieser Patientengruppe – um knapp 30% über denen der RVO-Kassenpatienten; die Größenordnung des Kostenunterschieds läßt vermuten, daß dieser nicht nur aus den erwähnten Preisunterschieden resultiert, sondern auch auf einen Mengeneffekt – in Form einer vergleichsweise stärkeren Leistungsinanspruchnahme durch Ersatzkassenpatienten – zurückzuführen ist.

Auffällig ist schließlich der Unterschied in den Behandlungskosten von „städtischen" und „ländlichen" Patienten, der auf mögliche angebotsseitige Determinanten der Inanspruchnahme ärztlicher Leistungen hindeutet. Verwunderlich mag im Zusammenhang mit dieser Variablen erscheinen, daß die Durchschnittskosten für Patienten mit bekanntem Wohnort etwa 43 DM, für Patienten mit unbekanntem Wohnort hingegen fast 64 DM betragen. Erklärbar wird dieser Sachverhalt teilweise dadurch, daß Patientenadressen auf Überweisungsscheinen die Postleitzahl nur äußerst selten enthielten, Überweisungsfälle aber gleichzeitig überdurchschnittlich teuer waren. Weitere Einzelheiten des Zusammenhangs zwischen Patientenmerkmalen und Behandlungskosten können Tabelle 22 TA entnommen werden.

4.1.4 Kosten nach Diagnosen

4.1.4.1 Einleitung

Diagnosen- bzw. krankheitsbezogenen Untersuchungen der Kosten der medizinischen Versorgung kommt unter der Perspektive von Effizienzproblemen im Gesundheitswesen besondere Bedeutung zu. Derartige Untersuchungen können z. B. offenlegen, welche Krankheiten besonders hohe Ressourcenaufwendungen erfordern und damit erste Hinweise dafür liefern, bei welchen Gesundheitsproblemen Bemühungen um eine Steigerung der Effizienz der medizinischen Versorgung vorrangig anzusetzen hätten.

Diagnosenbezogene Auswertungen der Kosten der kassenärztlichen Versorgung können einen kleinen Baustein zur Ermittlung krankheitsspezifischer Kosten der medizinischen Versorgung bilden. Sie wären zu ergänzen um entsprechende Auswertungen der Arzneimittelkosten, der Krankenhauskosten und der Kostensegmente für weitere Leistungsarten. Der Versuch, diagnosenbezogene Behandlungskosten zu ermitteln, ist ein sehr anspruchsvolles Unterfangen; welche methodischen und datentechnischen Probleme allein schon bei entsprechenden Auswertungen der Kosten der kassenärztlichen Versorgung zu bewältigen sind, sollen die folgenden Ausführungen andeuten.

4.1.4.2 Probleme einer diagnosenbezogenen Kostenermittlung

Wie bereits dargelegt, sind die aus den Behandlungsbelegen zu entnehmenden bereinigten Honoraransprüche der Kassenärzte sowohl als Maße der Realkosten wie auch als Maße der Ausgaben für ärztliche Leistungen nur beschränkt tauglich. Überdies können die Kostenangaben nur prozeßbezogen, nicht aber ergebnisbezogen interpretiert werden; daher wären die Kostendaten selbst dann für Effizienzanalysen nicht ausreichend, wenn sie tatsächlich korrekte Maße des bewerteten Ressourcenaufwands darstellten. Unabhängig hiervon stellt sich für diagnosenbezogene Kostenanalysen immer dann das Problem der Zurechnung der Kosten zu

Diagnosen, wenn auf den Behandlungsbelegen mehr als eine Diagnose dokumentiert ist; dies ist aber – wie in Kapitel 3 gezeigt – in der ambulanten ärztlichen Versorgung der Regelfall. Die Zuordnung der in Rechnung gestellten Leistungen bzw. der Kosten dieser Leistungen zu einzelnen Diagnosen stößt auf teils theoretische, teils praktische Schwierigkeiten:

- Bestimmte Einzelleistungen können sich der Sache nach gleichzeitig auf mehrere Diagnosen beziehen. Mündet etwa eine eingehende Untersuchung in zwei dokumentierte Diagnosen, so ist eine Zurechnung der Untersuchungskosten ohne Willkür prinzipiell nicht möglich.

- Bestimmte Einzelleistungen mögen sich ihrem konkreten Inhalt nach auf eine Diagnose beziehen, jedoch kann die Bedeutungsbreite einer Einzelleistung so groß sein, daß ihre Zuordnung zu einer einzelnen Diagnose allein auf der Grundlage der in den Abrechnungsbelegen enthaltenen Informationen nicht möglich ist.

- Soweit die Zuordnung von Einzelleistungen zu bestimmten Diagnosen überhaupt möglich ist, erfordert sie nicht nur den Einsatz von medizinischem Sachverstand, sondern sie verlangt zudem noch die Überprüfung der Frage, ob die jeweils in Rechnung gestellte Einzelleistung auch abrechnungsfähig war.

- Die Dokumentation mehrerer Diagnosen mag in Einzelfällen nicht Ausdruck des Auftretens mehrerer Krankheiten innerhalb des Untersuchungsquartals, sondern Ergebnis eines diagnostischen Such- und Abklärungsprozesses sein. Die Kosten der mit den "Arbeitsdiagnosen" verbundenen Leistungen wären korrekterweise als Suchkosten der Enddiagnose zuzuordnen. Für ein solches Zuordnungsverfahren sind aber die aus den Behandlungsscheinen zu entnehmenden Informationen nicht ausreichend.

- Es ist zu beachten, daß es sich bei den ermittelten diagnosenbezogenen Kosten nicht um die Kosten der ärztlichen Behandlung einer bestimmten Krankheit schlechthin handelt, sondern um die innerhalb des Untersuchungsquartals angefallenen Kosten. Häufig liegen Beginn und/oder Ende des Behandlungszeitraums außerhalb des Untersuchungsquartals, so daß die ermittelten Kosten nur einen Teil der entsprechenden Krankheitsfallkosten darstellen. Umgekehrt mag die gleiche Krankheit innerhalb des Untersuchungszeitraums bei einem Patienten mehr als einmal auftreten; daher können diagnosenbezogene Fallkosten auch eine Überschätzung der entsprechenden Krankheitsfallkosten darstellen. Quartalsbezogene Fallkostenunterschiede zwischen verschiedenen Diagnosen lassen sich daher nicht zwingend als Krankheitsfallkostenunterschiede interpretieren.

- Schließlich sei nochmals daran erinnert, daß das Datenmaterial die Abrechnungsbelege der Patienten nur insoweit enthält, als sie von Ärzten in den Bezirken der drei Ortskrankenkassen Ingolstadt, Lindau und Pfarrkirchen behandelt wurden. Bei patientenbezogener Betrachtungsweise des Materials muß daher generell mit einer Untererfassung der Behandlungskosten gerechnet werden. Es kann nicht ausgeschlossen werden, daß auch die ermittelten Diagnosenkostenunterschiede hierdurch beeinflußt werden.

4.1.4.3 Vorgehensweise

Das aus der Multimorbidität resultierende Zurechnungsproblem von Kosten bzw. Leistungen zu Diagnosen wurde im Rahmen dieser Studie zunächst dadurch „gelöst", daß die Analyse auf jene Behandlungsfälle bzw. Patienten beschränkt wurde, für die auf den Behandlungsbelegen nur eine Diagnose dokumentiert war. Auf alternative Lösungsmöglichkeiten des Zurechnungsproblems wird im Zusammenhang mit der Präsentation der Auswertungsergebnisse hingewiesen werden.

Die Analyse der Diagnose-Kosten-Relationen wurde sowohl patientenbezogen wie fallbezogen durchgeführt. Der fallbezogenen Betrachtungsweise wurde bei der Frage nach dem Ausmaß der (Nicht-)Zurechenbarkeit von Kosten zu Diagnosen der Vorzug gegeben; eine patientenbezogene Perspektive würde offensichtlich zu einer Unterschätzung der zurechenbaren Kosten führen, da in dieser Perspektive auch die Behandlungskosten für Patienten mit zwei oder mehr Diagnosen, aber ohne Behandlungsscheine mit mehr als einer Diagnose – kontrastierend zur Datenlage im Ursprungsmaterial – als nicht zurechenbar erscheinen.

Die Auswahl der Patienten bzw. Fälle mit nur einer Diagnose erfolgte auf Grundlage des in Kapitel 3 beschriebenen Verfahrens zur Bestimmung der Diagnosenmengen auf den Behandlungsbelegen. Dies bedeutet, daß sich auch unter den Patienten und Scheinen, die hier als Untersuchungseinheiten mit nur einer Diagnose behandelt wurden, eine nicht bestimmbare Anzahl von Patienten bzw. Scheinen mit tatsächlich mehr als nur einer Diagnose befindet.

4.2.4.4 Ergebnisse

4.2.4.4.1 Diagnosen und Diagnosengruppen

Der Versuch, auf der 5stelligen Schlüsselebene des DVG diagnosenbezogene Behandlungskosten zu ermitteln, führte zu folgenden Ergebnissen:

Von den behandelnden Ärzten wurde für 2 349 Patienten (= 26,5% aller Patienten) auf den Abrechnungsbelegen nur eine und gleichzeitig auch verschlüsselbare Diagnose dokumentiert. Auf diese Patienten entfielen Behandlungskosten in Höhe von 62 726 DM (= 14,2% der Gesamtkosten) oder, je Patient, in Höhe von 26,70 DM. Ordnet man diese 2 349 Patienten den einzelnen Diagnosen zu, so fällt nur eine sehr kleine Zahl von Diagnosenkategorien mit einer für statistische Analysen hinreichenden Besetzungshäufigkeit an: So finden sich nur sechs (von insgesamt 2 568) Diagnosenkategorien, in denen die Zahl von 30 Beobachtungen, und nur sieben weitere Diagnosenkategorien, in denen die Zahl von 20 Beobachtungen erreicht oder überschritten wird. Verbunden mit einer in der Regel beträchtlichen Streuung der Behandlungskosten (die Standardabweichungen der diagnosenspezifischen Durchschnittskosten liegen typischerweise in der Größenordnung von 70-110% des jeweiligen Mittelwerts) bedeutet dies, daß das vorliegende Datenmaterial nur wenig an Information über Diagnose-Kosten-Relationen zu extrahieren erlaubt.

In Tabelle 23 TA sind die Auswertungsergebnisse zu allen Diagnosen mit patientenbezogenen Auftretenshäufigkeiten von über 40 zusammengestellt. Die Tabelle macht deutlich, daß niedrige Besetzungszahlen nicht erst bei seltenen, sondern auch schon bei häufigen Diagnosen auftreten: So finden sich für Hypotonie – die sechsthäufigste Diagnose – nur 16 Patienten, für die nur diese Diagnose dokumentiert ist; für Anämie – die zehnthäufigste Diagnose – finden sich nur 12 solche Patienten. Obwohl keine der beiden Diagnosen eine auffällig starke Streuung der Behandlungskosten aufweist, ergeben sich doch recht große Konfidenzintervalle[10]: Für Hypotonie überdeckt das 95%-Konfidenzintervall den Kostenbereich von etwa 6-20 DM, für Anämie von rd. 1 DM bis zu 49 DM. Derart unsichere Schätzungen für die durchschnittlichen Kosten finden sich auch unter jenen Diagnosen, die relativ häufig als alleinige Diagnose für einen Patienten auftreten: So überspannt z.B. das 95%-Konfidenzintervall der Durchschnittskosten bei der Diagnose „fieberhafter Infekt" den Bereich von 8-42 DM.

Dieses Bild gestaltet sich nicht wesentlich günstiger, wenn man zu der üblichen fallbezogenen Betrachtungsweise übergeht. Auch hier gibt es nur wenige Diagnosenkategorien mit Fallzahlen, die oberhalb der konventionell geforderten Mindestzahlen für statistische Auswertungen liegen: Für 8 Diagnosen finden sich 30 oder mehr Scheine, für weitere neun Diagnosen mindestens 20 Scheine, auf denen nur die jeweils betreffende Diagnose vermerkt ist. Tabelle 24 TA zeigt die Auswertungsergebnisse für diejenigen Diagnosen, die mindestens 100mal auf den Behandlungsbelegen dokumentiert sind. Auffällig ist, daß sich auch bei scheinorientierter Untersuchungsperspektive nur wenig Beobachtungsfälle ergeben, in denen eine typische augenärztliche Diagnose auf dem Abrechnungsschein als alleinige Diagnose auftritt: Daß diese Diagnosen zu den extremen Beispielen für "Kombinationsdiagnosen" rechnen, resultiert also nicht daher, daß Inanspruchnahmewahrscheinlichkeiten für Augenärzte und Ärzte anderer Fachgebiete (vermittelt über die Altersabhängigkeit der Inanspruchnahme) positiv miteinander korrelieren; vielmehr dokumentieren die Augenärzte selbst offensichtlich nur in seltenen Fällen eine dieser Diagnosen als alleinige Diagnose.

Die Tabellen 23 TA und 24 TA ermöglichen auch einen Vergleich der scheinebezogenen mit den patientenbezogenen diagnosenspezifischen Durchschnittskosten. Auffällig sind die Indizien für eine systematische Tendenz zu positiven Differenzen zwischen scheine- und patientenbezogenen Durchschnittskosten. In der Gruppe der mindestens 100mal vermerkten Diagnosen ist ein solcher Vergleich für 45 Diagnosen sinnvoll (im Falle der übrigen neun Diagnosen dieser Gruppe basieren patienten- und scheinebezogene Auswertungen auf den gleichen und in gleicher Weise aufbereiteten Ursprungsdaten); für diese 45 Diagnosen ergeben sich – jeweils auf ganze DM-Beträge gerundet – in 9 Fällen keine, in 16 Fällen negative und in immerhin 20 Fällen positive Differenzen zwischen fall- und patientenbezogenen Mittelwerten der Behandlungskosten. Weiterhin ergeben sich bei einem Vergleich aller Patienten und aller Scheine mit jeweils nur einer Diagnose (dies sind 2 349 Patienten und 3 274 Scheine) für die Scheine mit 28,60DM ebenfalls höhere Durchschnittskosten als für die Patienten mit 26,70DM.

---

[10] Die Berechnungen basieren auf der Normalverteilungsannahme; da hier nur Größenordnungen aufgezeigt werden sollten, wurde die Haltbarkeit dieser Voraussetzung nicht weiter überprüft.

Ein möglicher, in weiterführenden Untersuchungen zu überprüfender Grund für diese Tendenz könnte die im Vergleich zu den RVO-Patienten häufigere Verwendung mehrerer Scheine durch EKK-Patienten sein: diese könnte sich beim Übergang von einer scheine- zu einer patientenbezogenen Betrachtungsweise in einer Reduktion des Anteils der Untersuchungseinheiten mit Ersatzkassenzugehörigkeit, also des Anteils der im Durchschnitt teureren Untersuchungseinheiten, auswirken.

Mit der geringen Zahl von 5stelligen Diagnosen mit für statistische Analysen hinreichender Besetzungshäufigkeit ist nicht nur der Versuch gescheitert, aus dem Datenmaterial zumindestens für die quantitativ bedeutsameren Diagnosen zuverlässige Kostenwerte zu extrahieren. In logischer Konsequenz dieses Ergebnisses ist es damit auch nicht – wie ursprünglich geplant – möglich gewesen, Diagnosenaggregationen auf der 3stelligen Schlüsselebene unter dem Gesichtspunkt ihrer Angemessenheit für Kostenanalysen zu untersuchen. Zur Verdeutlichung der diesbezüglichen Aussagefähigkeit des Datenmaterials mag der Hinweis dienen, daß es nur

- eine 3stellige Diagnosenkategorie gibt, bei der alle auftretenden 5stelligen Diagnosen (alle natürlich nur, soweit sie zu den 277 häufigsten Diagnosen gehören) mit jeweils mindestens 10 Patienten besetzt sind,
- sechs Paare 5stelliger Diagnosen, die sich auf sechs 3stellige Diagnosekategorien verteilen, gibt, die einen Vergleich auf der Basis von jeweils mindestens 10 Patienten erlauben,
- ein Paar derselben 3stelligen Kategorie zugehörigen 5stelligen Diagnosen gibt, das mit je mindestens 20 Patienten besetzt ist.

Die Tabellen 25 TA und 26 TA zeigen die Ergebnisse der Kostenberechnungen auf der Aggregationsebene der 17 den ICD-Kapiteln entsprechenden (und um die Sammelgruppe der unverschlüsselbaren Eintragungen ergänzten) Diagnosengruppen. Die beiden Tabellen machen deutlich, daß selbst auf dieser hohen Aggregationsebene einzelne Diagnosengruppen (nämlich: Erkrankungen des Blutes und der blutbildenden Organe, Erkrankungen während der Schwangerschaft oder Entbindung, angeborene Mißbildungen sowie Schädigungen des Neugeborenen) noch so schwach besetzt sind, daß die Kostenwerte kaum verallgemeinerungsfähig erscheinen. Läßt man diese Werte einmal beiseite, so weisen die Daten sowohl bei patienten- als auch bei scheinebezogener Betrachtungsweise Neubildungen und Erkrankungen des Skeletts und des Bindegewebes als die „teuersten" Diagnosengruppen, Erkrankungen der Atmungsorgane sowie Erkrankungen der Haut, der Unterhaut und des Zellgewebes als die „billigsten" Diagnosengruppen aus. Diese Rangordnung verändert sich teilweise recht stark, wenn man von der Betrachtung der Patienten bzw. Fälle nur mit Diagnosen der betreffenden Diagnosengruppe zur Betrachtung aller Patienten bzw. Fälle mit Diagnosen dieser Gruppe übergeht: So nehmen diese beiden Durchschnittskostenwerte in der patientenbezogenen Version z.B. für die Diagnosengruppe „Unfälle, Vergiftungen und Gewalteinwirkungen" einmal (Patienten nur mit solchen Diagnosen) mit 35 DM den 4. Rangplatz und einmal mit 59 DM den 14. Rangplatz (alle Patienten mit solchen Diagnosen) ein. Dieses Beispiel weist gleichzeitig auf einen der möglichen Gründe für die je nach Betrachtungsweise unterschiedliche Kostenintensität der einzelnen Diagnosengruppen hin, nämlich die von Diagnosengruppe zu Diagnosengruppe unterschiedliche relative Häufigkeit der Multimorbidität.

Wie bei der Analyse der Kosten auf der 5stelligen Schlüsselebene fällt auch hier die Relation zwischen fall- und patientenbezogenen Durchschnittskosten auf: Die Durchschnittskosten je Schein mit nur einer Diagnosengruppe zugehörigen Eintragungen liegen um knapp 2 DM über dem entsprechenden Durchschnittswert je Patient; durch dieses Verhältnis sind überwiegend auch die Durchschnittswerte in den einzelnen Diagnosengruppen mit größeren Besetzungszahlen charakterisiert.

4.1.4.4.2 Diagnosenzahlen

Wenngleich das Datenmaterial das Erkennen von Diagnose-Kosten-Relationen nicht erlaubt, so läßt es doch immerhin einen klaren Zusammenhang zwischen Kosten und *Anzahl* der Diagnosen zu Tage treten. Dieser Zusammenhang wird schon bei Betrachtung der Tabellen 23 TA bis 26 TA deutlich: Sowohl bei patientenbezogener als auch bei scheinebezogener Untersuchungsperspektive, sowohl auf der 5stelligen Diagnosenebene als auch auf dem Aggregationsniveau der 17 Diagnosengruppen zeigt sich nahezu ausnahmslos, daß die Kosten je Untersuchungseinheit nur mit Eintragungen der betreffenden Diagnose(ngruppe) niedriger liegen als die Durchschnittskosten für alle Untersuchungseinheiten mit solchen Eintragungen. Trotz der breiten Streuung der Behandlungskosten stellt sich diese Größenrelation regelmäßig auch schon bei sehr niedrigen Beobachtungszahlen ein.

Tabelle 54 zeigt den skizzierten Zusammenhang für die patientenbezogenen Behandlungskosten etwas detaillierter: Im Intervall zwischen 1 Diagnose und 7 Diagnosen nehmen die Kosten mit zunehmender Diagnosenzahl monoton zu; im Intervall zwischen 7 und 14 Diagnosen ist trotz einiger oszillierender Bewegungen ein positiver Trend deutlich zu erkennen; erst bei 15 und mehr Eintragungen löst sich dieser Zusammenhang – bei allerdings sehr kleinen Beobachtungszahlen – in erratische Schwankungen auf. Erwartungsgemäß bleibt diese Beziehung auch bei Stratifizierung nach Kassenarten erhalten; dabei fällt auf, daß im Bereich der monoton zunehmenden Beziehung zwischen Durchschnittskosten und Diagnosenzahl die Streuung der Beobachtungs- um die Mittelwerte – gemessen am Variationskoeffizienten – bei den Ersatzkassen geringer ist.

Der klare Trend in den Durchschnittskosten sollte allerdings nicht zur Überschätzung der Enge des Zusammenhangs zwischen Diagnosenzahl und Behandlungskosten führen: Der Produkt-Moment-Korrelationskoeffizient beträgt für die Teilstichprobe der RVO-Patienten 0,37, für die Teilstichprobe der EKK-Patienten 0,39. Im Kontext eines linearen Modells mit einseitiger Kausalbeziehung würde dies bedeuten, daß für den Fall der RVO-Patienten knapp 14%, für den Fall der EKK-Patienten gut 15% der Gesamtvarianz in den Behandlungskosten durch die Diagnosenzahl statistisch erklärbar wären. Damit ergibt sich bei Zugrundelegung der Linearitätsannahme eine Enge des Zusammenhangs zwischen Diagnosenzahl und Kosten bzw. eine statistische Erklärungskraft der Diagnosenzahl für die Kosten, die in der Größenordnung etwa der Stärke der Beziehung zwischen Alter und Kosten entspricht.

Tabelle 54. Behandlungskosten der Patienten nach Diagnosenzahl und Kassenart

| Diagno-senzahl | Total | | | RVO-Kassen | | | Ersatzkassen | | |
| | Patienten | Kosten | (DM) | Patienten | Kosten | (DM) | Patienten | Kosten | (DM) |
	Anzahl	Mittel-wert	Std. abw.	Anzahl	Mittel-wert	Std. abw.	Anzahl	Mittel-wert	Std. abw.
Total	8873	49,76	66,96	7226	47,46	79,11	1598	61,58	75,14
0	38	37,05	21,17	33	36,18	21,14	5	42,80	22,83
1	2489	26,99	42,15	2052	25,33	37,66	433	35,10	58,41
2	2276	37,03	47,45	1845	35,22	46,51	420	45,95	50,76
3	1645	51,81	61,22	1331	49,49	60,62	305	63,45	62,85
4	1055	65,27	71,12	855	63,39	72,27	194	75,47	65,39
5	578	81,67	81,78	452	75,56	72,81	117	110,80	105,98
6	355	97,93	111,47	287	94,21	109,50	64	120,75	119,11
7	200	118,48	106,59	170	116,97	110,14	28	136,11	80,21
8	92	104,44	96,54	79	98,48	95,77	11	166,18	81,32
9	58	127,17	103,17	51	131,18	99,59	7	98,00	131,68
10	30	138,97	105,83	24	139,21	95,45	5	165,50	151,96
11	18	111,94	103,38	15	118,93	104,68	2	115,50	122,33
12	22	131,68	138,86	18	106,33	90,15	4	245,75	260,22
13	7	161,29	161,31	5	108,20	125,49	2	294,00	209,30
14	3	190,67	76,94	3	190,67	76,94	--	--	--
15	2	164,50	2,12	2	164,50	2,12	--	--	--
16	1	67,00	.	--	--	--	1	67,00	.
17	2	174,50	92,63	2	174,50	92,63	--	--	--
19	1	35,00	.	1	35,00	.	--	--	--
24	1	357,00	.	1	357,00	.	--	--	--

Die Zahlen der Tabelle 54 machen weiterhin deutlich, daß zwischen Diagnosenzahl und Kosten keine proportionale Beziehung besteht; vielmehr kommt es beim Übergang von einer Diagnose zu zwei Diagnosen zu einer ausgeprägten Degression der Kosten je Diagnose. Im Bereich zwischen drei und sieben Diagnosen bleiben die Kosten je Diagnose auf einem etwa konstanten Niveau; ab acht Diagnosen deuten die Zahlen auf eine erneute Kostendegression hin. Damit stützen die Kostendaten in dem untersuchten Material die These eines "joint production"-Charakters der ärztlichen Behandlung, wenngleich einschränkend darauf hinzuweisen ist, daß die empirische Angemessenheit der dieser Interpretation impliziten Annahme homogener Leistungen insbesondere für die ärztlichen Grundleistungen hier offenbleiben muß.

Abschließend sei auf einen eher unter methodischen Gesichtspunkten interessanten Sachverhalt hingewiesen: Die Bildung von Substichproben aller Untersuchungseinheiten mit bestimmten Einzeldiagnosen oder mit Diagnosen in bestimmten Diagnosengruppen führt sowohl bei patientenbezogener Analyse als auch (etwas schwächer ausgeprägt) bei scheinebezogener Analyse für diese Substichprobe zu Durchschnittskosten, die überwiegend über den Durchschnittskosten der jeweiligen Gesamtpopulation liegen. Dieser Effekt resultiert daraus, daß einerseits eine statistisch bedeutsame Korrelation zwischen Kosten und Diagnosen(gruppen)zahl vorliegt, andererseits die in der beschriebenen Weise definierten Substichproben in ihrem Mittel je Untersuchungseinheit mehr Diagnosen(gruppen) aufweisen als die jeweilige Gesamtpopulation. Daher ist es ohne weiteres denkbar, daß jede der möglichen Substichproben einen Durchschnittskostenwert aufweist, der über den Durchschnittskosten im Gesamtkollektiv liegt. Damit wird gleichzeitig auch deutlich, daß sinnvolle Referenzmaßstäbe zur Einstufung sich teilweise überdeckender Substichproben als unter- oder überdurchschnittlich kostenintensiv natürlich nicht Mittelwerte im Gesamtkollektiv, sondern nur Mittelwerte aus den entsprechenden Lageparametern der Substichproben sein können.

4.1.4.5 Ansätze zur Lösung des Zurechnungsproblems

Die Beschränkung der diagnosenspezifischen Kostenanalyse auf Behandlungsfälle, für die nur eine Diagnose dokumentiert ist, führt zu dem wenig befriedigenden Resultat, daß auf diese Weise zwar eine nach Datenlage eindeutige Zuordnung der Kosten zu Diagnosen möglich ist, daß diese Zuordnung wegen der in der ambulanten Versorgung weit verbreiteten Multimorbidität indessen nur für einen kleinen Teil der Kosten auf diese Weise gelingt. Auf der fünfstelligen Schlüsselebene des DVG erwiesen sich lediglich 21,2% der gesamten Kosten als zurechenbar; dabei ist zu bedenken, daß ein nicht unerheblicher Teil der selteneren Diagnosen bei der Bestimmung der Diagnosenzahlen unberücksichtigt bleiben mußte, so daß der tatsächlich zurechenbare Kostenanteil wahrscheinlich deutlich unter 20% liegen dürfte.

Aufgeschlüsselt nach einzelnen Diagnosen(gruppen) ergeben sich deutliche Unterschiede in der Zurechenbarkeit (vgl. hierzu die Prozentsätze in Tabelle 24 TA, Spalte 8, und Tabelle 26 TA, Spalte 8; diese Prozentsätze drücken den nach Datenlage eindeutig der betreffenden Diagnose zuzuordnenden Kostenanteil an den nach Datenlage maximal auf diese Diagnose entfallenden Kosten aus): Die Unterschiede reflektieren erwartungsgemäß vor allem die Unterschiede in der relativen Häufigkeit des Auftretens der jeweiligen Diagnose(ngruppe) als alleinige Diagnose(ngruppe).

Eine Entschärfung des Zurechnungsproblems erscheint prinzipiell auf den folgenden Wegen möglich:

- *Wahl eines höheren Aggregationsniveaus der Diagnosen:* Der Übergang auf die 3stellige Schlüsselebene führt nicht zu einer spürbaren Erhöhung des Anteils der zurechenbaren Kosten, da zwei oder mehr 5stellige derselben 3stelligen Kategorie angehörenden Diagnosen auf demselben Abrechnungsbeleg nur in sehr seltenen Fällen auftreten. Selbst der Übergang auf die den 17 ICD-Kapiteln entsprechende Diagnosengruppenebene erbringt – um den Preis eines erheblichen Informationsverlustes – nur einen Anteilswert von 27,3% (tatsächlich also wahrscheinlich weniger als 25%) eindeutig zurechenbarer Kosten.
- *Zurechnung von Leistungen zu Diagnosen:* Der Versuch, bei Belegen mit zwei

oder mehr diagnostischen Eintragungen als Vorstufe zur Kostenermittlung zunächst mit Hilfe medizinischen Sachverstands eine Zuordnung der abgerechneten Leistungen zu den Diagnosen durchzuführen, stößt auf die Schwierigkeit, daß für eine große Zahl von Leistungen ein diagnosenspezifischer Bezug nicht herstellbar ist. Die Größenordnung dieses Problems läßt sich daran verdeutlichen, daß knapp 30% der gesamten Kosten für Behandlungsfälle mit mehr als einer Diagnose allein auf die unspezifischen Leistungen „Beratung" und „eingehende Untersuchung" entfallen.

- *Analytische Ansätze:* Denkbar wäre die Schätzung der impliziten Kostenelemente z.B. mit Hilfe regressionsanalytischer Dummyvariablenmodelle. Auf Basis des vorliegenden Datenkörpers ist ein solcher Versuch wegen der niedrigen Fallzahlen und der hohen Kostenvariabilität vermutlich nur schwer durchführbar. Mit Unbestimmtheiten muß bei einem solchen Vorgehen allerdings in jedem Falle wegen des schon erwähnten „joint production"-Charakters der ärztlichen Behandlung gerechnet werden. Die diesen Charakter indizierende Kostendegression in Abhängigkeit von der Anzahl der Diagnoseneintragungen zeigt sich im übrigen auch mittelbar beim Versuch, die auf Basis der eindeutig zurechenbaren Kosten ermittelten Durchschnittswerte zur Rückrechnung der Gesamtkosten für alle Behandlungsfälle zu verwenden: Die auf diese Weise hochgeschätzten Kosten überschreiten schon für die häufigsten Diagnosen mit rd. 600 000 DM die tatsächlichen Kosten beträchtlich. Dies verdeutlicht, daß die mit dem in dieser Untersuchung angewendeten Verfahren der Bestimmung diagnosenspezifischer Kosten gewonnenen Werte auch bei statistischer Zuverlässigkeit als Schätzer der impliziten Kostenelemente unbrauchbar wären.

- *Erweiterung von Diagnosenschemata um Diagnosenbündel:* Die in der ambulanten Versorgung weit verbreitete Multimorbidität legt nahe, das Zurechnungsproblem durch Erweiterung von Diagnosenschemata um häufig auftretenden Kombinationen von Diagnosen zu erweitern. Lohnend erscheinen daher weitere Untersuchungen am vorliegenden Datenmaterial mit dem Ziel abzuklären, ob der Anteil zurechenbarer Kosten durch Einbeziehung einer noch überschaubaren Anzahl von auf empirisch beobachtbaren Diagnosenkontingenzen beruhenden Diagnosenbündeln wesentlich erhöht werden kann (zu einem exemplarischen Versuch vgl. John et al. 1984).

4.2 Leistungen

4.2.1 Einleitung

§ 223 der RVO ermöglicht es in geeigneten Fällen, die Krankheitsfälle vor allem im Hinblick auf die in Anspruch genommenen Leistungen zu überprüfen. Angesichts der mit Multimorbidität verbundenen Probleme der Zuordnung von Leistungen zu Diagnosen konnten wir uns (zunächst nur) auf die häufigste Einzeldiagnose beschränken, die Hypertonie. Bei der Gegenüberstellung von Diagnose und Leistungen mußten externe Kriterien berücksichtigt werden:

- Standards der Hypertoniediagnostik,
- Zuordnung von Standards zu Gebührenordnungsziffern,
- Untersuchungen über die Akzeptanz von Standards,

- Untersuchungen über diagnostische Verrichtungen von Allgemeinärzten und Internisten.

Die wesentlichen Hintergrundinformationen hierzu wurden Senftleben (1980) entnommen.

4.2.2 Standards

Die nationale und internationale Literatur weist eine Vielzahl von z.T. divergierenden Empfehlungen hinsichtlich wichtiger Bestandteile der Hypertoniediagnostik auf:

- Anamnese: Die Standards unterscheiden sich z.B. darin, ob bei der Anamnese Fragen über Schlaganfall in der Familie, über Ödeme, über Harnwegsinfektionen oder über Schweißausbrüche gestellt werden sollen.
- Bestimmung pathologischer Blutdruckwerte: Die Definitionen von Hypertonie unterscheiden sich z.B. hinsichtlich der Festlegung systolischer Werte, diastolischer Werte und der Berücksichtigung altersspezifischer Werte.
- Art und Weise der Blutdruckmessung: z.B. liegend, sitzend, Häufigkeit der Messungen.
- Körperliche Untersuchungen: z.B. Auskultation des Herzens, Nierenpalpation, Messung von Größe und Gewicht.
- Technische Untersuchungen: z.B. Sedimentbestimmung, Hämaturie.

In den von niedergelassenen Ärzten am häufigsten gelesenen Fach- und Fortbildungszeitschriften konkurrieren sehr unterschiedliche Empfehlungen miteinander. Allgemeinverbindliche Richtlinien werden den niedergelassenen Ärzten, vor allem Allgemeinärzten und Internisten, nicht empfohlen. Die Ausgangssituation ist also die konkurrierender Standards. Gleiches gilt in verstärktem Maße für die Behandlung der Hypertonie.

4.2.3 Akzeptanz von Standards

Die Studie von Senftleben ermittelte bei 20 Allgemeinmedizinern und 20 Internisten die Akzeptanz derjenigen Minimalkriterien zur Diagnostik der essentiellen Hypertonie, die in den meisten empfohlenen Standards enthalten sind. Es ergab sich, daß nur hinsichtlich der Notwendigkeit der Frage, ob beim Patienten früher schon einmal Bluthochdruck festgestellt wurde, Übereinstimmung bei allen Ärzten bestand. "Die folgenden Basisempfehlungen der 'Deutschen Liga zur Bekämpfung des Hohen Blutdrucks' wurden nicht allgemein anerkannt: Frage nach Nierenerkrankungen in der Familie, Tasten der peripheren Pulse, Bestimmung des Serum-Kaliums und der Harnsäure im Serum, Röntgen-Thorax-Aufnahme und intravenöse Urographie" (Senftleben 1980, S. 36). Als eine unentbehrliche diagnostische Untersuchung wurde vom Großteil der Ärzte die Blutsenkungsgeschwindigkeit angesehen, obwohl die meisten Standards dies nicht fordern. Die von den niedergelassenen Ärzten akzeptierten Minimalkriterien für eine abgrenzende Diagnostik der essentiellen Hypertonie sind also teils weiter und zum großen Teil enger als die Empfehlungen publizierter Standards.

4.2.4 Diagnostische Verrichtungen

In der gleichen Studie von Senftleben wurde eine andere Gruppe von Allgemeinärzten und Internisten gebeten, mit Hilfe eines Critical-Incident-Fragebogens anhand eines kürzlich untersuchten Patienten mit essentieller Hypertonie die hauptsächlichen Elemente ihres eigenen diagnostischen Vorgehens darzustellen, und zwar im Hinblick auf Anamnese, körperliche Untersuchungen, Laboruntersuchungen, apparative Untersuchungen und sonstige diagnostische Verrichtungen. Alle Ärzte gaben an, zumindest eine Blutdruckmessung durchzuführen (nur 35 % der Ärzte führten wiederholte Messungen durch). Bei allen anderen Minimalkriterien ergaben sich geringere Werte. Nur weniger als die Hälfte der Ärzte berücksichtigte bei der Anamnese z.B. Nierenerkrankungen und pektanginöse Beschwerden. Alle anderen anamnestischen Fragen wurden von weniger als 40 % der Ärzte gestellt. Bei den körperlichen Untersuchungen ergaben sich bessere Übereinstimmungen mit den Minimalkriterien.

Die von den niedergelassenen Ärzten angegebenen diagnostischen Verrichtungen entsprechen also oftmals nicht den Standards, wie sie von vergleichbaren niedergelassenen Ärzten akzeptiert werden.

4.2.5 Diagnose-Leistungs-Relation

Von den hier analysierten 8 873 Patienten waren 766 (= 8,6 %) Hypertoniepatienten. Nur bei 28 von ihnen war die Hypertonie als Einzeldiagnose (Einzeldiagnose nur im Sinne der 277 häufigsten Diagnosen, d.h. es kann Multimorbidität mit weniger häufigen Diagnosen vorliegen) niedergeschrieben, in den übrigen Fällen trat sie im Zusammenhang mit anderen Diagnosen auf. Auf Grund des abrechnungsbezogenen Dokumentationssystems können also höchstens die abgerechneten Leistungen bei diesen 3,7% der Hypertoniker eindeutig der Diagnoseneintragung Hypertonie zugerechnet werden Die für diese 28 Patienten abgerechneten Leistungen sind in Tabelle 55 zusammengestellt worden.

Die Tabelle weist aus, daß sich das Leistungsspektrum auf insgesamt 12 Einzelleistungspositionen beschränkt. Quantitativ dominierend sind dabei Beratungen; sie wurden 68mal für insgesamt 27 Patienten angesetzt. Die zweithäufigste, allerdings nur für einen Patienten erbrachte Leistung ist der Besuch; es kann angenommen werden, daß neben Hypertonie auch noch eine oder mehrere der selteneren Diagnosen für diesen Patienten dokumentiert waren. Für mehr als 2 Patienten werden außer Beratungen nur noch eingehende Untersuchungen abgerechnet. Alle anderen Leistungen konzentrieren sich auf insgesamt nur 3 Patienten. Umgekehrt formuliert: Für 25 der 28 Patienten werden nur Beratungen oder eingehende Untersuchungen abgerechnet; die auftretenden Kombinationen dieser beiden Leistungen sind in Tabelle 56 aufgeführt.

Ärztliche Leistungen werden hier durch Gebührenordnungsziffern beschrieben; diese Ziffern lassen sich nur in einigen Fällen den Minimalkriterien für die Diagnostik zuordnen, wie sie in publizierten Standards (vgl. die Übersicht bei Senftleben 1980) enthalten sind.

Tabelle 55. Leistungen für Hypertoniepatienten

Kurzbezeichnung	Einzelleistungen		Patienten
	BMÄ-Nr.	Anzahl	Anzahl
Beratung	1	1	12
		2	4
		3	5
		4	2
		5	2
		6	1
		9	1
Genaue Untersuchung	65	1	7
		2	1
Besuch	5	24	1
Dringender Besuch	6	1	1
Blutentnahme	20	1	1
Injektion i. m.	22	17	1
Injektion i. n.	24	2	1
Glukose	3601	1	1
Hämoglobinbestimmung	3625	1	1
Glukose im Blut	3661	1	1
Erythrozytenzählung	4142	1	2
Leukozytenzählung	4143	1	1

Tabelle 56. Leistungen für Hypertoniepatienten nur mit Beratungen oder eingehenden Untersuchungen

Beratung (BMÄ-Nr. 1) Anzahl	Eingehende Untersuchung (BMÄ-Nr. 65) Anzahl	Patienten Anzahl
1	0	9
1	1	2
2	0	3
2	1	1
3	0	2
3	1	3
4	0	1
4	1	1
5	0	2
9	0	1

Von den Leistungen, die hiernach häufiger (d.h. pro Quartal) erbracht werden sollten, finden sich bei den 28 Hypertoniepatienten lediglich Hämoglobinbestimmung
und Leukozytenzählung (jeweils 1mal) sowie Erythrozytenzählung (2mal) identifi-
zierbar wieder. Ein Teil der empfohlenen Verrichtungen wird über die Abrechnung
von Beratungen oder eingehenden Untersuchungen vergütet; insoweit verdeckt
die Beschreibung ärztlicher Leistungen durch die Gebührenordnungspositionen,
inwieweit die empfohlenen Untersuchungen ausgeführt worden sind. Ein Teil der
empfohlenen Verrichtungen oder Untersuchungen wird indessen überprüfbar
nicht abgerechnet, wie z.B. Untersuchung des Augenhintergrunds, Urinstatus
oder Elektrokardiogramm.

Diese Ergebnisse können zu erheblichen Zweifeln an der Dokumentation und/oder
Leistung niedergelassener Ärzte im Falle der Hypertonie veranlassen. Sie können
die große Ungewißheit darüber bezeugen, was in ärztlichen Praxen geschieht.

4.2.6 Weitere Diagnosen

Weitere diagnosenspezifische Leistungsanalysen sind bislang erst ansatzweise
durchgeführt worden. Auf den ersten Blick weisen die Leistungsspektren bei fast
allen Diagnosen zwei gemeinsame Züge auf: Sieht man von der Beratung ab, so
gibt es keine Häufung gleicher Leistungen bei derselben Diagnose; umgekehrt
scheinen Beratungen und/oder eingehende Untersuchungen ohne weitere abgerechnete Leistungen die typische Leistung bzw. Leistungskombination zu sein.
Ausnahmen von diesem Muster finden sich u.a. bei augenärztlichen Diagnosen,
Diabetes mellitus oder Harnwegsinfekt.

In Tabelle 27 TA sind für alle Diagnosen, die für mindestens 100 Patienten dokumentiert sind, die Anteilswerte der Patienten, für die nur Beratungen abgerechnet
wurden, und die Anteilswerte, für die nur Beratungen oder eingehende Untersuchungen abgerechnet wurden, ausgewiesen. Die Tabelle zeigt, daß diese Anteilswerte bei den meisten Diagnosen für die RVO-Patienten größer sind als für die
EKK-Patienten. Es wurde bereits darauf hingewiesen, daß dieser Sachverhalt ein
Effekt von Unterschieden zwischen den "typischen" Leistungsspektren von Allgemeinärzten und Fachärzten einerseits und von Unterschieden im Arztwahlverhalten zwischen den Patienten der beiden Kassenarten sein könnte.

4.2.7 Schlußfolgerung

Verschiedene Studien belegen die Diskrepanz zwischen Standards und Versor-
gungsrealität. Bei multimorbiden Diagnosenspektren ist eine Zuordnung von Leistungen zu Diagnosen nicht sinnvoll. Bei monodiagnostischen Eintragungen auf
Abrechnungsscheinen führt eine Zuordnung von Leistungen zu dieser Diagnose zu
höchst unklaren Ergebnissen.

5 Zusammenfassung

Das Ziel des vorliegenden Berichts war es, Materialien zur Auswertbarkeit und
Aussagefähigkeit von routinemäßig auf Krankenscheinen dokumentierten Informationen zusammenzutragen. Das Schwergewicht lag demgemäß zunächst auf
einer detaillierten Aufbereitung des Materials. Nur an wenigen Stellen wurden
bei der Ergebnispräsentation bereits abstrahierende Schlußfolgerungen gezogen,
denn der Bericht soll Diskussionen Material geben, nicht bereits definitive Schlußfolgerungen unterbreiten. So lassen sich in einem resümierenden Ausblick nur einige Schlaglichter setzen:

Daß viele der auf Krankenscheinen enthaltenen Daten – Alter und Geschlecht der
Patienten, Kassenart, Behandlungsdatum, Facharztgruppe etc. – für Analysen der
Versorgungsstruktur brauchbar sind, bestätigte sich: Über die Inanspruchnahme
ambulanter Leistungen durch unterschiedliche Patientengruppen vermögen solche Daten im allgemeinen vergleichsweise zuverlässige und gültige Auskunft zu
geben. Derartige Informationen können entscheidende Bausteine sein für die Analyse von Stand und Entwicklung sowie für die Prognose der Nachfrage nach kassenärztlicher Versorgung.

Ergebnisse von explorativen Auswertungen lassen vermuten, daß auch die Diagnoseneinträge auf den ersten Blick besser sind als ihr Ruf, nimmt man die pessimistischen Erwartungen der Expertenbefragung (vgl. Schwartz und Schwefel
1980) zum Maßstab. Die Verteilungen von Diagnosen bei Patientengruppen –
Frauen, ältere Menschen, Ersatzkassenpatienten etc. – scheinen nicht unplausibel
zu sein; Kinderkrankheiten und Frauenkrankheiten spiegeln sich beispielsweise
in den Alters- und Geschlechtsverteilungen der Diagnoseneinträge deutlich wider.
5stellige Verschlüsselungen von Diagnosen können solche morbiditätsstatisti-
schen Zusammenhänge differenzierter abbilden als 3stellige. Auch die Zusammenhänge verschiedener Diagnosen untereinander, d.h. die Kombinationen von Diagnosen, sind zumeist nicht unplausibel.

Dieser relativen internen Plausibilität von Routinedaten und Diagnoseneintragungen kann eine externe Konsistenz nur teilweise gegenübergestellt werden;
Diagnosenerhebungen in anderen Ländern kommen z.T. zu recht unterschiedlichen
Diagnosenmustern, wobei Unterschiede in der Erhebungsmethodik die Interpretation übereinstimmender oder abweichender Prävalenzen von Krankheiten in der
ambulanten Praxis erschweren. Andererseits gibt es aber in einzelnen Fällen be-
achtenswerte Übereinstimmungen zwischen schriftlichen Bevölkerungsbefragun-
gen über das Vorkommen geläufiger Erkrankungen und den Häufigkeiten der
kassenärztlichen Diagnosen, wie am Beispiel der Hypertonie nachweisbar ist.

Ein besonders hervorzuhebendes Kennzeichen der ambulanten Versorgung scheint eine weitreichende faktische Multimorbidität zu sein, auch wenn zur Abrechnungsbegründung möglicherweise besonders viele Diagnosen dokumentiert werden, die im Suchprozeß des Diagnostizierens anfallen oder die unabhängig nebeneinander oder nacheinander auftreten. Diese Multimorbidität führt dazu, daß eindeutig zurechenbare diagnosenbezogene Kosten wohl nur bei weniger als 20% der Gesamtkosten festgestellt werden können; auch ein höheres Aggregationsniveau der Diagnosenverschlüsselung bis hin zur Kapitelebene der ICD vermag diesen Anteil nur geringfügig zu erhöhen. Trotz der hohen Patientenzahl von 8 873 bei der vorliegenden Untersuchung sind die Fallzahlen für statistisch vertretbare Multimorbiditätsanalysen und Ermittlungen eindeutiger diagnosenbezogener Kosten außerordentlich gering.

Die Multimorbidität verringert auch die Möglichkeit, Diagnosen und Leistungen eindeutig zu verknüpfen. Selbst bei der häufigsten Diagnose, der Hypertonie, können nur bei höchstens 4% der Hypertoniker – das sind 0,3% aller Patienten – abgerechnete Leistungen eindeutig der Hypertonie zugerechnet werden; die abgerechneten Leistungen sind hier fast ausschließlich Beratungen und/oder eingehende Untersuchungen.

Bei der gegenwärtigen Qualität der Diagnoseneintragungen auf kassenärztlichen Abrechnungsbelegen scheinen also grobe Morbiditätsverteilungen überwiegend plausibel zu sein; die geringen diagnosenspezifischen Fallzahlen und die vorherrschende Multimorbidität erschweren weitere Differenzierungen. Eine Zurechnung von Leistungen zu Diagnosen und von Kosten zu Diagnosen ist demgegenüber nur sehr begrenzt möglich und sinnvoll. Eine explorative empirische Überprüfung der Aussagefähigkeit von Diagnosen auf kassenärztlichen Abrechnungsbelegen führt also zu einem eher ambivalenten Ergebnis.

Variablen

1 Variablenherkunft

Abbildung 4 zeigt die Herkunft der dieser Studie zugrundeliegenden Daten von einem als Beispiel ausgewählten Krankenschein für das Kind eines Hauptversicherten.

2 Variablenliste

Die folgende Liste gibt einen Überblick über die in dieser Studie verwendeten Variablenelemente und deren Ausprägungen. Hinweise auf die Variablendefinitionen oder die Bedeutung von Merkmalsausprägungen werden nur dort gegeben, wo diese sich nicht aus dem Alltagssprachgebrauch erschließen lassen oder wo diese von den in der Gesetzlichen Krankenversicherung geläufigen Definitionen und Bedeutungen abweichen.

2.1 Ursprungsvariablen

Den Scheinen unmittelbar entnommen wurden folgende Variablen bzw. Kategorien:

(1) *Scheinart:* Überweisungsschein,
Notfallschein,
Vertreterschein,
Belegarztschein,
Krankenschein,
Vorsorgeschein.

Die Kategorie der Vorsorgescheine schließt alle im Rahmen der Mutterschaftsvorsorge und der gesetzlichen Früherkennungsmaßnahmen anfallenden Scheinarten ein.

(2) *Behandlungsart:* ambulant,
stationär,
präventiv.

Die Begriffe „ambulant" und „stationär" beziehen sich lediglich auf die (im leistungsrechtlichen Sinne) kurative Behandlung. Unter präventiver Behandlung

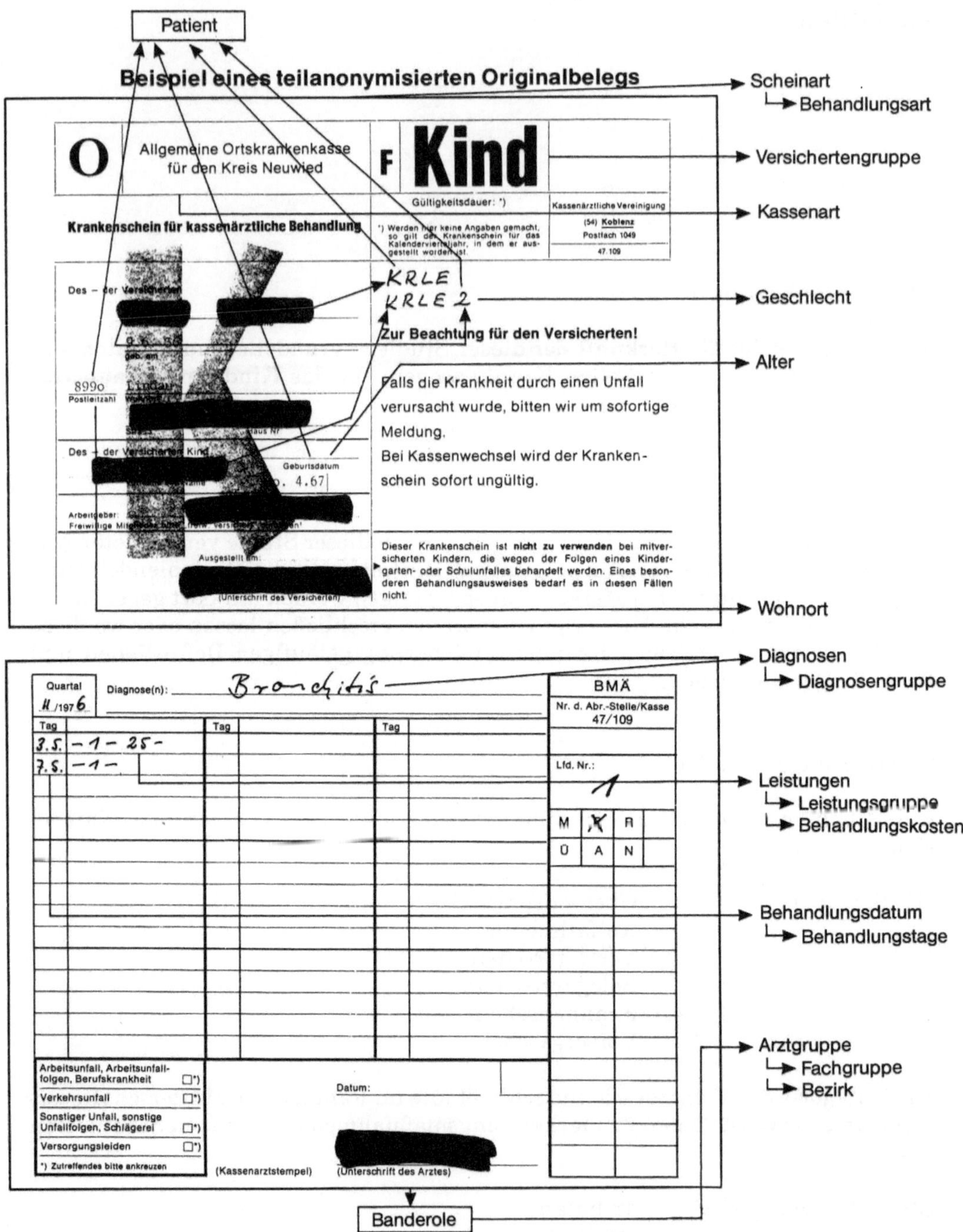

Abb. 4. Variablenherkunft

wird die kassenärztliche Versorgung im Rahmen der Mutterschaftsvorsorge und der gesetzlichen Früherkennungsmaßnahmen verstanden.

(3) *Geschlecht:*   männlich,
                        weiblich

Das Geschlecht der Patienten mußte aus dem Vornamen, der – wie auch andere Merkmale – anschließend anonymisiert wurde, ermittelt und auf dem Ursprungsbeleg verschlüsselt werden.

(4) *Alter:*   unter 1 Jahr,
                   1 -   4 Jahre,
                   5 - 14 Jahre.
                          .
                          .
                          .
                   65 - 74 Jahre,
                   über 74 Jahre.

In die Auswertungsdateien wurde lediglich das Geburtsjahr übernommen; das Alter wurde entsprechend der Differenz zwischen 1976 und dem Geburtsjahr angesetzt.

(5) *Wohnort:*   Stadt,
                     Land

Sofern die Postleitzahl an letzter Stelle eine von Null unterschiedliche Ziffer aufwies, wurde der Wohnort als „Land" kategorisiert, ansonsten als „Stadt". Auf vielen Belegen war die Postleitzahl nicht angegeben; wegen der Teilanonymisierung war der Wohnort später nicht ermittelbar.

(6) *Versichertengruppe:* Mitglied,
                           Familienangehöriger,
                           Rentner.

Unter „Familienangehörigen" werden nur die Familienangehörigen der Mitglieder, unter „Rentner" die Rentner und deren Familienangehörige verstanden.

(7) *Diagnosen:*

Die Verschlüsselung der Klartexteinträge erfolgte nach dem Diagnoseverzeichnis Großhadern (DVG; vgl. hierzu Schwefel et al. 1979, Teil 2, S. 37 ff.). Die Abgrenzung der Diagnosengruppen entspricht den Kapiteln der ICD-8. Zu den Diagnosenbezeichungen siehe den Anhang „Diagnosen".

(8) *Leistungen:*

Die Eintragungen entsprechen den Leistungspositionen der zum Zeitpunkt der Untersuchung von Kassen und Kassenärztlichen Vereinigungen vertragsgemäß verwendeten Gebührenordnungen. Die Zusammenfassung zu Leistungsgruppen folgt den statistischen Gepflogenheiten in der Kassenärztlichen Leistungsstatistik.

(9) *Fachgruppen:*   Anästhesisten,
                        Augenärzte,
                        Chirurgen,
                        Frauenärzte,
                        HNO-Ärzte,
                        Hautärzte,
                        Internisten,
                        Kinderärzte,
                        Laborärzte,
                        Lungenärzte,
                        Mund- und Kieferärzte,
                        Nervenärzte,
                        Orthopäden,
                        Radiologen,
                        Urologen,
                        Früherkennungsärzte,
                        Prakt./ Allgemeinärzte,
                        sonstige Ärzte.

Die Zuordnung zu einer Fachgruppe erfolgte entsprechend der in der Abrechnungsnummer des Arztes enthaltenen Angabe des Gebiets der Zulassung zur kassenärztlichen Versorgung. Vor Anonymisierung auf dem Ursprungsbeleg wurde der entsprechende Code auf eine später vernichtete Banderole übertragen. „Früherkennungsärzte" sind Ärzte, die regelmäßig nur im Rahmen der Durchführung der gesetzlichen Früherkennungsmaßnahmen an der kassenärztlichen Versorgung teilnahmen; „sonstige Ärzte" sind Nichtkassenärzte, die Kassenpatienten in Notfallsituationen behandelten. Die in den Tabellen noch auftretende Kategorie der „ übrigen Ärzte" ist eine Sammelkategorie für die jeweils auftretenden nicht explizit genannten Fachgruppen.

(10) *Behandlungsdatum:*

Die Ausprägungen dieser Variablen wurden als Hinweis auf die Anzahl der Behandlungstage gewertet.

(11) *Bezirk:*   Ingolstadt,
                        Lindau,
                        Pfarrkirchen.

Hierbei handelt es sich um die „örtlichen Bezirke" (§226 RVO) der gleichnamigen Ortskrankenkassen. Die AOK-Bezirke Lindau und Pfarrkirchen fallen gebietsmäßig mit den gleichnamigen Landkreisen zusammen; der AOK-Bezirk Ingolstadt umfaßt neben der kreisfreien Stadt Ingolstadt auch die Landkreise Eichstätt, Neuburg-Schrobenhausen und Pfaffenhofen a. d. Ilm.

(12) *Kassenart:* RVO-Kassen,
Ersatzkassen.

Unter der Bezeichnung „RVO-Kassen" sind auch die Landwirtschaftlichen Krankenkassen zu verstehen.

2.2 Abgeleitete Variablen

Aus diesen Ursprungsvariablen wurden neben den schon erwähnten die folgenden weiteren Variablen bzw. Kategorien abgeleitet:

(1) *Diagnosenzahl:*

Bei der Ermittlung der Diagnosenzahlen pro Patient wurde folgendermaßen vorgegangen:

- Es wurde die Anzahl der für einen Patienten eingetragenen Diagnosen ausgezählt; hierbei wurden unleserliche oder nicht mit der DVG-Systematik verschlüsselbare Diagnosen mitgezählt.

- Da die selteneren Diagnosen nicht in den Datensatz aufgenommen worden waren, diese jedoch in die Diagnosengruppengenerierung Eingang gefunden hatten, wurde immer dann, wenn die Zahl der Diagnosengruppeneinträge größer war als die Zahl der Diagnoseneinträge, letztere durch erstere ersetzt.

(2) *Diagnosengruppenzahl:*

Anzahl der Diagnosengruppeneintragungen in den 17 den Kapiteln der ICD-8 entsprechenden Diagnosengruppen.

(3) *Behandlungstage:*

Die Anzahl der Behandlungstage entspricht der Anzahl unterschiedlicher Behandlungsdatumsangaben auf dem Behandlungsausweis bzw. – bei Patienten mit mehreren Scheinen – der Summe aus diesen Zahlen.

(4) *Scheinzahl:*

Diese Variable gibt scheinartspezifisch die Anzahl der betreffenden Behandlungsausweise eines Patienten, scheinartunspezifisch die Anzahl der Behandlungsausweise mit Angabe der Scheinart an.

(5) *Arztzahl:*

Diese Variable gibt fachgruppenspezifisch die Anzahl der Behandlungsausweise an; im Falle der Inanspruchnahme mehrerer Behandlungsarten bei einem Arzt wird die Zahl der konsultierten Ärzte dadurch überschätzt. Fachgruppenunspezifisch gibt die Variable die Anzahl der Behandlungsausweise eines Patienten mit Angabe der Fachgruppe des behandelnden Arztes an.

(6) *Allgemein-/Facharzt:*

„Allgemeinarzt" im Unterschied zu „Facharzt" ist die Sammelbezeichnung für praktische Ärzte und Ärzte für Allgemeinmedizin.

(7) *Primär-/Sekundärarzt:*

„Primärarzt" im Unterschied zu „Sekundärarzt" ist die Sammelbezeichnung für die Allgemeinärzte, Frauenärzte, Internisten und Kinderärzte.

(8) *Behandlungskosten:*

Die Variable gibt die gemäß den geltenden Gebührenordnungen und gemäß Prüfungen durch die Kassenärztliche Vereinigung Bayerns ermittelten Honoraransprüche der Ärzte für die Behandlungsfälle oder die Patienten an. Die Auswertungsdateien enthalten diese Größe auf ganze DM-Beträge gerundet.

3 Zusammenführung zu patientenbezogenen Daten

Verschiedene Behandlungsausweise wurden dann als zu einem Patient zugehörig angesehen, wenn identische Namenskürzel in Kombination mit Geburtsdaten, Geschlecht und weiteren Identifikationsmerkmalen in eine eindeutige Patientennummer transformiert werden konnten (vgl. hierzu Schwefel et al. 1979, Teil 2, S. 33 ff).

Diagnosen

DVG-Schlüssel (5stellig)	Diagnosen (in der Reihenfolge der patientenbezogenen Nennungshäufigkeiten)	Kurzbezeichnung
40111	Hypertonie	
43863	Herzinsuffizienz	
49021	Bronchitis	
47013	Grippaler Infekt	
30501	Vegetative Dystonie	
45861	Hypotonie	
25011	Diabetes mellitus	
69291	Ekzem	
45431	Varikosis	
28509	Anämie	
79111	Zephalgie	
37021	Hyperopie	
46311	Angina	
47011	Grippe	
53511	Gastritis	
37023	Presbyopie	
46221	Pharyngitis	
41311	Stenokardie	
37041	Astigmatismus	
46021	Rhinitis	
72811	Zervikalsyndrom	
78245	Kreislaufstörung	
37611	Glaukom	
72843	Lenden-Wirbelsäule-Syndrom	LWS-Syndrom
27919	Hyperlipidämie	
56417	Obstipation	
78817	Fieberhafte Infektion	Fieberh.Infekt
41111	Koronarinsuffizienz	
27731	Adipositas	
37031	Myopie	
59001	Harnwegsinfektion	Harnwegsinfekt
27411	Hyperurikämie	
36011	Konjunktivitis	
44313	Periphere Durchblutungsstörungen	Per. Durchbl. Stör
62974	Vaginaler Fluor	

DVG-Schlüssel (5stellig)	Diagnosen (in der Reihenfolge der patienten-bezogenen Nennungshäufigkeiten)	Kurzbezeichnung
50311	Sinusitis	
78243	Kreislaufschwäche	Kreislaufschw.
72844	Lumbalgie	
71391	Gonarthrose	
62651	Dysmenorrhö	
45885	Zerebrale Durchblutungsstörung	Zer. Durchbl. Stör
49311	Asthma bronchiale	
45511	Hämorrhoiden	
42711	Zerebralsklerose	
79021	Nervosität	
43838	Myokardschaden	
46611	Fieberhafte Bronchitis	Fieberh. Bronchitis
71761	Lumbago	
57301	Hepatopathie	
57531	Cholezystopathie	
24009	Struma	
35511	Neuralgie	
59511	Zystitis	
71373	Coxarthrose	
34611	Migräne	
78011	Schwindel	
78560	Verdauungsinsuffizienz	Verdauungsinsuff.
78020	Schlafstörung	
35311	Ischialgie	
37012	Emmetropie	
71811	Rheumatismus	
78876	Infekt	
78423	Anorexie	
50811	Allergische Rhinitis	Allerg. Rhinitis
62709	Klimakterische Beschwerden	Klimakt. Beschw.
62161	Portioerosionen	
43822	Altersherz	
71325	Arthrosis deformans Kniegelenk	Arthrosis deform.
37751	Sehschwäche	
46411	Laryngitis	
71511	Arthritis	
00923	Enteritis	
79025	Depression	
44011	Arteriosklerose	
40113	Labile Hypertonie	Lab. Hypertonie
78213	Ödem	
38151	Otitis media	
70616	Akne	
78427	Erbrechen	

DVG-Schlüssel (5stellig)	Diagnosen (in der Reihenfolge der patientenbezogenen Nennungshäufigkeiten)	Kurzbezeichnung
37411	Linsentrübung	
61411	Adnexitis	
30072	Neurasthenie	
78337	Reizhusten	
49111	Chronische Bronchitis	Chron. Bronchitis
34620	Vasomotorische Zephalgie	Vasom. Zephalgie
49321	Spastische Bronchitis	Spast. Bronchitis
59031	Pyelonephritis	
73613	Senkfuß	
25012	Diabetes mellitus latent	Diabetes lat.
62611	Zyklusstörung	
43861	Latente Herzinsuffizienz	Lat. Herzinsuff.
78161	Sehstörung	
28011	Eisenmangelanämie	Eisenmangelanäm.
71725	Myalgie	
41011	Herzinfarkt	
57411	Cholelithiasis	
00911	Gastroenteritis	
57372	Leberschaden	
72821	Schulter-Arm-Syndrom	Schulterarmsyndr.
62262	Kolpitis	
49131	Emphysembronchitis	Emphysembronch.
38733	Cerumen	
84521	Sprunggelenkdistorsion	Sprunggel. distor.
69260	Allergie	
45863	Orthostatisches Syndrom	Orthostat. Synd.
78233	Dyskardie	
59071	Zystopyelitis	
70617	Acne vulgaris	
88323	Schnittverletzung Finger	Schnittv. Finger
03790	Tetanolimpfung	
45121	Thrombophlebitis	
53111	Ulcus ventriculi	
42611	Apoplexie	
79015	Asthenie	
59231	Nephrolithiasis	
46333	Eitrige Angina	
07901	Virusinfektion	
63050	Schwangerschaft	
8890	Rheumatische Beschwerden	Rheumat. Beschw.
41245	Koronarsklerose	
49011	Tracheobronchitis	Tracheobronchit.
73515	Skoliose	

DVG-Schlüssel (5stellig)	Diagnosen (in der Reihenfolge der patientenbezogenen Nennungshäufigkeiten)	Kurzbezeichnung
17991	Nachoperation	
50021	Chronische Tonsillitis	Chron. Tonsillit.
49211	Lungenemphysem	
78843	Hypercholesterinämie	Hyperchol. ämie
37321	Strabismus	
43751	Herzrhythmusstörungen	Herzrhythm. Stör.
11139	Fußpilz	
50411	Nasenseptumdeviation	Nasenseptumdev.
46481	Tracheitis	
62602	Amenorrhö	
57121	Fettleber	
78547	Meteorismus	
25631	Ovarialinsuffizienz	Ovarialinsuff.
70811	Urtikaria	
70989	Dermatitis	
29624	Psychovegetatives Syndrom	Psychoveg. Syndr.
37015	Anisometrie	
50706	Infektion der oberen Luftwege	Inf. ob. Luftwege
78266	Sklerose	
62713	Klimakterium	
78874	Katarrhalischer Infekt	Katarrhal. Infekt
53311	Ulcus duodeni	
73338	Myogelosen	
73886	Spreizfuß	
46011	Erkältungsinfekt	Erkältungsinf.
78214	Venenstauung	
05611	Röteln	
37324	Exophorie	
43843	Herzmuskelschwäche	Herzmuskelschw.
50029	Tonsillektomie	
37311	Heterophorie	
53653	Dyspepsie	
62162	Portioektopie	
71352	Spondylose	
68521	Warze	
43757	Tachykardie	
70071	Clavus	
05211	Varizellen	
11711	Mykose	
37869	Medientrübung	
57373	Leberparenchymschaden	Leberpar. Schaden
60011	Prostatahypertrophie	Prostatahypertr.
72337	Osteoporose	

DVG-Schlüssel (5stellig)	Diagnosen (in der Reihenfolge der patienten-bezogenen Nennungshäufigkeiten)	Kurzbezeichnung
24911	Strumektomie	
62661	Menometrorrhagie	
47213	Grippebronchitis	
59348	Nephropathie	
69232	Allergisches Exanthem	Allerg. Exanthem
52861	Stomatitis	
99611	Perforierende Verletzung	Perfor. Verletz.
48611	Bronchopneumonie	
72801	Diskopathie	
78280	Hämatom	
71351	Spondylarthrosis	
37875	Netzhautveränderung	Netzhautveränd.
37752	Fehlsichtigkeit	
50013	Adenoide	
53515	Chronische Gastritis	Chron. Gastritis
78539	Abdominalbeschwerden	Abdominalbeschw.
54111	Appendizitis	
41315	Pektanginöse Beschwerden	Pektang. Beschw.
58210	Niereninsuffizienz	Niereninsuffiz.
72815	Brust-Wirbelsäule-Syndrom	BWS-Syndrom
79013	Allgemeine Müdigkeit	Allg. Müdigkeit
68131	Oberflächliches Panaritium	Panaritium Ober.
61161	Mastopathie	
29621	Endogene Depression	Endog. Depression
38021	Otitis externa	
60111	Prostatitis	
48511	Pneumonie	
38441	Otitis	
72371	Epikondylitis	
38941	Schwerhörigkeit	
44603	Arterielle Durchblutungsstörung	Art. Durchbl. Stör.
62614	Sekundäre Amenorrhö	Sek. Amenorrhö
71389	Kniegelenkarthritis	Kniegelenkarthr.
77751	Spontane Geburt	
78847	Latente Tetanie	
41201	Koronare Durchblutungsstörung	Kor. Durchbl. Stör
21811	Uterus myomatosus	Uterus myomatos.
13423	Insektenstich	
38153	Otitis media acuta	Otitis acuta
78021	Schlaflosigkeit	
91641	Knieschürfwunde	
92213	Thoraxprellung	
53513	Akute Gastritis	

DVG-Schlüssel (5stellig)	Diagnosen (in der Reihenfolge der patientenbezogenen Nennungshäufigkeiten)	Kurzbezeichnung
59678	Reizblase	
71721	Muskelrheumatismus	Muskelrheuma
50019	Adenotomie	
46313	Fieberhafte Tonsillitis	Fieberh. Tonsill.
53551	Gastroduodenitis	
53643	Gastralgie	
71221	Rheumatische Polyarthritis	Rheum. Polyarthr.
88213	Schnittverletzung Hand	Schnittverl.Hand
43771	Arrhythmia absoluta	Arrhythmia abs.
78247	Kreislaufkollaps	
78739	Kniegelenkschmerzen	Kniegel. Schmerz
43941	Herzkrankheit	
93033	Hornhautfremdkörper	Hornhautfremdk.
85011	Commotio cerebri	
30076	Neurose	
78237	Kollapsneigung	
92742	Kniekontusion	
69291	Gehörgangsekzem	
73615	Knickfuß	
92622	Fingerkontusion	
41259	Koronare Herzkrankheit	Kor. Herzkrankh.
78230	Kreislaufbeschwerden	Kreislaufbeschw.
87305	Kopfplatzwunde	
73131	Tendovaginitis	
79706	Operation	
01121	Lungen-Tbc	
24228	T4-Hyperthyreose	
71332	Osteochondrose	
72813	Lumbosakraler Bandscheibenschaden	Lumb. Bandsch. Sch.
11211	Candidamykose	
12741	Oxyuriasis	
45409	Venöse Insuffizienz	Venöse Insuff.
23311	Mammaknoten	
72303	Degenerative Wirbelsäulenveränderung	Deg. Wirbels. Ver.
78313	Epistaxis	
78917	Hämaturie	
17921	Mamma-Ablatio	
34512	Zerebrales Anfallsleiden	Zer. Anfallsleid.
81331	Radiusfraktur	
05425	Herpes labialis	
71961	Hüftgelenkprothese	Hüftgelenkproth.

Tabellenanhang

Erläuterungen

Der Tabellenanhang umfaßt insgesamt 27 tabellarische Darstellungen des untersuchten Datenmaterials, deren Reihenfolge sich am Aufbau des Textes orientiert. Bei der Mehrzahl der Tabellen (Tabelle 1 TA – 22 TA) handelt es sich um die Darstellung zweidimensionaler Häufigkeitsverteilungen der Untersuchungseinheiten (Scheine, Ärzte, Patienten); lediglich ein Teil der sich auf Diagnose-Kosten- bzw. Diagnose-Leistungs-Relationen beziehenden Tabellen (Tabellen 23 TA – 27 TA) weicht von dieser Darstellungsform ab. Die folgende Übersicht zeigt auf, in welchen Tabellen die Untersuchungseinheiten durch welche Merkmale bzw. Merkmalskombinationen beschrieben werden; dabei wird der durchgängig für die Schichtung der Patienten verwendete Variablensatz (Geschlecht, Versichertengruppe, Kassenart, Wohnort und Altersgruppe) unter der Bezeichnung "Patientenmerkmale" zusammengefaßt. In Klammern gesetzte Zahlen indizieren eine von zweidimensionalen Häufigkeitsverteilungen abweichende Darstellungsform der Daten.

Alle Häufigkeitsverteilungen sind sowohl in Form von Absolutwerten als auch in Form von (Zeilen- oder Spalten-)Prozentwerten wiedergegeben. Zeilen- oder Spaltensummenbezug der Prozentverteilungen sind aus den Prozentwerten in den Summenzeilen bzw. Summenspalten ersichtlich. Gewählt wurde überwiegend der Zeilensummenbezug, zum einen deshalb, um so häufig wie möglich auch die zu den Tabellen im Textteil jeweils komplementären Prozentwerte anzugeben, zum anderen aber auch dort, wo sich Spaltenprozentwerte in den Tabellen nicht zu 100 aufaddieren würden.

Absolute und relative Häufigkeitsverteilungen folgen unmittelbar aufeinander. Überschreitet eine Tabelle den Umfang einer Seite, so finden sich die beiden Verteilungsvarianten auf den zwei gegenüberliegenden Seiten; überschreitet eine Tabelle den Umfang zweier Seiten, so alternieren die beiden Verteilungsformen von Seite zu Seite.

Die patientenbezogenen Verteilungstabellen enthalten jeweils fünf verschiedene Schichtungsvariablen. Aus Platzgründen wurden diese Tabellen in der Weise zerlegt, daß in je zwei Tabellenteilen a (Absolutwerte) und b (Prozentwerte) zunächst die Verteilungsdaten für vier Schichtungsvariablen (Geschlecht, Versichertengruppe, Kassenart, Wohnort), sodann in zwei weiteren Tabellenteilen c (Absolutwerte) und d (Prozentwerte) die Verteilungsdaten für die fünfte Schichtungsvariable (Altersgruppen) dargestellt werden.

118

Bezugsbasis der Prozentverteilungswerte in den Tabellen des Anhangs ist jeweils die Anzahl der Beobachtungseinheiten mit Angabe der Merkmalsausprägung. Hingegen schließt der zur Kopfzeile einer Verteilungstabelle gehörige Summenwert immer auch die Probanden ohne Angabe des Variablenwerts mit ein; daher sind diese Werte durch zwei Sterne markiert.

Auftretende Abweichungen der Summen der Prozentverteilungswerte von 100 resultieren aus Rundungsfehlern. Schließlich ist darauf hinzuweisen, daß die mit zwei Nachkommastellen dargestellten Prozentangaben – technisch bedingt – auf zwei unterschiedliche Arten ermittelt wurden:

- durch Rundung in der zweiten Nachkommastelle,
- durch Rundung in der dritten Nachkommastelle und Abschneiden dieser Stelle.

Aus diesem Grund treten bei wiederholter Angabe einzelner Werte teilweise Abweichungen in der zweiten Nachkommastelle auf.

Übersicht: Merkmalskombinationen in den Tabellen des Anhangs

	Patientenbezug			Scheinebezug			Arztbezug	
	Patientenmerkmale[a]	Kosten	Einzelleistungen	Scheinart	Fachgruppe	Kosten	Fachgruppe	Scheinzahl in der Stichprobe
	Tabellen-Nummer							
Patientenmerkmale[a]	6							
Bezirk	7				2		3	4
Behandlungsart	8			1				
Behandlungstage	9							
Fachgruppe	10							5
Scheinart	11							
Einzelleistungen	12							
Leistungsgruppen	13							
Diagnosen	14	(23)	(27)	18	17	(24)		
Diagnosengruppen	15	(25)			16	(26)		
Diagnosenzahl	19							
Diagnosengruppenzahl	19							
Kosten	22			20	21			

[a] Geschlecht, Versichertengruppe, Kassenart, Wohnort, Altergruppen

Tabelle 1: <u>Scheine nach Scheinart und Behandlungsart</u>

Tabelle 1a: Scheine nach Scheinart und Behandlungsart (absolut)

SCHEINART			BEHANDLUNGSART		
	TOTAL	AMBULANT	STATIONÄR	PRÄVENTIV	K.A.
TOTAL	10436	10244	156	35	1
ÜBERWEISUNGSSCHEIN	2311	2301	7	3	0
NOTFALLSCHEIN	110	110	0	0	0
VERTRETERSCHEIN	167	165	2	0	0
BELEGARZTSCHEIN	122	3	119	0	0
KRANKENSCHEIN	7655	7655	0	0	0
VORSORGESCHEIN	32	0	0	32	0
K.A.	29	0	28	0	1

Tabelle 1b: Scheine nach Scheinart und Behandlungsart (prozentual)

SCHEINART			BEHANDLUNGSART	
	TOTAL	AMBULANT	STATIONÄR	PRÄVENTIV
TOTAL	100	98.17	1.49	0.34
ÜBERWEISUNGSSCHEIN	100	99.57	0.30	0.13
NOTFALLSCHEIN	100	100.00	0.00	0.00
VERTRETERSCHEIN	100	98.80	1.20	0.00
BELEGARZTSCHEIN	100	2.46	97.54	0.00
KRANKENSCHEIN	100	100.00	0.00	0.00
VORSORGESCHEIN	100	0.00	0.00	100.00

Tabelle 2: <u>Scheine nach Fachgruppe und Bezirk</u>

Tabelle 2a: Scheine nach Fachgruppe und Bezirk (absolut)

FACHGRUPPE		BEZIRK		
	TOTAL	INGOLSTADT	LINDAU	PFARRKIRCHEN
TOTAL	10436	3991	2745	3700
AUGENÄRZTE	660	232	156	272
CHIRURGEN	327	93	84	150
FRAUENÄRZTE	519	191	284	44
HNO-ÄRZTE	275	99	93	83
HAUTÄRZTE	49	12	37	0
INTERNISTEN	780	293	283	204
KINDERÄRZTE	422	166	117	139
NERVENÄRZTE	90	43	46	1
ORTHOPÄDEN	277	125	89	63
RADIOLOGEN	248	104	144	0
ALLGEMEINÄRZTE	6411	2416	1339	2656
ÜBRIGE FACHGRUPPEN	308	182	73	53
K.A.	70	35	0	35

Tabelle 2b: Scheine nach Fachgruppe und Bezirk (prozentual)

FACHGRUPPE		BEZIRK		
	TOTAL	INGOLSTADT	LINDAU	PFARRKIRCHEN
TOTAL	100	38.24	26.30	35.45
AUGENÄRZTE	100	35.15	23.64	41.21
CHIRURGEN	100	28.44	25.69	45.87
FRAUENÄRZTE	100	36.80	54.72	8.48
HNO-ÄRZTE	100	36.00	33.82	30.18
HAUTÄRZTE	100	24.49	75.51	0.00
INTERNISTEN	100	37.56	36.28	26.15
KINDERÄRZTE	100	39.34	27.73	32.94
NERVENÄRZTE	100	47.78	51.11	1.11
ORTHOPÄDEN	100	45.13	32.13	22.74
RADIOLOGEN	100	41.94	58.06	0.00
ALLGEMEINÄRZTE	100	37.69	20.89	41.43
ÜBRIGE FACHGRUPPEN	100	59.09	23.70	17.21

Tabelle 3: <u>Ärzte nach Fachgruppe und Bezirk</u>

Tabelle 3a: Ärzte nach Fachgruppe und Bezirk (absolut)

FACHGRUPPE		BEZIRK		
	TOTAL	INGOLSTADT	LINDAU	PFARRKIRCHEN
TOTAL	366	214	78	74
AUGENÄRZTE	14	8	3	3
CHIRURGEN	16	10	2	4
FRAUENÄRZTE	18	10	6	2
HNO-ÄRZTE	12	6	4	2
HAUTÄRZTE	7	4	3	0
INTERNISTEN	47	27	12	8
KINDERÄRZTE	14	7	4	3
NERVENÄRZTE	6	4	1	1
ORTHOPÄDEN	11	6	3	2
RADIOLOGEN	8	5	3	0
ALLGEMEINÄRZTE	189	113	32	44
ÜBRIGE FACHGRUPPEN	18	11	5	2
K.A.	6	3	0	3

Tabelle 3b: Ärzte nach Fachgruppe und Bezirk (prozentual)

FACHGRUPPE		BEZIRK		
	TOTAL	INGOLSTADT	LINDAU	PFARRKIRCHEN
TOTAL	100	100	100	100
AUGENÄRZTE	3.89	3.79	3.85	4.23
CHIRURGEN	4.44	4.74	2.56	5.63
FRAUENÄRZTE	5.00	4.74	7.69	2.82
HNO-ÄRZTE	3.33	2.84	5.13	2.82
HAUTÄRZTE	1.94	1.90	3.85	0.00
INTERNISTEN	13.06	12.80	15.38	11.27
KINDERÄRZTE	3.89	3.32	5.13	4.23
NERVENÄRZTE	1.67	1.90	1.28	1.41
ORTHOPÄDEN	3.06	2.84	3.85	2.82
RADIOLOGEN	2.22	2.37	3.85	0.00
ALLGEMEINÄRZTE	52.50	53.55	41.03	61.97
ÜBRIGE FACHGRUPPEN	5.00	5.21	6.41	2.82

Tabelle 4: <u>Ärzte nach Anzahl der Scheine in der Stichprobe und Bezirk</u>

Tabelle 4a: Ärzte nach Anzahl der Scheine in der Stichprobe und Bezirk (absolut)

ANZAHL SCHEINE			BEZIRK		
	TOTAL		INGOLSTADT	LINDAU	PFARRKIRCHEN
TOTAL	366		214	78	74
BIS 10	97		69	14	14
11 - 20	92		76	13	3
21 - 30	59		36	14	9
31 - 50	61		23	18	20
51 - 100	46		10	17	19
ÜBER 100	11		0	2	9

Tabelle 4b: Ärzte nach Anzahl der Scheine in der Stichprobe und Bezirk (prozentual)

ANZAHL SCHEINE			BEZIRK		
	TOTAL		INGOLSTADT	LINDAU	PFARRKIRCHEN
TOTAL	100		100	100	100
BIS 10	26.50		32.24	17.95	18.92
11 - 20	25.14		35.52	16.67	4.05
21 - 30	16.12		16.82	17.95	12.16
31 - 50	16.67		10.75	23.08	27.03
51 - 100	12.57		4.67	21.79	25.68
ÜBER 100	3.01		0.00	2.56	12.16

Tabelle 5: <u>Ärzte nach Fachgruppe und Anzahl der Scheine in der Stichprobe</u>

Tabelle 5a: Ärzte nach Fachgruppe und Anzahl der Scheine in der Stichprobe (absolut)

FACHGRUPPE	TOTAL	SCHEINZAHL					
		bis 10	11-20	21-30	31-50	51-100	über 100
TOTAL	366	97	92	59	61	46	11
AUGENÄRZTE	14	0	2	3	3	4	2
CHIRURGEN	16	6	4	1	3	2	0
FRAUENÄRZTE	18	4	4	4	2	4	0
HNO-ÄRZTE	12	5	1	1	5	0	0
HAUTÄRZTE	7	6	0	1	0	0	0
INTERNISTEN	47	24	10	5	6	2	0
KINDERÄRZTE	14	3	2	5	1	3	0
NERVENÄRZTE	6	4	1	0	1	0	0
ORTHOPÄDEN	11	2	4	3	0	2	0
RADIOLOGEN	8	1	2	2	2	1	0
ALLGEMEINÄRZTE	189	29	56	33	36	26	9
ÜBRIGE FACHGRUPPEN	18	10	4	1	1	2	0
K.A.	6	3	2	0	1	0	0

Tabelle 5b: Ärzte nach Fachgruppe und Anzahl der Scheine in der Stichprobe (prozentual)

FACHGRUPPE	TOTAL	SCHEINZAHL					
		bis 10	11-20	21-30	31-50	51-100	über 100
TOTAL	100	26.50	25.14	16.12	16.67	12.57	3.01
AUGENÄRZTE	100	0.00	14.29	21.43	21.43	28.57	14.29
CHIRURGEN	100	37.50	25.00	6.25	18.75	12.50	0.00
FRAUENÄRZTE	100	22.22	22.22	22.22	11.11	22.22	0.00
HNO-ÄRZTE	100	41.67	8.33	8.33	41.67	0.00	0.00
HAUTÄRZTE	100	85.71	0.00	14.29	0.00	0.00	0.00
INTERNISTEN	100	51.06	21.28	10.64	12.77	4.26	0.00
KINDERÄRZTE	100	21.43	14.29	35.71	7.14	21.43	0.00
NERVENÄRZTE	100	66.66	16.67	0.00	16.67	0.00	0.00
ORTHOPÄDEN	100	18.18	36.37	27.27	0.00	18.18	0.00
RADIOLOGEN	100	12.50	25.00	25.00	25.00	12.50	0.00
ALLGEMEINÄRZTE	100	15.34	29.63	17.46	19.05	13.76	4.76
ÜBRIGE FACHGRUPPEN	100	55.55	22.22	5.56	5.56	11.11	0.00

Tabelle 6: Patienten nach Geschlecht, Versichertengruppe, Kassenart, Wohnort und Altersgruppen

Tabelle 6a: Patienten nach Geschlecht, Versichertengruppe, Kassenart und Wohnort (absolut)

	TOTAL	GESCHLECHT			KASSENART			VERSICHERTENGRUPPE			WOHNORT		
		MÄNNL	WEIBL	K.A.	EKK	RVO	K.A.	M	F	R	STADT	LAND	K.A.
TOTAL	8873	3652	4964	257	1598	7226	49	3553	3305	2015	1632	4424	2817
GESCHLECHT													
MÄNNL	3652	3652	0	0	572	3067	13	1913	1037	702	654	1876	1122
WEIBL	4964	0	4964	0	998	3935	31	1476	2199	1289	915	2455	1594
K.A.	257	0	0	257	28	224	5	164	69	24	63	93	101
VERSICHERTENGRUPPE													
M	3553	1913	1476	164	825	2708	20	3553	0	0	715	1660	1178
F	3305	1037	2199	69	613	2678	14	0	3305	0	617	1776	912
R	2015	702	1289	24	160	1840	15	0	0	2015	300	988	727
KASSENART													
EKK	1598	572	998	28	1598	0	0	825	613	160	514	704	380
RVO	7226	3067	3935	224	0	7226	0	2708	2678	1840	1102	3704	2420
K.A.	49	13	31	5	0	0	49	20	14	15	16	16	17
WOHNORT													
STADT	1632	651	915	63	514	1102	16	715	617	300	1632	0	0
LAND	4424	1876	2455	93	704	3704	16	1660	1776	988	0	4424	0
K.A.	2817	1122	1594	101	380	2420	17	1178	912	727	0	0	2817

Tabelle 6b: Patienten nach Geschlecht, Versichertengruppe, Kassenart und Wohnort

(prozentual)

	TOTAL	GESCHLECHT		KASSENART		VERSICHERTENGRUPPE			WOHNORT	
		MÄNNL	WEIBL	EKK	RVO	M	F	R	STADT	LAND
TOTAL(N)	*8873*	3652	4964	1598	7226	3553	3305	2015	1632	4424
TOTAL(%)	100	42.38	57.61	18.11	81.89	40.04	37.24	22.70	26.94	73.05

GESCHLECHT

	TOTAL	MÄNNL	WEIBL	EKK	RVO	M	F	R	STADT	LAND
MÄNNL	100	100.00	0.00	15.72	84.28	52.38	28.40	19.22	25.85	74.15
WEIBL	100	0.00	100.00	20.23	79.77	29.73	44.30	25.97	27.15	72.85

VERSICHERTENGRUPPE

	TOTAL	MÄNNL	WEIBL	EKK	RVO	M	F	R	STADT	LAND
M	100	56.45	43.55	23.35	76.64	100.00	0.00	0.00	30.10	69.89
F	100	32.05	67.95	18.62	81.37	0.00	100.00	0.00	25.78	74.21
R	100	35.26	64.74	8.00	92.00	0.00	0.00	100.00	23.29	76.70

KASSENART

	TOTAL	MÄNNL	WEIBL	EKK	RVO	M	F	R	STADT	LAND
EKK	100	36.43	63.57	100.00	0.00	51.63	38.63	10.01	42.20	57.80
RVO	100	43.80	56.20	0.00	100.00	37.48	37.06	25.46	22.93	77.07

WOHNORT

	TOTAL	MÄNNL	WEIBL	EKK	RVO	M	F	R	STADT	LAND
STADT	100	41.68	58.32	31.81	68.19	43.81	37.81	18.38	100.00	0.00
LAND	100	43.32	56.68	15.97	84.03	37.52	40.14	22.33	0.00	100.00

Forts. Tabelle 6a: Patienten nach Geschlecht, Versichertengruppe, Kassenart und Wohnort (absolut)

| | ! TOTAL | GESCHLECHT | | | ! KASSENART | | | ! VERSICHERTENGRUPPE | | | ! WOHNORT | | | ! |
		! MÄNNL	WEIBL	K.A.	! EKK	RVO	K.A.	! M	F	R	! STADT	LAND	K.A.	!
TOTAL	! 8873	! 3652	4964	257	! 1598	7226	49	! 3553	3305	2015	! 1632	4424	2817	!

ALTERSGRUPPEN IN JAHREN

	! TOTAL	! MÄNNL	WEIBL	K.A.	! EKK	RVO	K.A.	! M	F	R	! STADT	LAND	K.A.	!
B. 1	! 84	!. 48	32	4	! 20	63	1	! 6	75	3	! 15	51	18	!
1- 4	! 407	! 217	176	14	! 81	325	1	! 2	402	3	! 80	225	102	!
5-14	! 1141	! 578	546	17	! 213	924	4	! 8	1082	51	! 217	637	287	!
15-24	! 1146	! 455	657	34	! 323	818	5	! 725	386	35	! 208	592	346	!
25-34	! 1032	! 393	568	71	! 227	796	9	! 708	313	11	! 220	472	340	!
35-44	! 1257	! 523	690	44	! 235	1016	6	! 793	443	21	! 235	613	409	!
45-54	! 1124	! 426	671	27	! 176	939	9	! 660	370	94	! 204	563	357	!
55-64	! 977	! 358	592	27	! 149	824	4	! 435	168	374	! 176	477	324	!
65-74	! 1096	! 426	657	13	! 131	957	8	! 151	46	899	! 196	510	390	!
Ü. 74	! 605	! 227	372	6	! 43	560	2	! 65	18	522	! 81	281	243	!
K.A.	! 4	! 1	3	0	! 0	4	0	! 0	2	2	! 0	3	1	!

Forts. Tabelle 6b: Patienten nach Geschlecht, Versichertengruppe, Kassenart
und Wohnort (prozentual)

| | ! TOTAL | GESCHLECHT | | ! KASSENART | | ! VERSICHERTENGRUPPE | | | ! WOHNORT | | ! |
		! MÄNNL	WEIBL	! EKK	RVO	! M	F	R	! STADT	LAND	!
TOTAL(N)	! *8873*	! 3652	4964	! 1598	7226	! 3553	3305	2015	! 1632	4424	!
TOTAL(%)	! 100	! 42.38	57.61	! 18.11	81.89	! 40.04	37.24	22.70	! 26.94	73.05	!

ALTERSGRUPPEN IN JAHREN

	! TOTAL	! MÄNNL	WEIBL	! EKK	RVO	! M	F	R	! STADT	LAND	!
B. 1	! 100	! 60.00	40.00	! 24.10	75.90	! 7.14	89.29	3.57	! 22.73	77.27	!
1- 4	! 100	! 55.22	44.78	! 19.95	80.05	! 0.49	98.77	0.74	! 26.23	73.77	!
5-14	! 100	! 51.42	48.58	! 18.73	81.27	! 0.70	94.83	4.47	! 25.41	74.59	!
15-24	! 100	! 40.92	59.08	! 28.31	71.69	! 63.26	33.68	3.05	! 26.00	74.00	!
25-34	! 100	! 40.89	59.11	! 22.19	77.81	! 68.60	30.33	1.07	! 31.79	68.21	!
35-44	! 100	! 43.12	56.88	! 18.78	81.22	! 63.09	35.24	1.67	! 27.71	72.29	!
45-54	! 100	! 38.83	61.17	! 15.78	84.22	! 58.72	32.92	8.36	! 26.60	73.40	!
55-64	! 100	! 37.68	62.32	! 15.31	84.69	! 44.52	17.20	38.28	! 26.95	73.05	!
65-74	! 100	! 39.34	60.66	! 12.04	87.96	! 13.78	4.20	82.03	! 27.76	72.24	!
Ü. 74	! 100	! 37.90	62.10	! 7.13	92.87	! 10.74	2.98	86.28	! 22.38	77.62	!

Tabelle 6c: Patienten nach Altersgruppen der Patienten (absolut)

ALTERSGRUPPEN IN JAHREN

	TOTAL	B.1	1-4	5-14	15-24	25-34	35-44	45-54	55-64	65-74	Ü.74	K.A.
TOTAL	8873	84	407	1141	1146	1032	1257	1124	977	1096	605	4

GESCHLECHT

	TOTAL	B.1	1-4	5-14	15-24	25-34	35-44	45-54	55-64	65-74	Ü.74	K.A.
MÄNNL	3652	48	217	578	455	393	523	426	358	426	227	1
WEIBL	4964	32	176	546	657	568	690	671	592	657	372	3
K.A.	257	4	14	17	34	71	44	27	27	13	6	0

VERSICHERTENGRUPPE

	TOTAL	B.1	1-4	5-14	15-24	25-34	35-44	45-54	55-64	65-74	Ü.74	K.A.
M	3553	6	2	8	725	708	793	660	435	151	65	0
F	3305	75	402	1082	386	313	443	370	168	46	18	2
R	2015	3	3	51	35	11	21	94	374	899	522	2

KASSENART

	TOTAL	B.1	1-4	5-14	15-24	25-34	35-44	45-54	55-64	65-74	Ü.74	K.A.
EKK	1598	20	81	213	323	227	235	176	149	131	43	0
RVO	7226	63	325	924	818	796	1016	939	824	957	560	4
K.A.	49	1	1	4	5	9	6	9	4	8	2	0

WOHNORT

	TOTAL	B.1	1-4	5-14	15-24	25-34	35-44	45-54	55-64	65-74	Ü.74	K.A.
STADT	1632	15	80	217	208	220	235	204	176	196	81	0
LAND	4424	51	225	637	592	472	613	563	477	510	281	3
K.A.	2817	18	102	287	346	340	409	357	324	390	243	1

Tabelle 6d: Patienten nach Altersgruppen der Patienten (prozentual)

ALTERSGRUPPEN IN JAHREN

	TOTAL	B.1	1-4	5-14	15-24	25-34	35-44	45-54	55-64	65-74	Ü.74
TOTAL(N)	*8873*	84	407	1141	1146	1032	1257	1124	977	1096	605
TOTAL(%)	100	0.94	4.58	12.86	12.92	11.63	14.17	12.67	11.01	12.35	6.82

GESCHLECHT

	TOTAL	B.1	1-4	5-14	15-24	25-34	35-44	45-54	55-64	65-74	Ü.74
MÄNNL	100	1.31	5.94	15.83	12.46	10.76	14.32	11.67	9.81	11.67	6.22
WEIBL	100	0.65	3.55	11.01	13.24	11.45	13.91	13.53	11.93	13.24	7.50

VERSICHERTENGRUPPE

	TOTAL	B.1	1-4	5-14	15-24	25-34	35-44	45-54	55-64	65-74	Ü.74
M	100	0.17	0.06	0.23	20.41	19.93	22.32	18.58	12.24	4.25	1.83
F	100	2.27	12.17	32.76	11.69	9.48	13.41	11.20	5.09	1.39	0.54
R	100	0.15	0.15	2.53	1.74	0.55	1.04	4.67	18.58	44.66	25.93

KASSENART

	TOTAL	B.1	1-4	5-14	15-24	25-34	35-44	45-54	55-64	65-74	Ü.74
EKK	100	1.25	5.07	13.33	20.21	14.21	14.71	11.01	9.32	8.20	2.69
RVO	100	0.87	4.50	12.79	11.33	11.02	14.07	13.00	11.41	13.25	7.75

WOHNORT

	TOTAL	B.1	1-4	5-14	15-24	25-34	35-44	45-54	55-64	65-74	Ü.74
STADT	100	0.92	4.90	13.30	12.75	13.48	14.40	12.50	10.78	12.01	4.96
LAND	100	1.15	5.09	14.41	13.39	10.68	13.87	12.73	10.96	11.54	6.36

Tabelle 7: Patienten nach Bezirk der Inanspruchnahme sowie nach Geschlecht, Versichertengruppe, Kassenart, Wohnort und Altersgruppen

Tabelle 7a: Patienten nach Bezirk sowie nach Geschlecht, Versichertengruppe, Kassenart und Wohnort (absolut)

		GESCHLECHT			KASSENART			VERSICHERTENGRUPPE			WOHNORT		
	! TOTAL !	MÄNNL	WEIBL	K.A. !	EKK	RVO	K.A. !	M	F	R !	STADT	LAND	K.A. !
TOTAL !	8873 !	3652	4964	257 !	1598	7226	49 !	3553	3305	2015 !	1632	4424	2817 !

BEZIRK

		GESCHLECHT			KASSENART			VERSICHERTENGRUPPE			WOHNORT		
LINDAU !	2226 !	857	1267	102 !	615	1594	17 !	1036	730	460 !	518	680	1028 !
INGOLSTADT !	3436 !	1476	1861	99 !	576	2853	7 !	1387	1330	719 !	611	1814	1011 !
PFARRKIRCHEN !	3211 !	1319	1836	56 !	407	2779	25 !	1130	1245	836 !	503	1930	778 !

Tabelle 7b: Patienten nach Bezirk sowie nach Geschlecht, Versichertengruppe, Kassenart und Wohnort (prozentual)

		GESCHLECHT		KASSENART		VERSICHERTENGRUPPE			WOHNORT	
	! TOTAL !	MÄNNL	WEIBL !	EKK	RVO !	M	F	R !	STADT	LAND !
TOTAL(N) !	*8873* !	3652	4964 !	1598	7226 !	3553	3305	2065 !	1554	4312 !
TOTAL(%) !	100 !	42.33	57.61 !	18.11	81.89 !	40.04	37.24	22.70 !	26.94	73.05 !

BEZIRK

		GESCHLECHT		KASSENART		VERSICHERTENGRUPPE			WOHNORT	
LINDAU !	100 !	40.35	59.62 !	27.84	72.16 !	46.54	32.79	20.66 !	43.24	56.76 !
INGOLSTADT !	100 !	44.23	55.77 !	16.80	83.20 !	40.37	38.71	20.93 !	25.20	74.80 !
PFARRKIRCHEN !	100 !	41.81	58.19 !	12.77	87.23 !	35.19	38.77	26.04 !	20.67	79.33 !

Tabelle 7c: Patienten nach Bezirk und Altersgruppen (absolut)

ALTERSGRUPPEN IN JAHREN

	TOTAL	B.1	1-4	5-14	15-24	25-34	35-44	45-54	55-64	65-74	U.74	K.A.
TOTAL	8873	84	407	1141	1146	1032	1257	1124	977	1096	605	4

BEZIRK

	TOTAL	B.1	1-4	5-14	15-24	25-34	35-44	45-54	55-64	65-74	U.74	K.A.
LINDAU	2226	19	110	246	293	293	312	249	218	293	193	0
INGOLSTADT	3436	37	148	465	436	408	547	459	354	397	183	2
PFARRKIRCHEN	3211	28	149	430	417	331	398	416	405	406	229	2

Tabelle 7d: Patienten nach Bezirk und Altersgruppen (prozentual)

ALTERSGRUPPEN IN JAHREN

	TOTAL	B.1	1-4	5-14	15-24	25-34	35-44	45-54	55-64	65-74	U.74
TOTAL(N)	*8873*	84	407	1141	1146	1032	1257	1124	977	1096	605
TOTAL(%)	100	0.94	4.58	12.86	12.92	11.63	14.17	12.67	11.01	12.35	6.82

BEZIRK

	TOTAL	B.1	1-4	5-14	15-24	25-34	35-44	45-54	55-64	65-74	U.74
LINDAU	100	0.85	4.94	11.05	13.16	13.16	14.02	11.19	9.79	13.16	8.67
INGOLSTADT	100	1.08	4.31	13.54	12.70	11.88	15.93	13.37	10.31	11.56	5.33
PFARRKIRCHEN	100	0.87	4.46	13.40	12.99	10.31	12.40	12.96	12.62	12.65	7.14

Tabelle 8: <u>Patienten nach Behandlungsart sowie nach Geschlecht, Versichertengruppe, Kassenart,</u>
<u>Wohnort und Altersgruppen</u>

Tabelle 8a: Patienten nach Behandlungsart sowie nach Geschlecht, Versichertengruppe, Kassenart und
Wohnort (absolut)

	TOTAL	GESCHLECHT			VERSICHERTENGRUPPE				KASSENART			WOHNORT		
		MÄNNL	WEIBL	K.A.	M	F	R	K.A.	EKK	RVO	K.A.	STADT	LAND	K.A.
TOTAL	8873	3652	4964	257	3553	3305	2015	0	1598	7226	49	1632	4424	2817

AMBULANTE (MEHRFACH-)INANSPRUCHNAHME

	TOTAL	MÄNNL	WEIBL	K.A.	M	F	R	K.A.	EKK	RVO	K.A.	STADT	LAND	K.A.
0	88	22	59	7	30	47	11	0	19	69	0	10	25	53
1	7548	3131	4172	245	2955	2842	1751	0	1281	6222	45	1443	4064	2041
2	1056	418	633	5	474	363	219	0	250	802	4	145	285	626
3	142	63	79	0	71	43	28	0	37	105	0	26	41	75
4	37	16	21	0	22	9	6	0	11	26	0	8	8	21
5	2	2	0	0	1	1	0	0	0	2	0	0	1	1

STATIONÄRE (MEHRFACH-)INANSPRUCHNAHME

	TOTAL	MÄNNL	WEIBL	K.A.	M	F	R	K.A.	EKK	RVO	K.A.	STADT	LAND	K.A.
0	8730	3612	4869	249	3493	3245	1992	0	1569	7113	48	1615	4387	2728
1	131	38	85	8	55	55	21	0	25	105	1	15	32	84
2	11	2	9	0	4	5	2	0	4	7	0	2	4	5
3	1	0	1	0	1	0	0	0	0	1	0	0	1	0

PRÄVENTIVE (MEHRFACH-)INANSPRUCHNAHME

	TOTAL	MÄNNL	WEIBL	K.A.	M	F	R	K.A.	EKK	RVO	K.A.	STADT	LAND	K.A.
0	8838	3642	4939	257	3541	3283	2014	0	1591	7198	49	1624	4404	2810
1	35	10	25	0	12	22	1	0	7	28	0	8	20	7

Tabelle 8b: Patienten nach Behandlungsart sowie nach Geschlecht, Versichertengruppe, Kassenart
und Wohnort (prozentual)

	TOTAL	GESCHLECHT		VERSICHERTENGRUPPE			KASSENART		WOHNORT	
		MÄNNL	WEIBL	M	F	R	EKK	RVO	STADT	LAND
TOTAL(N)	*8873*	3652	4964	3553	3305	2015	1598	7226	1632	4424
TOTAL(%)	100	42.38	57.61	40.04	37.24	22.70	18.11	81.89	26.94	73.05

AMBULANTE (MEHRFACH-) INANSPRUCHNAHME (%)

	TOTAL	MÄNNL	WEIBL	M	F	R	EKK	RVO	STADT	LAND
0	100	27.16	72.84	34.09	53.41	12.50	21.59	78.41	28.57	71.43
1	100	42.87	57.13	39.15	37.65	23.20	17.07	82.93	26.20	73.80
2	100	39.77	60.23	44.89	34.38	20.74	23.76	76.24	33.72	66.28
3	100	44.37	55.63	50.00	30.28	19.72	26.06	73.94	38.81	61.19
4	100	43.24	56.76	59.46	24.32	16.22	29.73	70.27	50.00	50.00
5	100	100.00	0.00	50.00	50.00	0.00	0.00	100.00	0.00	100.00

STATIONÄRE (MEHRFACH-) INANSPRUCHNAHME (%)

	TOTAL	MÄNNL	WEIBL	M	F	R	EKK	RVO	STADT	LAND
0	100	42.59	57.41	40.01	37.17	22.82	18.07	81.93	26.91	73.09
1	100	30.89	69.11	41.98	41.98	16.03	19.23	80.77	31.91	68.09
2	100	18.18	81.82	36.36	45.45	18.18	36.36	63.64	33.33	66.67
3	100	0.00	100.00	100.00	0.00	0.00	0.00	100.00	0.00	100.00

PRÄVENTIVE (MEHRFACH-) INANSPRUCHNAHME (%)

	TOTAL	MÄNNL	WEIBL	M	F	R	EKK	RVO	STADT	LAND
0	100	42.44	57.56	40.07	37.15	22.79	18.10	81.90	26.94	73.06
1	100	28.57	71.43	34.29	62.86	2.86	20.00	80.00	28.57	71.43

Tabelle 8c: Patienten nach Behandlungsart und Altersgruppen (absolut)

ALTERSGRUPPEN IN JAHREN

	TOTAL	B.1	1-4	5-14	15-24	25-34	35-44	45-54	55-64	65-74	Ü.74	K.A.
TOTAL	8873	84	407	1141	1146	1032	1257	1124	977	1096	605	4

AMBULANTE (MEHRFACH-)INANSPRUCHNAHME

	TOTAL	B.1	1-4	5-14	15-24	25-34	35-44	45-54	55-64	65-74	Ü.74	K.A.
0	88	8	8	8	15	11	12	15	1	7	3	0
1	7548	71	351	991	933	868	1047	954	844	949	536	4
2	1056	4	45	121	165	125	165	134	108	128	61	0
3	142	0	2	16	27	24	26	15	18	11	3	0
4	37	0	1	5	6	4	7	6	5	1	2	0
5	2	1	0	0	0	0	0	0	1	0	0	0

STATIONÄRE (MEHRFACH-)INANSPRUCHNAHME

	TOTAL	B.1	1-4	5-14	15-24	25-34	35-44	45-54	55-64	65-74	Ü.74	K.A.
0	8730	77	401	1120	1122	1012	1237	1103	975	1082	597	4
1	131	7	5	18	22	19	18	20	2	13	7	0
2	11	0	1	3	1	1	2	1	0	1	1	0
3	1	0	0	0	1	0	0	0	0	0	0	0

PRÄVENTIVE (MEHRFACH-)INANSPRUCHNAHME

	TOTAL	B.1	1-4	5-14	15-24	25-34	35-44	45-54	55-64	65-74	Ü.74	K.A.
0	8838	80	401	1141	1145	1026	1248	1116	976	1096	605	4
1	35	4	6	0	1	6	9	8	1	0	0	0

Tabelle 8d: Patienten nach Behandlungsart und nach Altersgruppen (prozentual)

ALTERSGRUPPEN IN JAHREN

	TOTAL	B.1	1-4	5-14	15-24	25-34	35-44	45-54	55-64	65-74	Ü.74
TOTAL(N)	*8873*	84	407	1141	1146	1032	1257	1124	977	1096	605
TOTAL(%)	100	0.94	4.58	12.86	12.92	11.63	14.17	12.67	11.01	12.35	6.82

AMBULANTE (MEHRFACH-) INANSPRUCHNAHME (%)

	TOTAL	B.1	1-4	5-14	15-24	25-34	35-44	45-54	55-64	65-74	Ü.74
0	100	9.09	9.09	9.09	17.05	12.50	13.64	17.05	1.14	7.95	3.41
1	100	0.94	4.65	13.14	12.37	11.51	13.88	12.65	11.19	12.58	7.10
2	100	0.38	4.26	11.46	15.63	11.84	15.63	12.69	10.23	12.12	5.78
3	100	0.00	1.41	11.27	19.01	16.90	18.31	10.56	12.68	7.75	2.11
4	100	0.00	2.70	13.51	16.22	10.81	18.92	16.22	13.51	2.70	5.41
5	100	50.00	0.00	0.00	0.00	0.00	0.00	0.00	50.00	0.00	0.00

STATIONÄRE (MEHRFACH-) INANSPRUCHNAHME (%)

	TOTAL	B.1	1-4	5-14	15-24	25-34	35-44	45-54	55-64	65-74	Ü.74
0	100	0.88	4.60	12.84	12.86	11.60	14.18	12.64	11.17	12.40	6.84
1	100	5.34	3.82	13.74	16.79	14.50	13.74	15.27	1.53	9.92	5.34
2	100	0.00	9.09	27.27	9.09	9.09	18.18	9.09	0.00	9.09	9.09
3	100	0.00	0.00	0.00	100.00	0.00	0.00	0.00	0.00	0.00	0.00

PRÄVENTIVE (MEHRFACH-) INANSPRUCHNAHME (%)

	TOTAL	B.1	1-4	5-14	15-24	25-34	35-44	45-54	55-64	65-74	Ü.74
0	100	0.91	4.54	12.92	12.96	11.61	14.13	12.63	11.05	12.41	6.85
1	100	11.43	17.14	0.00	2.86	17.14	25.71	22.86	2.86	0.00	0.00

Tabelle 9: <u>Patienten nach Anzahl der Behandlungstage sowie nach Geschlecht, Versichertengruppe, Kassenart, Wohnort und Altersgruppen</u>

Tabelle 9a: Patienten nach Anzahl der Behandlungstage sowie nach Geschlecht, Versichertengruppe, Kassenart und Wohnort (absolut)

		GESCHLECHT			VERSICHERTENGRUPPE				KASSENART			WOHNORT		
	TOTAL	MÄNNL	WEIBL	K.A.	M	F	R	K.A.	EKK	RVO	K.A.	STADT	LAND	K.A.
TOTAL	8873	3652	4964	257	3553	3305	2015	0	1598	7226	49	1632	4424	2817

BEHANDLUNGSTAGE

		GESCHLECHT			VERSICHERTENGRUPPE				KASSENART			WOHNORT		
0	44	12	27	5	18	12	14	0	0	0	44	15	15	14
1	2419	1059	1282	78	983	1071	365	0	424	1995	0	342	1175	902
2- 5	4535	1915	2487	133	1807	1703	1025	0	823	3707	5	893	2397	1245
6-10	1329	468	836	25	540	385	404	0	247	1082	0	260	621	448
11-15	365	127	227	11	140	95	130	0	68	297	0	86	142	137
16-20	105	39	64	2	40	27	38	0	25	80	0	24	43	38
21-30	52	24	25	3	18	9	25	0	6	46	0	8	17	27
ÜBER 30	24	8	16	0	7	3	14	0	5	19	0	4	14	6

Tabelle 9b: Patienten nach Anzahl der Behandlungstage sowie nach Geschlecht, Versichertengruppe, Kassenart und Wohnort (prozentual)

		GESCHLECHT		VERSICHERTENGRUPPE			KASSENART		WOHNORT	
	TOTAL	MÄNNL	WEIBL	M	F	R	EKK	RVO	STADT	LAND
TOTAL(N)	*8873*	3652	4964	3553	3305	2015	1598	7226	1632	4424
TOTAL(%)	100	42.38	57.61	40.04	37.24	22.70	18.11	81.89	26.94	73.05

BEHANDLUNGSTAGE (%)

		GESCHLECHT		VERSICHERTENGRUPPE			KASSENART		WOHNORT	
0	100	30.77	69.23	40.91	27.27	31.82	0.00	0.00	50.00	50.00
1	100	45.24	54.76	40.64	44.27	15.09	17.53	82.47	22.54	77.46
2- 5	100	43.50	56.50	39.85	37.55	22.60	18.17	81.83	27.14	72.86
6-10	100	35.89	64.11	40.63	28.97	30.40	18.59	81.41	29.51	70.49
11-15	100	35.88	64.12	38.36	26.03	35.62	18.63	81.37	37.72	62.28
16-20	100	37.86	62.14	38.10	25.71	36.19	23.81	76.19	35.82	64.18
21-30	100	48.98	51.02	34.62	17.31	48.08	11.54	88.46	32.00	68.00
ÜBER 30	100	33.33	66.67	29.17	12.50	58.33	20.83	79.17	22.22	77.78

Tabelle 9c: Patienten nach Anzahl der Behandlungstage und nach Altersgruppen (absolut)

ALTERSGRUPPEN IN JAHREN

	TOTAL	B.1	1-4	5-14	15-24	25-34	35-44	45-54	55-64	65-74	Ü.74	K.A.
TOTAL	8873	84	407	1141	1146	1032	1257	1124	977	1096	605	4

BEHANDLUNGSTAGE

	TOTAL	B.1	1-4	5-14	15-24	25-34	35-44	45-54	55-64	65-74	Ü.74	K.A.
0	44	1	1	3	5	8	5	8	4	7	2	0
1	2419	23	133	438	380	327	354	265	202	189	106	2
2- 5	4535	42	225	575	601	523	636	568	510	561	294	0
6-14	1329	10	39	99	129	136	181	198	176	222	137	2
11-15	365	5	5	20	23	29	53	53	53	78	46	0
16-20	105	1	2	5	6	5	20	17	21	19	9	0
21-30	52	1	1	0	1	2	6	11	9	15	6	0
ÜBER 30	24	1	1	1	1	2	2	4	2	5	5	0

Tabelle 9d: Patienten nach Anzahl der Behandlungstage und nach Altersgruppen (prozentual)

ALTERSGRUPPEN IN JAHREN

	TOTAL	B.1	1-4	5-14	15-24	25-34	35-44	45-54	55-64	65-74	Ü.74
TOTAL(N)	*8873*	84	407	1141	1146	1032	1257	1124	977	1096	605
TOTAL(%)	100	0.94	4.58	12.86	12.92	11.63	14.17	12.67	11.01	12.35	6.82

BEHANDLUNGSTAGE (%)

	TOTAL	B.1	1-4	5-14	15-24	25-34	35-44	45-54	55-64	65-74	Ü.74
0	100	2.27	2.27	6.82	11.36	18.18	11.36	18.18	9.09	15.91	4.55
1	100	0.95	5.50	18.12	15.72	13.53	14.65	10.96	8.36	7.82	4.39
2- 5	100	0.93	4.96	12.68	13.25	11.53	14.02	12.52	11.25	12.37	6.48
6-10	100	0.75	2.94	7.46	9.72	10.25	13.64	14.92	13.26	16.73	10.32
11-15	100	1.37	1.37	5.48	6.30	7.95	14.52	14.52	14.52	21.37	12.60
16-20	100	0.95	1.90	4.76	5.71	4.76	19.05	16.19	20.00	18.10	8.57
21-30	100	1.92	1.92	0.00	1.92	3.85	11.54	21.15	17.31	28.85	11.54
ÜBER 30	100	4.17	4.17	4.17	4.17	8.33	8.33	16.67	8.33	20.83	20.83

Tabelle 10: <u>Patienten nach Anzahl und (Fach-)Arztgruppe der in Anspruch genommenen Ärzte sowie nach</u> <u>Geschlecht, Versichertengruppe, Kassenart, Wohnort und Altersgruppen</u>

Tabelle 10a: Patienten nach Inanspruchnahme von Ärzten sowie nach Geschlecht, Versichertengruppe, Kassenart und Wohnort (absolut)

	TOTAL	GESCHLECHT			VERSICHERTENGRUPPE				KASSENART			WOHNORT		
		MÄNNL	WEIBL	K.A.	M	F	R	K.A.	EKK	RVO	K.A.	STADT	LAND	K.A.
TOTAL	8873	3652	4964	257	3553	3305	2015	0	1598	7226	49	1632	4424	2817

INANSPRUCHNAHME VON (MEHREREN) ANÄSTHESISTEN

	TOTAL	MÄNNL	WEIBL	K.A.	M	F	R	K.A.	EKK	RVO	K.A.	STADT	LAND	K.A.
0	8860	3648	4955	257	3548	3297	2015	0	1592	7219	49	1632	4420	2808
1	13	4	9	0	5	8	0	0	6	7	0	0	4	9

INANSPRUCHNAHME VON (MEHREREN) AUGENÄRZTEN

	TOTAL	MÄNNL	WEIBL	K.A.	M	F	R	K.A.	EKK	RVO	K.A.	STADT	LAND	K.A.
0	8215	3384	4591	240	3286	3097	1832	0	1450	6716	49	1560	4225	2430
1	656	267	372	17	267	206	183	0	146	510	0	72	199	385
2	2	1	1	0	0	2	0	0	2	0	0	0	0	2

INANSPRUCHNAHME VON (MEHREREN) CHIRURGEN

	TOTAL	MÄNNL	WEIBL	K.A.	M	F	R	K.A.	EKK	RVO	K.A.	STADT	LAND	K.A.
0	8550	3454	4854	242	3387	3192	1971	0	1537	6966	47	1579	4365	2606
1	319	195	109	15	164	112	43	0	59	258	2	53	57	209
2	4	3	1	0	2	1	1	0	2	2	0	0	2	2

INANSPRUCHNAHME VON (MEHREREN) FRAUENÄRZTEN

	TOTAL	MÄNNL	WEIBL	K.A.	M	F	R	K.A.	EKK	RVO	K.A.	STADT	LAND	K.A.
0	8389	3646	4502	241	3281	3121	1987	0	1421	6931	37	1519	4290	2580
1	455	6	433	16	249	179	27	0	167	276	12	107	122	226
2	26	0	26	0	20	5	1	0	9	17	0	5	11	10
3	1	0	1	0	1	0	0	0	1	0	0	1	0	0
4	1	0	1	0	1	0	0	0	0	1	0	0	0	1
5	1	0	1	0	1	0	0	0	0	1	0	0	1	0

Tabelle 10b: Patienten nach Inanspruchnahme von Ärzten sowie nach Geschlecht, Versichertengruppe, Kassenart und Wohnort (prozentual)

	! TOTAL !	GESCHLECHT		!	VERSICHERTENGRUPPE			!	KASSENART		!	WOHNORT		!
		MÄNNL	WEIBL	!	M	F	R	!	EKK	RVO	!	STADT	LAND	!
TOTAL(N)!	*8873*!	3652	4964	!	3553	3305	2015	!	1598	7226	!	1632	4424	!
TOTAL(%)!	100 !	42.38	57.61	!	40.04	37.24	22.70	!	18.11	81.89	!	26.94	73.05	!

INANSPRUCHNAHME VON (MEHREREN) ANÄSTHESISTEN (%)

	! TOTAL !	MÄNNL	WEIBL	!	M	F	R	!	EKK	RVO	!	STADT	LAND	!
0	! 100 !	42.40	57.60	!	40.05	37.21	22.74	!	18.07	81.93	!	26.97	73.03	!
1	! 100 !	30.77	69.23	!	38.46	61.54	0.00	!	46.15	53.85	!	0.00	100.00	!

INANSPRUCHNAHME VON (MEHREREN) AUGENÄRZTEN (%)

	! TOTAL !	MÄNNL	WEIBL	!	M	F	R	!	EKK	RVO	!	STADT	LAND	!
0	! 100 !	42.43	57.57	!	40.00	37.70	22.30	!	17.76	82.24	!	26.97	73.03	!
1	! 100 !	41.78	58.22	!	40.70	31.40	27.90	!	22.26	77.74	!	26.57	73.43	!
2	! 100 !	50.00	50.00	!	0.00	100.00	0.00	!	100.00	0.00	!	0.00	0.00	!

INANSPRUCHNAHME VON (MEHREREN) CHIRURGEN (%)

	! TOTAL !	MÄNNL	WEIBL	!	M	F	R	!	EKK	RVO	!	STADT	LAND	!
0	! 100 !	41.57	58.43	!	39.61	37.33	23.05	!	18.08	81.92	!	26.56	73.44	!
1	! 100 !	64.14	35.86	!	51.41	35.11	13.48	!	18.61	81.39	!	48.18	51.82	!
2	! 100 !	75.00	25.00	!	50.00	25.00	25.00	!	50.00	50.00	!	0.00	100.00	!

INANSPRUCHNAHME VON (MEHREREN) FRAUENÄRZTEN (%)

	! TOTAL !	MÄNNL	WEIBL	!	M	F	R	!	EKK	RVO	!	STADT	LAND	!
0	! 100 !	44.75	55.25	!	39.11	37.20	23.69	!	17.01	82.99	!	26.15	73.85	!
1	! 100 !	1.37	98.63	!	54.73	39.34	5.93	!	37.70	62.30	!	46.72	53.28	!
2	! 100 !	0.00	100.00	!	76.92	19.23	3.85	!	34.62	65.38	!	31.25	68.75	!
3	! 100 !	0.00	100.00	!	100.00	0.00	0.00	!	100.00	0.00	!	100.00	0.00	!
4	! 100 !	0.00	100.00	!	100.00	0.00	0.00	!	0.00	100.00	!	0.00	0.00	!
5	! 100 !	0.00	100.00	!	100.00	0.00	0.00	!	0.00	100.00	!	0.00	100.00	!

Forts. Tabelle 10a: Patienten nach Inanspruchnahme von Ärzten sowie nach Geschlecht, Versichertengruppe, Kassenart und Wohnort (absolut)

	! TOTAL !	GESCHLECHT			VERSICHERTENGRUPPE				KASSENART			WOHNORT		
		MÄNNL	WEIBL	K.A.!	M	F	R	K.A.!	EKK	RVO	K.A.!	STADT	LAND	K.A. !
TOTAL!	8873 !	3652	4964	257 !	3553	3305	2015	0 !	1598	7226	49 !	1632	4424	2817 !

INANSPRUCHNAHME VON (MEHREREN) HNO-ÄRZTEN

	! TOTAL !	MÄNNL	WEIBL	K.A.!	M	F	R	K.A.!	EKK	RVO	K.A.!	STADT	LAND	K.A. !
0	8615 !	3550	4817	248 !	3442	3199	1974	0 !	1527	7040	48 !	1585	4367	2663 !
1	241 !	91	141	9 !	104	97	40	0 !	67	173	1 !	47	54	140 !
2	17 !	11	6	0 !	7	9	1	0 !	4	13	0 !	0	3	14 !

INANSPRUCHNAHME VON (MEHREREN) HAUTÄRZTEN

	! TOTAL !	MÄNNL	WEIBL	K.A.!	M	F	R	K.A.!	EKK	RVO	K.A.!	STADT	LAND	K.A. !
0	8824 !	3632	4938	254 !	3519	3293	2012	0 !	1568	7207	49 !	1619	4414	2791 !
1	49 !	20	26	3 !	34	12	3	0 !	30	19	0 !	13	10	26 !

INANSPRUCHNAHME VON (MEHREREN) INTERNISTEN

	! TOTAL !	MÄNNL	WEIBL	K.A.!	M	F	R	K.A.!	EKK	RVO	K.A.!	STADT	LAND	K.A. !
0	8103 !	3350	4514	239 !	3192	3101	1810	0 !	1407	6652	44 !	1436	4150	2517 !
1	761 !	298	445	18 !	358	202	201	0 !	188	568	5 !	194	271	296 !
2	8 !	3	5	0 !	3	2	3	0 !	3	5	0 !	2	3	3 !
3	1 !	1	0	0 !	0	0	1	0 !	0	1	0 !	0	0	1 !

INANSPRUCHNAHME VON (MEHREREN) KINDERÄRZTEN

	! TOTAL !	MÄNNL	WEIBL	K.A.!	M	F	R	K.A.!	EKK	RVO	K.A.!	STADT	LAND	K.A. !
0	8459 !	3420	4796	243 !	3550	2899	2010	0 !	1496	6917	46 !	1503	4227	2729 !
1	406 !	225	167	14 !	3	398	5	0 !	97	306	3 !	125	195	86 !
2	8 !	7	1	0 !	0	8	0	0 !	5	3	0 !	4	2	2 !

Forts. Tabelle 10b: Patienten nach Inanspruchnahme von Ärzten sowie nach Geschlecht, Versichertengruppe, Kassenart und Wohnort (prozentual)

	! TOTAL !	GESCHLECHT		VERSICHERTENGRUPPE			KASSENART		WOHNORT	
		MÄNNL	WEIBL	M	F	R	EKK	RVO	STADT	LAND !
TOTAL(N)!	*8873*!	3652	4964 !	3553	3305	2015 !	1598	7226 !	1632	4424 !
TOTAL(%)!	100 !	42.38	57.61 !	40.04	37.24	22.70 !	18.11	81.89 !	26.94	73.05 !

INANSPRUCHNAHME VON (MEHREREN) HNO-ÄRZTEN (%)

	! TOTAL !	MÄNNL	WEIBL	M	F	R	EKK	RVO	STADT	LAND !
0	100 !	42.43	57.57 !	39.95	37.13	22.91 !	17.82	82.18 !	26.63	73.37 !
1	100 !	39.22	60.78 !	43.15	40.25	16.60 !	27.92	72.08 !	46.53	53.47 !
2	100 !	64.71	35.29 !	41.18	52.94	5.88 !	23.53	76.47 !	0.00	100.00 !

INANSPRUCHNAHME VON (MEHREREN) HAUTÄRZTEN (%)

	! TOTAL !	MÄNNL	WEIBL	M	F	R	EKK	RVO	STADT	LAND !
0	100 !	42.38	57.62 !	39.88	37.32	22.80 !	17.87	82.13 !	26.84	73.16 !
1	100 !	43.48	56.52 !	69.39	24.49	6.12 !	61.22	38.78 !	56.52	43.48 !

INANSPRUCHNAHME VON (MEHREREN) INTERNISTEN (%)

	! TOTAL !	MÄNNL	WEIBL	M	F	R	EKK	RVO	STADT	LAND !
0	100 !	42.60	57.40 !	39.39	38.27	22.34 !	17.46	82.54 !	25.71	74.29 !
1	100 !	40.11	59.89 !	47.04	26.54	26.41 !	24.87	75.13 !	41.72	58.28 !
2	100 !	37.50	62.50 !	37.50	25.00	37.50 !	37.50	62.50 !	40.00	60.00 !
3	100 !	100.00	0.00 !	0.00	0.00	100.00 !	0.00	100.00 !	0.00	0.00 !

INANSPRUCHNAHME VON (MEHREREN) KINDERÄRZTEN (%)

	! TOTAL !	MÄNNL	WEIBL	M	F	R	EKK	RVO	STADT	LAND !
0	100 !	41.63	58.37 !	41.97	34.27	23.76 !	17.78	82.22 !	26.23	73.77 !
1	100 !	57.40	42.60 !	0.74	98.03	1.23 !	24.07	75.93 !	39.06	60.94 !
2	100 !	87.50	12.50 !	0.00	100.00	0.00 !	62.50	37.50 !	66.67	33.33 !

Forts. Tabelle 10a: Patienten nach Inanspruchnahme von Ärzten sowie nach Geschlecht, Versichertengruppe, Kassenart und Wohnort (absolut)

	! TOTAL !	MÄNNL	WEIBL	K.A.!	M	F	R	K.A.!	EKK	RVO	K.A.!	STADT	LAND	K.A. !
		GESCHLECHT			VERSICHERTENGRUPPE				KASSENART			WOHNORT		
TOTAL!	8873 !	3652	4964	257 !	3553	3305	2015	0 !	1598	7226	49 !	1632	4424	2817 !

INANSPRUCHNAHME VON (MEHREREN) LABORÄRZTEN

	! TOTAL !	MÄNNL	WEIBL	K.A.!	M	F	R	K.A.!	EKK	RVO	K.A.!	STADT	LAND	K.A. !
0	! 8777 !	3610	4910	257 !	3506	3275	1996	0 !	1581	7147	49 !	1622	4407	2748 !
1	! 95 !	42	53	0 !	46	30	19	0 !	17	78	0 !	10	17	68 !
2	! 1 !	0	1	0 !	1	0	0	0 !	0	1	0 !	0	0	1 !

INANSPRUCHNAHME VON (MEHREREN) LUNGENÄRZTEN

	! TOTAL !	MÄNNL	WEIBL	K.A.!	M	F	R	K.A.!	EKK	RVO	K.A.!	STADT	LAND	K.A. !
0	! 8825 !	3627	4941	257 !	3533	3289	2003	0 !	1588	7188	49 !	1619	4417	2789 !
1	! 48 !	25	23	0 !	20	16	12	0 !	10	38	0 !	13	7	28 !

INANSPRUCHNAHME VON (MEHREREN) MUND-/KIEFERCHIRURGEN

	! TOTAL !	MÄNNL	WEIBL	K.A.!	M	F	R	K.A.!	EKK	RVO	K.A.!	STADT	LAND	K.A. !
0	! 8866 !	3649	4960	257 !	3550	3301	2015	0 !	1596	7221	49 !	1632	4421	2813 !
1	! 7 !	3	4	0 !	3	4	0	0 !	2	5	0 !	0	3	4 !

INANSPRUCHNAHME VON (MEHREREN) NERVENÄRZTEN

	! TOTAL !	MÄNNL	WEIBL	K.A.!	M	F	R	K.A.!	EKK	RVO	K.A.!	STADT	LAND	K.A. !
0	! 8784 !	3612	4918	254 !	3506	3276	2002	0 !	1570	7166	48 !	1619	4416	2749 !
1	! 88 !	39	46	3 !	47	28	13	0 !	28	59	1 !	13	8	67 !
2	! 1 !	1	0	0 !	0	1	0	0 !	0	1	0 !	0	0	1 !

INANSPRUCHNAHME VON (MEHREREN) ORTHOPÄDEN

	! TOTAL !	MÄNNL	WEIBL	K.A.!	M	F	R	K.A.!	EKK	RVO	K.A.!	STADT	LAND	K.A. !
0	! 8602 !	3523	4831	248 !	3401	3216	1985	0 !	1541	7012	49 !	1576	4353	2673 !
1	! 265 !	127	129	9 !	148	87	30	0 !	54	211	0 !	55	69	141 !
2	! 6 !	2	4	0 !	4	2	0	0 !	3	3	0 !	1	2	3 !

Forts. Tabelle 10b: Patienten nach Inanspruchnahme von Ärzten sowie nach Geschlecht,
Versichertengruppe, Kassenart und Wohnort (prozentual)

	TOTAL	GESCHLECHT		VERSICHERTENGRUPPE			KASSENART		WOHNORT	
		MÄNNL	WEIBL	M	F	R	EKK	RVO	STADT	LAND
TOTAL(N)	*8873*	3652	4964	3553	3305	2015	1598	7226	1632	4424
TOTAL(%)	100	42.38	57.61	40.04	37.24	22.70	18.11	81.89	26.94	73.05

INANSPRUCHNAHME VON (MEHREREN) LABORÄRZTEN (%)

	TOTAL	MÄNNL	WEIBL	M	F	R	EKK	RVO	STADT	LAND
0	100	42.37	57.63	39.95	37.31	22.74	18.11	81.89	26.90	73.10
1	100	44.21	55.79	48.42	31.58	20.00	17.89	82.11	37.04	62.96
2	100	0.00	100.00	100.00	0.00	0.00	0.00	100.00	0.00	0.00

INANSPRUCHNAHME VON (MEHREREN) LUNGENÄRZTEN (%)

	TOTAL	MÄNNL	WEIBL	M	F	R	EKK	RVO	STADT	LAND
0	100	42.33	57.67	40.03	37.27	22.70	18.09	81.91	26.82	73.18
1	100	52.08	47.92	41.67	33.33	25.00	20.83	79.17	65.00	35.00

INANSPRUCHNAHME VON (MEHREREN) MUND-/KIEFERCHIRURGEN (%)

	TOTAL	MÄNNL	WEIBL	M	F	R	EKK	RVO	STADT	LAND
0	100	42.39	57.61	40.04	37.23	22.73	18.10	81.90	26.96	73.04
1	100	42.86	57.14	42.86	57.14	0.00	28.57	71.43	0.00	100.00

INANSPRUCHNAHME VON (MEHREREN) NERVENÄRZTEN (%)

	TOTAL	MÄNNL	WEIBL	M	F	R	EKK	RVO	STADT	LAND
0	100	42.34	57.66	39.91	37.30	22.79	17.97	82.03	26.83	73.17
1	100	45.88	54.12	53.41	31.82	14.77	32.18	67.82	61.90	38.10
2	100	100.00	0.00	0.00	100.00	0.00	0.00	100.00	0.00	0.00

INANSPRUCHNAHME VON (MEHREREN) ORTHOPÄDEN (%)

	TOTAL	MÄNNL	WEIBL	M	F	R	EKK	RVO	STADT	LAND
0	100	42.17	57.83	39.54	37.39	23.08	18.02	81.98	26.58	73.42
1	100	49.61	50.39	55.85	32.83	11.32	20.38	79.62	44.35	55.65
2	100	33.33	66.67	66.67	33.33	0.00	50.00	50.00	33.33	66.67

Forts. Tabelle 10a: Patienten nach Inanspruchnahme von Ärzten sowie nach Geschlecht, Versichertengruppe, Kassenart und Wohnort (absolut)

	! TOTAL	! MÄNNL	WEIBL	K.A.!	M	F	R	K.A.!	EKK	RVO	K.A.!	STADT	LAND	K.A. !
			GESCHLECHT			VERSICHERTENGRUPPE				KASSENART			WOHNORT		
TOTAL!	8873	! 3652	4964	257 !	3553	3305	2015	0 !	1598	7226	49 !	1632	4424	2817 !

INANSPRUCHNAHME VON (MEHREREN) RADIOLOGEN

	! TOTAL	! MÄNNL	WEIBL	K.A.!	M	F	R	K.A.!	EKK	RVO	K.A.!	STADT	LAND	K.A. !
0	! 8626	! 3544	4835	247 !	3429	3228	1969	0 !	1530	7047	49 !	1603	4400	2623 !
1	! 246	! 108	128	10 !	124	77	45	0 !	68	178	0 !	28	24	194 !
2	! 1	! 0	1	0 !	0	0	1	0 !	0	1	0 !	1	0	0 !

INANSPRUCHNAHME VON (MEHREREN) UROLOGEN

	! TOTAL	! MÄNNL	WEIBL	K.A.!	M	F	R	K.A.!	EKK	RVO	K.A.!	STADT	LAND	K.A. !
0	! 8743	! 3578	4913	252 !	3492	3281	1970	0 !	1577	7117	49 !	1613	4402	2728 !
1	! 125	! 71	49	5 !	60	23	42	0 !	21	104	0 !	19	20	86 !
2	! 5	! 3	2	0 !	1	1	3	0 !	0	5	0 !	0	2	3 !

INANSPRUCHNAHME VON (MEHREREN) FRÜHERKENNUNGSÄRZTEN

	! TOTAL	! MÄNNL	WEIBL	K.A.!	M	F	R	K.A.!	EKK	RVO	K.A.!	STADT	LAND	K.A. !
0	! 8872	! 3652	4963	257 !	3552	3305	2015	0 !	1598	7225	49 !	1632	4424	2816 !
1	! 1	! 0	1	0 !	1	0	0	0 !	0	1	0 !	0	0	1 !

INANSPRUCHNAHME VON (MEHREREN) SONSTIGEN ÄRZTEN

	! TOTAL	! MÄNNL	WEIBL	K.A.!	M	F	R	K.A.!	EKK	RVO	K.A.!	STADT	LAND	K.A. !
0	! 8866	! 3650	4959	257 !	3552	3302	2012	0 !	1598	7219	49 !	1632	4420	2814 !
1	! 7	! 2	5	0 !	1	3	3	0 !	0	7	0 !	0	4	3 !

INANSPRUCHNAHME VON (MEHREREN) PRAKT./ALLGEMEINÄRZTEN

	! TOTAL	! MÄNNL	WEIBL	K.A.!	M	F	R	K.A.!	EKK	RVO	K.A.!	STADT	LAND	K.A. !
0	! 2659	! 1060	1484	115 !	1096	1122	441	0 !	689	1951	19 !	566	802	1291 !
1	! 6025	! 2511	3374	140 !	2383	2113	1529	0 !	881	5114	30 !	1046	3528	1451 !
2	! 182	! 77	103	2 !	73	69	40	0 !	25	157	0 !	19	90	73 !
3	! 6	! 4	2	0 !	1	1	4	0 !	2	4	0 !	1	3	2 !
4	! 1	! 0	1	0 !	0	0	1	0 !	1	0	0 !	0	1	0 !

Forts. Tabelle 10b: Patienten nach Inanspruchnahme von Ärzten sowie nach Geschlecht, Versichertengruppe, Kassenart und Wohnort (prozentual)

	TOTAL	GESCHLECHT		VERSICHERTENGRUPPE			KASSENART		WOHNORT	
		MÄNNL	WEIBL	M	F	R	EKK	RVO	STADT	LAND
TOTAL(N)	*8873*	3652	4964	3553	3305	2015	1598	7226	1632	4424
TOTAL(%)	100	42.38	57.61	40.04	37.24	22.70	18.11	81.89	26.94	73.05

INANSPRUCHNAHME VON (MEHREREN) RADIOLOGEN (%)

	TOTAL	MÄNNL	WEIBL	M	F	R	EKK	RVO	STADT	LAND
0	100	42.30	57.70	39.75	37.42	22.83	17.84	82.16	26.70	73.30
1	100	45.76	54.24	50.41	31.30	18.29	27.64	72.36	53.85	46.15
2	100	0.00	100.00	0.00	0.00	100.00	0.00	100.00	100.00	0.00

INANSPRUCHNAHME VON (MEHREREN) UROLOGEN (%)

	TOTAL	MÄNNL	WEIBL	M	F	R	EKK	RVO	STADT	LAND
0	100	42.14	57.86	39.94	37.53	22.53	18.14	81.86	26.82	73.18
1	100	59.17	40.83	48.00	18.40	33.60	16.80	83.20	48.72	51.28
2	100	60.00	40.00	20.00	20.00	60.00	0.00	100.00	0.00	100.00

INANSPRUCHNAHME VON (MEHREREN) FRÜHERKENNUNGSÄRZTEN (%)

	TOTAL	MÄNNL	WEIBL	M	F	R	EKK	RVO	STADT	LAND
0	100	42.39	57.61	40.04	37.25	22.71	18.11	81.89	26.95	73.05
1	100	0.00	100.00	100.00	0.00	0.00	0.00	100.00	0.00	0.00

INANSPRUCHNAHME VON (MEHREREN) SONSTIGEN ÄRZTEN (%)

	TOTAL	MÄNNL	WEIBL	M	F	R	EKK	RVO	STADT	LAND
0	100	42.40	57.60	40.06	37.24	22.69	18.12	81.88	26.97	73.03
1	100	28.57	71.43	14.29	42.86	42.86	0.00	100.00	0.00	100.00

INANSPRUCHNAHME VON (MEHREREN) PRAKT./ALLGEMEINÄRZTEN (%)

	TOTAL	MÄNNL	WEIBL	M	F	R	EKK	RVO	STADT	LAND
0	100	41.67	58.33	41.22	42.20	16.59	26.10	73.90	41.37	58.63
1	100	42.67	57.33	39.55	35.07	25.38	14.70	85.30	22.87	77.13
2	100	42.78	57.22	40.11	37.91	21.98	13.74	86.26	17.43	82.57
3	100	66.67	33.33	16.67	16.67	66.67	33.33	66.67	25.00	75.00
4	100	0.00	100.00	0.00	0.00	100.00	100.00	0.00	0.00	100.00

Forts. Tabelle 10a: Patienten nach Inanspruchnahme von Ärzten sowie nach Geschlecht, Versichertengruppe, Kassenart und
Wohnort (absolut)

	TOTAL	GESCHLECHT			KASSENART			VERSICHERTENGRUPPE				WOHNORT		
		MÄNNL	WEIBL	K.A.	EKK	RVO	K.A.	M	F	R	K.A.	STADT	LAND	K.A.
TOTAL	8873	3652	4964	257	1598	7226	49	3553	3305	2015	0	1632	4424	2817

INANSPRUCHNAHME VON (MEHREREN) ÄRZTEN

	TOTAL	MÄNNL	WEIBL	K.A.	EKK	RVO	K.A.	M	F	R	K.A.	STADT	LAND	K.A.
0	30	9	21	0	5	25	0	13	10	7	0	4	8	18
1	7579	3134	4194	251	1296	6239	44	2959	2874	1746	0	1439	4066	2074
2	1059	420	633	6	242	812	5	479	356	224	0	151	291	617
3	158	66	92	0	42	116	0	76	50	32	0	29	47	82
4	42	22	20	0	11	31	0	23	13	6	0	8	10	24
5	3	1	2	0	2	1	0	1	2	0	0	1	1	1
6	2	0	2	0	0	2	0	2	0	0	0	0	1	1

ALLGEMEINARZT/FACHARZT-INANSPRUCHNAHME

	TOTAL	MÄNNL	WEIBL	K.A.	EKK	RVO	K.A.	M	F	R	K.A.	STADT	LAND	K.A.
NUR ALLGEMEINARZT	5383	2236	3007	140	740	4616	27	2058	1935	1390	0	966	3409	1008
NUR FACHARZT	2629	1051	1463	115	684	1926	19	1083	1112	434	0	562	794	1273
BEIDES	831	356	473	2	169	659	3	399	248	184	0	100	213	518
KEINE ANGABE	30	9	21	0	5	25	0	13	10	7	0	4	8	18

PRIMÄRARZT/SEKUNDÄRARZT-INANSPRUCHNAHME

	TOTAL	MÄNNL	WEIBL	K.A.	EKK	RVO	K.A.	M	F	R	K.A.	STADT	LAND	K.A.
NUR PRIMÄRARZT	6803	2701	3915	187	1123	5635	45	2584	2624	1595	0	1340	3956	1507
NUR SEKUNDÄRARZT	1203	574	562	67	277	925	1	565	403	235	0	162	254	787
BEIDES	837	368	466	3	193	641	3	391	268	178	0	126	206	505
KEINE ANGABE	30	9	21	0	5	25	0	13	10	7	0	4	8	18

Forts. Tabelle 10b: Patienten nach Inanspruchnahme von Ärzten sowie nach Geschlecht, Versichertengruppe, Kassenart und Wohnort (prozentual)

		TOTAL	GESCHLECHT		KASSENART		VESICHERTENGRUPPE			WOHNORT	
	!	TOTAL !	MÄNNL	WEIBL !	EKK	RVO !	M	F	R !	STADT	LAND !
TOTAL (N)	!	*8873* !	3652	4964 !	1598	7226 !	3553	3305	2015 !	1632	4424 !
TOTAL (%)	!	100 !	42.38	57.61 !	18.11	81.89 !	40.04	37.24	22.70 !	26.94	73.05 !

INANSPRUCHNAHME VON (MEHREREN) ÄRZTEN

		TOTAL	MÄNNL	WEIBL	EKK	RVO	M	F	R	STADT	LAND
0	!	100 !	30.00	70.00 !	16.67	83.33 !	43.33	33.33	23.33 !	33.33	66.67 !
1	!	100 !	42.76	57.24 !	17.20	82.80 !	39.04	37.92	23.04 !	26.14	73.86 !
2	!	100 !	39.89	60.11 !	22.96	77.04 !	45.23	33.62	21.15 !	34.16	65.84 !
3	!	100 !	41.77	58.22 !	26.58	73.42 !	48.10	31.65	20.25 !	38.16	61.84 !
4	!	100 !	52.38	47.62 !	26.19	73.81 !	54.76	30.95	14.29 !	44.44	55.56 !
5	!	100 !	33.33	66.67 !	66.67	33.33 !	33.33	66.67	0.00 !	50.00	50.00 !
6	!	100 !	0.00	100.00 !	0.00	100.00 !	100.00	0.00	0.00 !	0.00	100.00 !

ALLGEMEINARZT/FACHARZT-INANSPRUCHNAHME

		TOTAL	MÄNNL	WEIBL	EKK	RVO	M	F	R	STADT	LAND
NUR ALLGEMEINARZT	!	100 !	42.65	57.35 !	13.82	86.18 !	38.23	35.95	25.82 !	22.08	77.92 !
NUR FACHARZT	!	100 !	41.81	58.19 !	26.21	73.79 !	41.19	42.30	16.51 !	41.45	58.55 !
BEIDES	!	100 !	42.94	57.06 !	20.41	79.59 !	48.01	29.84	22.14 !	31.95	68.05 !
KEINE ANGABE	!	100 !	30.00	70.00 !	16.67	83.33 !	43.33	33.33	23.33 !	33.33	66.67 !

PRIMÄRARZT/SEKUNDÄRARZT-INANSPRUCHNAHME

		TOTAL	MÄNNL	WEIBL	EKK	RVO	M	F	R	STADT	LAND
NUR PRIMÄRARZT	!	100 !	40.83	59.17 !	16.62	83.38 !	37.98	38.57	23.45 !	25.30	74.70 !
NUR SEKUNDÄRARZT	!	100 !	50.53	49.47 !	23.04	76.96 !	46.97	33.50	19.53 !	38.94	61.06 !
BEIDES	!	100 !	44.12	55.88 !	23.14	76.86 !	46.71	32.02	21.27 !	37.95	62.05 !
KEINE ANGABE	!	100 !	30.00	70.00 !	16.67	83.33 !	43.33	33.33	23.33 !	33.33	66.67 !

Tabelle 10c: Patienten nach Inanspruchnahme von Ärzten und nach Altersgruppen (absolut)

ALTERSGRUPPEN IN JAHREN

	TOTAL	B.1	1-4	5-14	15-24	25-34	35-44	45-54	55-64	65-74	Ü.74	K.A.
TOTAL	8873	84	407	1141	1146	1032	1257	1124	977	1096	605	4

INANSPRUCHNAHME VON (MEHREREN) ANÄSTHESISTEN

	TOTAL	B.1	1-4	5-14	15-24	25-34	35-44	45-54	55-64	65-74	Ü.74	K.A.
0	8860	84	405	1137	1142	1031	1255	1124	977	1096	605	4
1	13	0	2	4	4	1	2	0	0	0	0	0

INANSPRUCHNAHME VON (MEHREREN) AUGENÄRZTEN

	TOTAL	B.1	1-4	5-14	15-24	25-34	35-44	45-54	55-64	65-74	Ü.74	K.A.
0	8215	82	391	1052	1051	956	1189	1062	892	995	541	4
1	656	2	16	87	95	76	68	62	85	101	64	0
2	2	0	0	2	0	0	0	0	0	0	0	0

INANSPRUCHNAHME VON (MEHREREN) CHIRURGEN

	TOTAL	B.1	1-4	5-14	15-24	25-34	35-44	45-54	55-64	65-74	Ü.74	K.A.
0	8550	84	396	1085	1079	994	1207	1087	948	1072	595	3
1	319	0	11	56	65	38	49	37	29	23	10	1
2	4	0	0	0	2	0	1	0	0	1	0	0

INANSPRUCHNAHME VON (MEHREREN) FRAUENÄRZTEN

	TOTAL	B.1	1-4	5-14	15-24	25-34	35-44	45-54	55-64	65-74	Ü.74	K.A.
0	8389	82	407	1138	1008	909	1142	1057	957	1085	600	4
1	455	2	0	3	129	116	105	65	19	11	5	0
2	26	0	0	0	8	6	9	2	1	0	0	0
3	1	0	0	0	0	1	0	0	0	0	0	0
4	1	0	0	0	0	0	1	0	0	0	0	0
5	1	0	0	0	1	0	0	0	0	0	0	0

Tabelle 10d: Patienten nach Inanspruchnahme von Ärzten und nach Altersgruppen (prozentual)

ALTERSGRUPPEN IN IN JAHREN

	! TOTAL !	B.1	1-4	5-14	15-24	25-34	35-44	45-54	55-64	65-74	Ü.74 !
TOTAL(N)!	*8873*!	84	407	1141	1146	1032	1257	1124	977	1096	605 !
TOTAL(%)!	100 !	0.94	4.58	12.86	12.92	11.63	14.17	12.67	11.01	12.35	6.82 !

INANSPRUCHNAHME VON (MEHREREN) ANÄSTHESTEN (%)

	! 100 !										
0	! 100 !	0.95	4.57	12.84	12.90	11.64	14.17	12.69	11.03	12.38	6.83 !
1	! 100 !	0.00	15.38	30.77	30.77	7.69	15.38	0.00	0.00	0.00	0.00 !

INANSPRUCHNAHME VON (MEHREREN) AUGENÄRZTEN (%)

0	! 100 !	1.00	4.76	12.81	12.80	11.64	14.48	12.93	10.86	12.12	6.59 !
1	! 100 !	0.30	2.44	13.26	14.48	11.59	10.37	9.45	12.96	15.40	9.76 !
2	! 100 !	0.00	0.00	100.00	0.00	0.00	0.00	0.00	0.00	0.00	0.00 !

INANSPRUCHNAHME VON (MEHREREN) CHIRURGEN (%)

0	! 100 !	0.98	4.63	12.69	12.62	11.63	14.12	12.72	11.09	12.54	6.96 !
1	! 100 !	0.00	3.46	17.61	20.44	11.95	15.41	11.64	9.12	7.23	3.14 !
2	! 100 !	0.00	0.00	0.00	50.00	0.00	25.00	0.00	0.00	25.00	0.00 !

INANSPRUCHNAHME VON (MEHREREN) FRAUENÄRZTEN (%)

0	! 100 !	0.98	4.85	13.57	12.02	10.84	13.62	12.61	11.41	12.94	7.16 !
1	! 100 !	0.44	0.00	0.66	28.35	25.49	23.08	14.29	4.18	2.42	1.10 !
2	! 100 !	0.00	0.00	0.00	30.77	23.08	34.62	7.69	3.85	0.00	0.00 !
3	! 100 !	0.00	0.00	0.00	0.00	100.00	0.00	0.00	0.00	0.00	0.00 !
4	! 100 !	0.00	0.00	0.00	0.00	0.00	100.00	0.00	0.00	0.00	0.00 !
5	! 100 !	0.00	0.00	0.00	100.00	0.00	0.00	0.00	0.00	0.00	0.00 !

Forts. Tabelle 10c: Patienten nach Inanspruchnahme von Ärzten und nach Altersgruppen (absolut)

ALTERSGRUPPEN IN JAHREN

	! TOTAL !	B.1	1-4	5-14	15-24	25-34	35-44	45-54	55-64	65-74	Ü.74	K.A.!
TOTAL!	8873 !	84	407	1141	1146	1032	1257	1124	977	1096	605	4 !

INANSPRUCHNAHME VON (MEHREREN) HNO-ÄRZTEN

0	! 8615 !	83	395	1093	1114	998	1218	1098	952	1064	596	4 !
1	! 241 !	1	11	40	30	34	36	24	25	31	9	0 !
2	! 17 !	0	1	8	2	0	3	2	0	1	0	0 !

INANSPRUCHNAHME VON (MEHREREN) HAUTÄRZTEN

0	! 8824 !	84	405	1138	1131	1020	1250	1118	976	1094	604	4 !
1	! 49 !	0	2	3	15	12	7	6	1	2	1	0 !

INANSPRUCHNAHME VON (MEHREREN) INTERNISTEN

0	! 8103 !	81	397	1087	1060	943	1143	1009	851	987	541	4 !
1	! 761 !	3	10	53	86	86	114	115	123	107	64	0 !
2	! 8 !	0	0	1	0	3	0	0	3	1	0	0 !
3	! 1 !	0	0	0	0	0	0	0	0	1	0	0 !

INANSPRUCHNAHME VON (MEHREREN) KINDERÄRZTEN

0	! 8459 !	49	249	943	1140	1027	1248	1123	976	1095	605	4 !
1	! 406 !	34	156	194	6	5	8	1	1	1	0	0 !
2	! 8 !	1	2	4	0	0	1	0	0	0	0	0 !

Forts. Tabelle 10d: Patienten nach Inanspruchnahme von Ärzten und nach Altersgruppen (prozentual)

ALTERSGRUPPEN IN IN JAHREN

	! TOTAL !	B.1	1-4	5-14	15-24	25-34	35-44	45-54	55-64	65-74	Ü.74 !
TOTAL(N)!	*8873*!	84	407	1141	1146	1032	1257	1124	977	1096	605 !
TOTAL(%)!	100 !	0.94	4.58	12.86	12.92	11.63	14.17	12.67	11.01	12.35	6.82 !

INANSPRUCHNAHME VON (MEHREREN) HNO-ÄRZTEN (%)

	! TOTAL !	B.1	1-4	5-14	15-24	25-34	35-44	45-54	55-64	65-74	Ü.74 !
0	! 100 !	0.96	4.59	12.69	12.94	11.59	14.14	12.75	11.06	12.36	6.92 !
1	! 100 !	0.41	4.56	16.60	12.45	14.11	14.94	9.96	10.37	12.86	3.73 !
2	! 100 !	0.00	5.88	47.06	11.76	0.00	17.65	11.76	0.00	5.88	0.00 !

INANSPRUCHNAHME VON (MEHREREN) HAUTÄRZTEN (%)

	! TOTAL !	B.1	1-4	5-14	15-24	25-34	35-44	45-54	55-64	65-74	Ü.74 !
0	! 100 !	0.95	4.59	12.90	12.82	11.56	14.17	12.68	11.07	12.40	6.85 !
1	! 100 !	0.00	4.08	6.12	30.61	24.49	14.29	12.24	2.04	4.08	2.04 !

INANSPRUCHNAHME VON (MEHREREN) INTERNISTEN (%)

	! TOTAL !	B.1	1-4	5-14	15-24	25-34	35-44	45-54	55-64	65-74	Ü.74 !
0	! 100 !	1.00	4.90	13.42	13.09	11.64	14.11	12.46	10.51	12.19	6.68 !
1	! 100 !	0.39	1.31	6.96	11.30	11.30	14.98	15.11	16.16	14.06	8.41 !
2	! 100 !	0.00	0.00	12.50	0.00	37.50	0.00	0.00	37.50	12.50	0.00 !
3	! 100 !	0.00	0.00	0.00	0.00	0.00	0.00	0.00	0.00	100.00	0.00 !

INANSPRUCHNAHME VON (MEHREREN) KINDERÄRZTEN (%)

	! TOTAL !	B.1	1-4	5-14	15-24	25-34	35-44	45-54	55-64	65-74	Ü.74 !
0	! 100 !	0.58	2.95	11.15	13.48	12.15	14.76	13.28	11.54	12.95	7.16 !
1	! 100 !	8.37	38.42	47.78	1.48	1.23	1.97	0.25	0.25	0.25	0.00 !
2	! 100 !	12.50	25.00	50.00	0.00	0.00	12.50	0.00	0.00	0.00	0.00 !

Forts. Tabelle 10c: Patienten nach Inanspruchnahme von Ärzten und nach Altersgruppen (absolut)

ALTERSGRUPPEN IN JAHREN

	! TOTAL !	B.1	1-4	5-14	15-24	25-34	35-44	45-54	55-64	65-74	Ü.74	K.A.!
TOTAL!	8873 !	84	407	1141	1146	1032	1257	1124	977	1096	605	4 !

INANSPRUCHNAHME VON (MEHREREN) LABORÄRZTEN

	! TOTAL !	B.1	1-4	5-14	15-24	25-34	35-44	45-54	55-64	65-74	Ü.74	K.A.!
0	! 8777 !	84	403	1135	1140	1021	1232	1107	965	1085	601	4 !
1	! 95 !	0	4	6	5	11	25	17	12	11	4	0 !
2	! 1 !	0	0	0	1	0	0	0	0	0	0	0 !

INANSPRUCHNAHME VON (MEHREREN) LUNGENÄRZTEN

	! TOTAL !	B.1	1-4	5-14	15-24	25-34	35-44	45-54	55-64	65-74	Ü.74	K.A.!
0	! 8825 !	83	406	1136	1140	1029	1250	1119	969	1087	602	4 !
1	! 48 !	1	1	5	6	3	7	5	8	9	3	0 !

INANSPRUCHNAHME VON (MEHREREN) MUND-/KIEFERCHIRURGEN

	! TOTAL !	B.1	1-4	5-14	15-24	25-34	35-44	45-54	55-64	65-74	Ü.74	K.A.!
0	! 8866 !	84	407	1139	1143	1031	1257	1123	977	1096	605	4 !
1	! 7 !	0	0	2	3	1	0	1	0	0	0	0 !

INANSPRUCHNAHME VON (MEHREREN) NERVENÄRZTEN

	! TOTAL !	B.1	1-4	5-14	15-24	25-34	35-44	45-54	55-64	65-74	Ü.74	K.A.!
0	! 8784 !	84	407	1133	1131	1020	1237	1108	972	1089	599	4 !
1	! 88 !	0	0	8	14	12	20	16	5	7	6	0 !
2	! 1 !	0	0	0	1	0	0	0	0	0	0	0 !

INANSPRUCHNAHME VON (MEHREREN) ORTHOPÄDEN

	! TOTAL !	B.1	1-4	5-14	15-24	25-34	35-44	45-54	55-64	65-74	Ü.74	K.A.!
0	! 8602 !	83	396	1109	1114	998	1207	1079	942	1070	600	4 !
1	! 265 !	1	11	31	30	33	50	43	35	26	5	0 !
2	! 6 !	0	0	1	2	1	0	2	0	0	0	0 !

Forts. Tabelle 10d: Patienten nach Inanspruchnahme von Ärzten und nach Altersgruppen (prozentual)

ALTERSGRUPPEN IN IN JAHREN

	: TOTAL :	B.1	1-4	5-14	15-24	25-34	35-44	45-54	55-64	65-74	Ü.74
TOTAL(N):	*8873*:	84	407	1141	1146	1032	1257	1124	977	1096	605 :
TOTAL(%):	100 :	0.94	4.58	12.86	12.92	11.63	14.17	12.67	11.01	12.35	6.82 :

INANSPRUCHNAHME VON (MEHREREN) LABORÄRZTEN (%)

	:	:	B.1	1-4	5-14	15-24	25-34	35-44	45-54	55-64	65-74	Ü.74
0	: 100	:	0.96	4.59	12.94	12.99	11.64	14.04	12.62	11.00	12.37	6.85 :
1	: 100	:	0.00	4.21	6.32	5.26	11.58	26.32	17.89	12.63	11.58	4.21 :
2	: 100	:	0.00	0.00	0.00	100.00	0.00	0.00	0.00	0.00	0.00	0.00 :

INANSPRUCHNAHME VON (MEHREREN) LUNGENÄRZTEN (%)

	:	:	B.1	1-4	5-14	15-24	25-34	35-44	45-54	55-64	65-74	Ü.74
0	: 100	:	0.94	4.60	12.88	12.92	11.67	14.17	12.69	10.99	12.32	6.82 :
1	: 100	:	2.08	2.08	10.42	12.50	6.25	14.58	10.42	16.67	18.75	6.25 :

INANSPRUCHNAHME VON (MEHREREN) MUND-/KIEFERCHIRURGEN (%)

	:	:	B.1	1-4	5-14	15-24	25-34	35-44	45-54	55-64	65-74	Ü.74
0	: 100	:	0.95	4.59	12.85	12.90	11.63	14.18	12.67	11.02	12.37	6.83 :
1	: 100	:	0.00	0.00	28.57	42.86	14.29	0.00	14.29	0.00	0.00	0.00 :

INANSPRUCHNAHME VON (MEHREREN) NERVENÄRZTEN (%)

	:	:	B.1	1-4	5-14	15-24	25-34	35-44	45-54	55-64	65-74	Ü.74
0	: 100	:	0.96	4.64	12.90	12.88	11.62	14.09	12.62	11.07	12.40	6.82 :
1	: 100	:	0.00	0.00	9.09	15.91	13.64	22.73	18.18	5.68	7.95	6.82 :
2	: 100	:	0.00	0.00	0.00	100.00	0.00	0.00	0.00	0.00	0.00	0.00 :

INANSPRUCHNAHME VON (MEHREREN) ORTHOPÄDEN (%)

	:	:	B.1	1-4	5-14	15-24	25-34	35-44	45-54	55-64	65-74	Ü.74
0	: 100	:	0.97	4.61	12.90	12.96	11.61	14.04	12.55	10.96	12.44	6.98 :
1	: 100	:	0.38	4.15	11.70	11.32	12.45	18.87	16.23	13.21	9.81	1.89 :
2	: 100	:	0.00	0.00	16.67	33.33	16.67	0.00	33.33	0.00	0.00	0.00 :

Forts. Tabelle 10c: Patienten nach Inanspruchnahme von Ärzten und nach Altersgruppen (absolut)

ALTERSGRUPPEN IN JAHREN

	TOTAL	B.1	1-4	5-14	15-24	25-34	35-44	45-54	55-64	65-74	Ü.4	K.A.
TOTAL	8873	84	407	1141	1146	1032	1257	1124	977	1096	605	4

INANSPRUCHNAHME VON (MEHREREN) RADIOLOGEN

	TOTAL	B.1	1-4	5-14	15-24	25-34	35-44	45-54	55-64	65-74	Ü.4	K.A.
0	8626	83	403	1112	1117	990	1212	1088	951	1070	596	4
1	246	1	4	29	29	42	45	35	26	26	9	0
2	1	0	0	0	0	0	0	1	0	0	0	0

INANSPRUCHNAHME VON (MEHREREN) UROLOGEN

	TOTAL	B.1	1-4	5-14	15-24	25-34	35-44	45-54	55-64	65-74	Ü.4	K.A.
0	8743	84	407	1136	1138	1017	1237	1100	959	1070	591	4
1	125	0	0	4	8	15	20	23	18	24	13	0
2	5	0	0	1	0	0	0	1	0	2	1	0

INANSPRUCHNAHME VON (MEHREREN) FRÜHERKENNUNGSÄRZTEN

	TOTAL	B.1	1-4	5-14	15-24	25-34	35-44	45-54	55-64	65-74	Ü.4	K.A.
0	8872	84	407	1141	1146	1032	1256	1124	977	1096	605	4
1	1	0	0	0	0	0	1	0	0	0	0	0

INANSPRUCHNAHME VON (MEHREREN) SONSTIGEN ÄRZTEN

	TOTAL	B.1	1-4	5-14	15-24	25-34	35-44	45-54	55-64	65-74	Ü.4	K.A.
0	8866	84	407	1139	1146	1032	1256	1122	977	1095	604	4
1	7	0	0	2	0	0	1	2	0	1	1	0

INANSPRUCHNAHME VON (MEHREREN) PRAKT./ALLGEMEINÄRZTEN

	TOTAL	B.1	1-4	5-14	15-24	25-34	35-44	45-54	55-64	65-74	Ü.4	K.A.
0	2659	40	191	402	359	344	370	305	255	258	133	2
1	6025	43	203	716	756	669	858	798	704	818	458	2
2	182	0	13	23	31	18	29	20	15	20	13	0
3	6	1	0	0	0	1	0	1	2	0	1	0
4	1	0	0	0	0	0	0	0	1	0	0	0

Forts. Tabelle 10d: Patienten nach Inanspruchnahme von Ärzten und nach Altersgruppen (prozentual)

ALTERSGRUPPEN IN IN JAHREN

	TOTAL	B.1	1-4	5-14	15-24	25-34	35-44	45-54	55-64	65-74	Ü.74
TOTAL(N)	*8873*	84	407	1141	1146	1032	1257	1124	977	1096	605
TOTAL(%)	100	0.94	4.58	12.86	12.92	11.63	14.17	12.67	11.01	12.35	6.82

INANSPRUCHNAHME VON (MEHREREN) RADIOLOGEN (%)

	TOTAL	B.1	1-4	5-14	15-24	25-34	35-44	45-54	55-64	65-74	Ü.74
0	100	0.96	4.67	12.90	12.96	11.48	14.06	12.62	11.03	12.41	6.91
1	100	0.41	1.63	11.79	11.79	17.07	18.29	14.23	10.57	10.57	3.66
2	100	0.00	0.00	0.00	0.00	0.00	0.00	100.00	0.00	0.00	0.00

INANSPRUCHNAHME VON (MEHREREN) UROLOGEN (%)

	TOTAL	B.1	1-4	5-14	15-24	25-34	35-44	45-54	55-64	65-74	Ü.74
0	100	0.96	4.66	13.00	13.02	11.64	14.15	12.59	10.97	12.24	6.76
1	100	0.00	0.00	3.20	6.40	12.00	16.00	18.40	14.40	19.20	10.40
2	100	0.00	0.00	20.00	0.00	0.00	0.00	20.00	0.00	40.00	20.00

INANSPRUCHNAHME VON (MEHREREN) FRÜHERKENNUNGSÄRZTEN (%)

	TOTAL	B.1	1-4	5-14	15-24	25-34	35-44	45-54	55-64	65-74	Ü.74
0	100	0.95	4.59	12.87	12.92	11.64	14.16	12.67	11.02	12.36	6.82
1	100	0.00	0.00	0.00	0.00	0.00	100.00	0.00	0.00	0.00	0.00

INANSPRUCHNAHME VON (MEHREREN) SONSTIGEN ÄRZTEN (%)

	TOTAL	B.1	1-4	5-14	15-24	25-34	35-44	45-54	55-64	65-74	Ü.74
0	100	0.95	4.59	12.85	12.93	11.65	14.17	12.66	11.02	12.36	6.82
1	100	0.00	0.00	28.57	0.00	0.00	14.29	28.57	0.00	14.29	14.29

INANSPRUCHNAHME VON (MEHREREN) PRAKT./ALLGEMEINÄRZTEN (%)

	TOTAL	B.1	1-4	5-14	15-24	25-34	35-44	45-54	55-64	65-74	Ü.74
0	100	1.51	7.19	15.13	13.51	12.95	13.93	11.48	9.60	9.71	5.01
1	100	0.71	3.37	11.89	12.55	11.11	14.25	13.25	11.69	13.58	7.60
2	100	0.00	7.14	12.64	17.03	9.89	15.93	10.99	8.24	10.99	7.14
3	100	16.67	0.00	0.00	0.00	16.67	0.00	16.67	33.33	0.00	16.67
4	100	0.00	0.00	0.00	0.00	0.00	0.00	0.00	100.00	0.00	0.00

Forts. Tabelle 10c: Patienten nach Inanspruchnahme von Ärzten und nach Altersgruppen (absolut)

ALTERSGRUPPEN IN JAHREN

	TOTAL	B.1	1-4	5-14	15-24	25-34	35-44	45-54	55-64	65-74	Ü.74	K.A.
TOTAL	8873	84	407	1141	1146	1032	1257	1124	977	1096	605	4

INANSPRUCHNAHME VON (MEHREREN) ÄRZTEN

	TOTAL	B.1	1-4	5-14	15-24	25-34	35-44	45-54	55-64	65-74	Ü.74	K.A.
0	30	1	0	1	8	6	1	6	1	4	1	1
1	7579	76	357	994	942	868	1053	961	843	948	534	3
2	1059	6	46	119	159	130	165	132	109	130	63	0
3	158	0	2	18	30	24	31	17	18	13	5	0
4	42	0	2	8	6	4	6	7	6	1	2	0
5	3	1	0	1	0	0	0	1	0	0	0	0
6	2	0	0	0	1	0	1	0	0	0	0	0

ALLGEMEINARZT/FACHARZT-INANSPRUCHNAHME

	TOTAL	B.1	1-4	5-14	15-24	25-34	35-44	45-54	55-64	65-74	Ü.74	K.A.
NUR ALLGEMEINARZT	5383	41	194	655	658	581	750	711	624	738	429	2
NUR FACHARZT	2629	39	191	401	351	338	369	299	254	254	132	1
BEIDES	831	3	22	84	129	107	137	108	98	100	43	0
KEINE ANGABE	30	1	0	1	8	6	1	6	1	4	1	1

PRIMÄRARZT/SEKUNDÄRARZT-INANSPRUCHNAHME

	TOTAL	B.1	1-4	5-14	15-24	25-34	35-44	45-54	55-64	65-74	Ü.74	K.A.
NUR PRIMÄRARZT	6803	78	347	874	848	764	953	864	746	840	487	2
NUR SEKUNDÄRARZT	1203	1	38	162	166	158	175	147	131	149	75	1
BEIDES	837	4	22	104	124	104	128	107	99	103	42	0
KEINE ANGABE	30	1	0	1	8	6	1	6	1	4	1	1

Forts. Tabelle 10c: Patienten nach Inanspruchnahme von Ärzten und nach Altersgruppen (prozentual)

ALTERSGRUPPEN IN JAHREN

	TOTAL	B.1	1-4	5-14	15-24	25-34	35-44	45-54	55-64	65-74	Ü.74
TOTAL (N)	*8873*	84	407	1141	1146	1032	1257	1124	977	1096	605
TOTAL (%)	100	0.94	4.58	12.86	12.92	11.63	14.17	12.67	11.01	12.35	6.82

INANSPRUCHNAHME VON (MEHREREN) ÄRZTEN

	TOTAL	B.1	1-4	5-14	15-24	25-34	35-44	45-54	55-64	65-74	Ü.74
0	100	3.45	0.00	3.45	27.59	20.69	3.45	20.69	3.45	13.79	3.45
1	100	1.00	4.71	13.12	12.43	11.46	13.90	12.68	11.13	12.51	7.05
2	100	0.57	4.34	11.24	15.01	12.28	15.58	12.46	10.29	12.28	5.95
3	100	0.00	1.27	11.39	18.99	15.19	19.62	10.76	11.39	8.23	3.16
4	100	0.00	4.76	19.05	14.29	9.52	14.29	16.67	14.29	2.38	4.76
5	100	33.33	0.00	33.33	0.00	0.00	0.00	33.33	0.00	0.00	0.00
6	100	0.00	0.00	0.00	50.00	0.00	50.00	0.00	0.00	0.00	0.00

ALLGEMEINARZT/FACHARZT-INANSPRUCHNAHME

	TOTAL	B.1	1-4	5-14	15-24	25-34	35-44	45-54	55-64	65-74	Ü.74
NUR ALLGEMEINARZT	100	0.76	3.61	12.17	12.23	10.80	13.94	13.21	11.60	13.71	7.97
NUR FACHARZT	100	1.48	7.27	15.26	13.36	12.86	14.04	11.38	9.67	9.67	5.02
BEIDES	100	0.36	2.65	10.11	15.52	12.88	16.49	13.00	11.79	12.03	5.17
KEINE ANGABE	100	3.45	0.00	3.45	27.59	20.69	3.45	20.69	3.45	13.79	3.45

PRIMÄRARZT/SEKUNDÄRARZT-INANSPRUCHNAHME

	TOTAL	B.1	1-4	5-14	15-24	25-34	35-44	45-54	55-64	65-74	Ü.74
NUR PRIMÄRARZT	100	1.15	5.10	12.85	12.47	11.23	14.01	12.70	10.97	12.35	7.16
NUR SEKUNDÄRARZT	100	0.08	3.16	13.48	13.81	13.14	14.56	12.23	10.90	12.40	6.24
BEIDES	100	0.48	2.63	12.43	14.81	12.43	15.29	12.78	11.83	12.31	5.02
KEINE ANGABE	100	3.45	0.00	3.45	27.59	20.69	3.45	20.69	3.45	13.79	3.45

Tabelle 11: <u>Patienten nach Anzahl und Art der verwendeten Scheine sowie nach Geschlecht,</u>
<u>Versichertengruppe, Kassenart, Wohnort und Altersgruppen</u>

Tabelle 11a: Patienten nach Verwendung von Scheinen sowie nach Geschlecht, Versichertengruppe,
Kassenart und Wohnort (absolut)

	TOTAL	GESCHLECHT			VERSICHERTENGRUPPE				KASSENART			WOHNORT		
		MÄNNL	WEIBL	K.A.	M	F	R	K.A.	EKK	RVO	K.A.	STADT	LAND	K.A.
TOTAL	8873	3652	4964	257	3553	3305	2015	0	1598	7226	49	1632	4424	2817
VERWENDUNG VON (MEHREREN) ÜBERWEISUNGSSCHEINEN														
0	6761	2790	3780	191	2596	2615	1550	0	1170	5551	40	1474	4086	1201
1	1940	784	1091	65	869	635	436	0	389	1543	8	136	310	1494
2	148	68	79	1	74	48	26	0	35	112	1	19	25	104
3	21	9	12	0	12	6	3	0	3	18	0	3	3	15
4	3	1	2	0	2	1	0	0	1	2	0	0	0	3
VERWENDUNG VON (MEHREREN) NOTFALLSCHEINEN														
0	8764	3596	4916	252	3512	3255	1997	0	1568	7147	49	1621	4394	2749
1	108	55	48	5	41	49	18	0	30	78	0	11	29	68
2	1	1	0	0	0	1	0	0	0	1	0	0	1	0
VERWENDUNG VON (MEHREREN) VERTRETERSCHEINEN														
0	8708	3587	4869	252	3492	3258	1958	0	1583	7076	49	1623	4381	2704
1	163	65	93	5	61	47	55	0	15	148	0	9	42	112
2	2	0	2	0	0	0	2	0	0	2	0	0	1	1
VERWENDUNG VON (MEHREREN) BELEGARZTSCHEINEN														
0	8759	3620	4888	251	3510	3253	1996	0	1591	7119	49	1625	4394	2740
1	107	30	71	6	41	49	17	0	7	100	0	7	26	74
2	6	2	4	0	1	3	2	0	0	6	0	0	3	3
3	1	0	1	0	1	0	0	0	0	1	0	0	1	0

Tabelle 11b: Patienten nach Verwendung von Scheinen sowie nach Geschlecht, Versichertengruppe,
Kassenart und Wohnort (prozentual)

	TOTAL	GESCHLECHT			VERSICHERTENGRUPPE			KASSENART			WOHNORT		
		MÄNNL	WEIBL		M	F	R		EKK	RVO		STADT	LAND	
TOTAL(N)	*8873*	3652	4964		3553	3305	2015		1598	7226		1632	4424	
TOTAL(%)	100	42.38	57.61		40.04	37.24	22.70		18.11	81.89		26.94	73.05	

VERWENDUNG VON (MEHREREN) ÜBERWEISUNGSSCHEINEN (%)

	TOTAL	MÄNNL	WEIBL		M	F	R		EKK	RVO		STADT	LAND	
0	100	42.47	57.53		38.40	38.68	22.93		17.41	82.59		26.51	73.49	
1	100	41.81	58.19		44.79	32.73	22.47		20.13	79.87		30.49	69.51	
2	100	46.26	53.74		50.00	32.43	17.57		23.81	76.19		43.18	56.82	
3	100	42.86	57.14		57.14	28.57	14.29		14.29	85.71		50.00	50.00	
4	100	33.33	66.67		66.67	33.33	0.00		33.33	66.67		0.00	0.00	

VERWENDUNG VON (MEHREREN) NOTFALLSCHEINEN (%)

	TOTAL	MÄNNL	WEIBL		M	F	R		EKK	RVO		STADT	LAND	
0	100	42.25	57.75		40.07	37.14	22.79		17.99	82.01		26.95	73.05	
1	100	53.40	46.60		37.96	45.37	16.67		27.78	72.22		27.50	72.50	
2	100	100.00	0.00		0.00	100.00	0.00		0.00	100.00		0.00	100.00	

VERWENDUNG VON (MEHREREN) VERTRETERSCHEINEN (%)

	TOTAL	MÄNNL	WEIBL		M	F	R		EKK	RVO		STADT	LAND	
0	100	42.42	57.58		40.10	37.41	22.49		18.28	81.72		27.03	72.97	
1	100	41.14	58.86		37.42	28.83	33.74		9.20	90.80		17.65	82.35	
2	100	0.00	100.00		0.00	0.00	100.00		0.00	100.00		0.00	100.00	

VERWENDUNG VON (MEHREREN) BELEGARZTSCHEINEN (%)

	TOTAL	MÄNNL	WEIBL		M	F	R		EKK	RVO		STADT	LAND	
0	100	42.55	57.45		40.07	37.14	22.79		18.27	81.73		27.00	73.00	
1	100	29.70	70.30		38.32	45.79	15.89		6.54	93.46		21.21	78.79	
2	100	33.33	66.67		16.67	50.00	33.33		0.00	100.00		0.00	100.00	
3	100	0.00	100.00		100.00	0.00	0.00		0.00	100.00		0.00	100.00	

Forts. Tabelle 11a: Patienten nach Verwendung von Scheinen sowie nach Geschlecht, Versichertengruppe, Kassenart und Wohnort (absolut)

	TOTAL	GESCHLECHT			VERSICHERTENGRUPPE				KASSENART			WOHNORT		
		MÄNNL	WEIBL	K.A.	M	F	R	K.A.	EKK	RVO	K.A.	STADT	LAND	K.A.
TOTAL	8873	3652	4964	257	3553	3305	2015	0	1598	7226	49	1632	4424	2817

VERWENDUNG VON (MEHREREN) KRANKENSCHEINEN

	TOTAL	MÄNNL	WEIBL	K.A.	M	F	R	K.A.	EKK	RVO	K.A.	STADT	LAND	K.A.
0	1404	567	759	78	597	498	309	0	272	1126	6	53	173	1178
1	7284	3015	4091	178	2866	2726	1692	0	1231	6010	43	1516	4159	1609
2	174	69	104	1	85	77	12	0	87	87	0	60	84	30
3	11	1	10	0	5	4	2	0	8	3	0	3	8	0

VERWENDUNG VON (MEHREREN) VORSORGESCHEINEN

	TOTAL	MÄNNL	WEIBL	K.A.	M	F	R	K.A.	EKK	RVO	K.A.	STADT	LAND	K.A.
0	8841	3642	4942	257	3543	3284	2014	0	1593	7199	49	1625	4404	2812
1	32	10	22	0	10	21	1	0	5	27	0	7	20	5

VERWENDUNG VON (MEHREREN) SCHEINEN

	TOTAL	MÄNNL	WEIBL	K.A.	M	F	R	K.A.	EKK	RVO	K.A.	STADT	LAND	K.A.
0	14	4	10	0	6	5	3	0	9	5	0	4	4	6
1	7573	3137	4185	251	2960	2864	1749	0	1289	6239	45	1441	4063	2069
2	1081	421	654	6	484	371	226	0	247	830	4	150	299	632
3	157	68	89	0	76	50	31	0	39	118	0	28	46	83
4	41	20	21	0	23	12	6	0	12	29	0	8	10	23
5	5	2	3	0	2	3	0	0	2	3	0	1	1	3
6	2	0	2	0	2	0	0	0	0	2	0	0	1	1

Forts. Tabelle 11b: Patienten nach Verwendung von Scheinen sowie nach Geschlecht, Versichertengruppe, Kassenart und Wohnort (prozentual)

	TOTAL	GESCHLECHT		VERSICHERTENGRUPPE			KASSENART		WOHNORT	
		MÄNNL	WEIBL	M	F	R	EKK	RVO	STADT	LAND
TOTAL(N)	*8873*	3652	4964	3553	3305	2015	1598	7226	1632	4424
TOTAL(%)	100	42.38	57.61	40.04	37.24	22.70	18.11	81.89	26.94	73.05

VERWENDUNG VON (MEHREREN) KRANKENSCHEINEN (%)

	TOTAL	MÄNNL	WEIBL	M	F	R	EKK	RVO	STADT	LAND
0	100	42.76	57.24	42.52	35.47	22.01	19.46	80.54	23.45	76.55
1	100	42.43	57.57	39.35	37.42	23.23	17.00	83.00	26.71	73.29
2	100	39.88	60.12	48.85	44.25	6.90	50.00	50.00	41.67	58.33
3	100	9.09	90.91	45.45	36.36	8.18	72.73	27.27	27.27	72.73

VERWENDUNG VON (MEHREREN) VORSORGESCHEINEN (%)

	TOTAL	MÄNNL	WEIBL	M	F	R	EKK	RVO	STADT	LAND
0	100	42.43	57.57	40.07	37.15	22.78	18.12	81.88	26.95	73.05
1	100	31.25	68.75	31.25	65.63	3.13	15.63	84.38	25.93	74.07

VERWENDUNG VON (MEHREREN) SCHEINEN (%)

	TOTAL	MÄNNL	WEIBL	M	F	R	EKK	RVO	STADT	LAND
0	100	28.57	71.43	42.86	35.71	21.43	64.29	35.71	50.00	50.00
1	100	42.84	57.16	39.09	37.82	23.10	17.12	82.88	26.18	73.82
2	100	39.16	60.84	44.77	34.32	20.91	22.93	77.07	33.41	66.59
3	100	43.31	56.69	48.41	31.85	19.75	24.84	75.16	37.84	62.16
4	100	48.78	51.22	56.10	29.27	14.63	29.27	70.73	44.44	55.56
5	100	40.00	60.00	40.00	60.00	0.00	40.00	60.00	50.00	50.00
6	100	0.00	100.00	100.00	0.00	0.00	0.00	100.00	0.00	100.00

Tabelle 11c: Patienten nach Verwendung von Scheinen und nach Altersgruppen (absolut)

ALTERSGRUPPEN IN JAHREN

	TOTAL	B.1	1-4	5-14	15-24	25-34	35-44	45-54	55-64	65-74	Ü.74	K.A.
TOTAL	8873	84	407	1141	1146	1032	1257	1124	977	1096	605	4

VERWENDUNG VON (MEHREREN) ÜBERWEISUNGSSCHEINEN

	TOTAL	B.1	1-4	5-14	15-24	25-34	35-44	45-54	55-64	65-74	Ü.74	K.A.
0	6761	76	344	917	845	745	937	851	736	833	475	2
1	1940	7	59	204	270	257	294	251	226	245	125	2
2	148	0	4	17	29	26	19	19	13	17	4	0
3	21	1	0	2	2	4	6	3	1	1	1	0
4	3	0	0	1	0	0	1	0	1	0	0	0

VERWENDUNG VON (MEHREREN) NOTFALLSCHEINEN

	TOTAL	B.1	1-4	5-14	15-24	25-34	35-44	45-54	55-64	65-74	Ü.74	K.A.
0	8764	83	397	1122	1130	1021	1241	1111	962	1091	602	4
1	108	1	9	19	16	11	16	13	15	5	3	0
2	1	0	1	0	0	0	0	0	0	0	0	0

VERWENDUNG VON (MEHREREN) VERTRETERSCHEINEN

	TOTAL	B.1	1-4	5-14	15-24	25-34	35-44	45-54	55-64	65-74	Ü.74	K.A.
0	8708	83	397	1128	1120	1021	1237	1099	962	1070	587	4
1	163	1	10	13	26	11	20	25	13	26	18	0
2	2	0	0	0	0	0	0	0	2	0	0	0

VERWENDUNG VON (MEHREREN) BELEGARZTSCHEINEN

	TOTAL	B.1	1-4	5-14	15-24	25-34	35-44	45-54	55-64	65-74	Ü.74	K.A.
0	8759	78	402	1124	1130	1015	1242	1107	974	1084	599	4
1	107	6	5	15	15	17	13	17	3	11	5	0
2	6	0	0	2	0	0	2	0	0	1	1	0
3	1	0	0	0	1	0	0	0	0	0	0	0

Tabelle 11d: Patienten nach Verwendung von Scheinen und nach Altersgruppen (prozentual)

ALTERSGRUPPEN IN JAHREN

	! TOTAL !	B.1	1-4	5-14	15-24	25-34	35-44	45-54	55-64	65-74	Ü.74 !
TOTAL(N)!	*8873*!	84	407	1141	1146	1032	1257	1124	977	1096	605 !
TOTAL(%)!	100 !	0.94	4.58	12.86	12.92	11.63	14.17	12.67	11.01	12.35	6.82 !

VERWENDUNG VON (MEHREREN) ÜBERWEISUNGSSCHEINEN (%)

			B.1	1-4	5-14	15-24	25-34	35-44	45-54	55-64	65-74	Ü.74 !
0	!	100 !	1.12	5.09	13.57	12.50	11.02	13.86	12.59	10.89	12.32	7.03 !
1	!	100 !	0.36	3.04	10.53	13.93	13.26	15.17	12.95	11.66	12.64	6.45 !
2	!	100 !	0.00	2.70	11.49	19.59	17.57	12.84	12.84	8.78	11.49	2.70 !
3	!	100 !	4.76	0.00	9.52	9.52	19.05	28.57	14.29	4.76	4.76	4.76 !
4	!	100 !	0.00	0.00	33.33	0.00	0.00	33.33	0.00	33.33	0.00	0.00 !

VERWENDUNG VON (MEHREREN) NOTFALLSCHEINEN (%)

			B.1	1-4	5-14	15-24	25-34	35-44	45-54	55-64	65-74	Ü.74 !
0	!	100 !	0.95	4.53	12.81	12.90	11.66	14.17	12.68	10.98	12.45	6.87 !
1	!	100 !	0.93	8.33	17.59	14.81	10.19	14.81	12.04	13.89	4.63	2.78 !
2	!	100 !	0.00	100.00	0.00	0.00	0.00	0.00	0.00	0.00	0.00	0.00 !

VERWENDUNG VON (MEHREREN) VERTRETERSCHEINEN (%)

			B.1	1-4	5-14	15-24	25-34	35-44	45-54	55-64	65-74	Ü.74 !
0	!	100 !	0.95	4.56	12.96	12.87	11.73	14.21	12.63	11.05	12.29	6.74 !
1	!	100 !	0.61	6.13	7.98	15.95	6.75	12.27	15.34	7.98	15.95	11.04 !
2	!	100 !	0.00	0.00	0.00	0.00	0.00	0.00	0.00	100.00	0.00	0.00 !

VERWENDUNG VON (MEHREREN) BELEGARZTSCHEINEN (%)

			B.1	1-4	5-14	15-24	25-34	35-44	45-54	55-64	65-74	Ü.74 !
0	!	100 !	0.89	4.59	12.84	12.91	11.59	14.19	12.64	11.13	12.38	6.84 !
1	!	100 !	5.61	4.67	14.02	14.02	15.89	12.15	15.89	2.80	10.28	4.67 !
2	!	100 !	0.00	0.00	33.33	0.00	0.00	33.33	0.00	0.00	16.67	16.67 !
3	!	100 !	0.00	0.00	0.00	100.00	0.00	0.00	0.00	0.00	0.00	0.00 !

156

Forts. Tabelle 11c: Patienten nach Verwendung von Scheinen und nach Altersgruppen (absolut)

ALTERSGRUPPEN IN JAHREN

	! TOTAL !	B.1	1-4	5-14	15-24	25-34	35-44	45-54	55-64	65-74	Ü.74	K.A.!
TOTAL!	8873 !	84	407	1141	1146	1032	1257	1124	977	1096	605	4 !

VERWENDUNG VON (MEHREREN) KRANKENSCHEINEN

	! TOTAL !	B.1	1-4	5-14	15-24	25-34	35-44	45-54	55-64	65-74	Ü.74	K.A.!
0	! 1404 !	12	54	148	193	205	201	180	147	175	87	2 !
1	! 7284 !	72	342	963	915	794	1020	931	814	913	518	2 !
2	! 174 !	0	11	29	35	29	34	13	15	8	0	0 !
3	! 11 !	0	0	1	3	4	2	0	1	0	0	0 !

VERWENDUNG VON (MEHREREN) VORSORGESCHEINEN

	! TOTAL !	B.1	1-4	5-14	15-24	25-34	35-44	45-54	55-64	65-74	Ü.74	K.A.!
0	! 8841 !	80	401	1141	1145	1028	1249	1116	976	1096	605	4 !
1	! 32 !	4	6	0	1	4	8	8	1	0	0	0 !

VERWENDUNG VON (MEHREREN) SCHEINEN

	! TOTAL !	B.1	1-4	5-14	15-24	25-34	35-44	45-54	55-64	65-74	Ü.74	K.A.!
0	! 14 !	1	1	0	6	1	1	2	0	1	1	0 !
1	! 7573 !	75	355	996	939	868	1048	961	843	950	534	4 !
2	! 1081 !	7	47	118	164	133	172	135	110	131	64	0 !
3	! 157 !	0	2	18	29	26	29	18	18	13	4	0 !
4	! 41 !	0	2	8	6	4	6	7	5	1	2	0 !
5	! 5 !	1	0	1	1	0	0	1	1	0	0	0 !
6	! 2 !	0	0	0	1	0	1	0	0	0	0	0 !

Forts. Tabelle 11d: Patienten nach Verwendung von Scheinen und nach Altersgruppen (prozentual)

ALTERSGRUPPEN IN JAHREN

	! TOTAL !	B.1	1-4	5-14	15-24	25-34	35-44	45-54	55-64	65-74	Ü.74
TOTAL(N)!	*8873*!	84	407	1141	1146	1032	1257	1124	977	1096	605 !
TOTAL(%)!	100 !	0.94	4.58	12.86	12.92	11.63	14.17	12.67	11.01	12.35	6.82 !

VERWENDUNG VON (MEHREREN) KRANKENSCHEINEN (%)

	! TOTAL !	B.1	1-4	5-14	15-24	25-34	35-44	45-54	55-64	65-74	Ü.74
0	! 100 !	0.86	3.85	10.56	13.77	14.62	14.34	12.84	10.49	12.48	6.21 !
1	! 100 !	0.99	4.70	13.22	12.57	10.90	14.01	12.78	11.18	12.54	7.11 !
2	! 100 !	0.00	6.32	16.67	20.11	16.67	19.54	7.47	8.62	4.60	0.00 !
3	! 100 !	0.00	0.00	9.09	27.27	36.36	18.18	0.00	9.09	0.00	0.00 !

VERWENDUNG VON (MEHREREN) VORSORGESCHEINEN (%)

	! TOTAL !	B.1	1-4	5-14	15-24	25-34	35-44	45-54	55-64	65-74	Ü.74
0	! 100 !	0.91	4.54	12.91	12.96	11.63	14.13	12.63	11.04	12.40	6.85 !
1	! 100 !	12.50	18.75	0.00	3.13	12.50	25.00	25.00	3.13	0.00	0.00 !

VERWENDUNG VON (MEHREREN) SCHEINEN (%)

	! TOTAL !	B.1	1-4	5-14	15-24	25-34	35-44	45-54	55-64	65-74	Ü.74
0	! 100 !	7.14	7.14	0.00	42.86	7.14	7.14	14.29	0.00	7.14	7.14 !
1	! 100 !	0.99	4.69	13.16	12.41	11.47	13.85	12.70	11.14	12.55	7.06 !
2	! 100 !	0.65	4.35	10.92	15.17	12.30	15.91	12.49	10.18	12.12	5.92 !
3	! 100 !	0.00	1.27	11.46	18.47	16.56	18.47	11.46	11.46	8.28	2.55 !
4	! 100 !	0.00	4.88	19.51	14.63	9.76	14.63	17.07	12.20	2.44	4.88 !
5	! 100 !	20.00	0.00	20.00	20.00	0.00	0.00	20.00	20.00	0.00	0.00 !
6	! 100 !	0.00	0.00	0.00	50.00	0.00	50.00	0.00	0.00	0.00	0.00 !

Tabelle 12: <u>Patienten nach Anzahl der in Anspruch genommenen häufigsten Einzelleistungen sowie nach Geschlecht, Versichertengruppe, Kassenart, Wohnort und Altersgruppen</u>

Tabelle 12a: Patienten nach häufigsten Einzelleistungen sowie nach Geschlecht, Versichertengruppe, Kassenart und Wohnort (absolut)

	TOTAL	GESCHLECHT			VERSICHERTENGRUPPE				KASSENART			WOHNORT		
		MÄNNL	WEIBL	K.A.	M	F	R	K.A.	EKK	RVO	K.A.	STADT	LAND	K.A.
TOTAL	8873	3652	4964	257	3553	3305	2015	0	1598	7226	49	1632	4424	2817

INANSPRUCHNAHME VON BERATUNGEN (BMÄ 1)

	TOTAL	MÄNNL	WEIBL	K.A.	M	F	R	K.A.	EKK	RVO	K.A.	STADT	LAND	K.A.
0	794	335	425	34	284	324	186	0	120	627	47	87	316	391
1	3034	1338	1587	109	1284	1236	514	0	553	2480	1	496	1485	1053
2-5	4320	1712	2508	100	1717	1550	1053	0	783	3536	1	902	2264	1154
6-10	658	237	407	14	243	190	225	0	133	525	0	134	321	203
11 UND MEHR	67	30	37	0	25	5	37	0	9	58	0	13	38	16

INANSPRUCHNAHME VON EINGEHENDEN UNTERSUCHUNGEN (BMÄ 25)

	TOTAL	MÄNNL	WEIBL	K.A.	M	F	R	K.A.	EKK	RVO	K.A.	STADT	LAND	K.A.
0	5135	2261	2732	142	2052	2025	1058	0	803	4284	48	837	2812	1486
1	3249	1248	1893	108	1298	1115	836	0	677	2571	1	695	1455	1099
2-5	488	142	339	7	203	164	121	0	118	370	0	99	157	232
6-10	1	1	0	0	0	1	0	0	0	1	0	1	0	0

INANSPRUCHNAHME VON INJEKTIONEN I.M. (BMÄ 29)

	TOTAL	MÄNNL	WEIBL	K.A.	M	F	R	K.A.	EKK	RVO	K.A.	STADT	LAND	K.A.
0	7959	3296	4439	224	3115	3073	1771	0	1423	6488	48	1422	4002	2535
1	389	155	219	15	198	109	82	0	76	313	0	90	189	110
2-5	392	150	229	13	189	94	109	0	75	316	1	84	177	131
6-10	96	38	55	3	36	21	39	0	13	83	0	22	46	28
11 UND MEHR	37	13	22	2	15	8	14	0	11	26	0	14	10	13

INANSPRUCHNAHME VON BESUCHEN (BMÄ 6)

	TOTAL	MÄNNL	WEIBL	K.A.	M	F	R	K.A.	EKK	RVO	K.A.	STADT	LAND	K.A.
0	8115	3379	4491	245	3394	3047	1674	0	1483	6583	49	1510	3982	2623
1	370	145	218	7	91	162	117	0	66	304	0	69	213	88
2-5	298	100	193	5	56	88	154	0	38	260	0	35	185	78
6-10	60	21	39	0	6	8	46	0	10	50	0	14	31	15
11 UND MEHR	30	7	23	0	6	0	24	0	1	29	0	4	13	13

Tabelle 12b: Patienten nach häufigsten Einzelleistungen sowie nach Geschlecht,
Versichertengruppe, Kassenart und Wohnort (prozentual)

	TOTAL	GESCHLECHT		VERSICHERTENGRUPPE				KASSENART			WOHNORT		
		MÄNNL	WEIBL	M	F	R	!	EKK	RVO	!	STADT	LAND	!
TOTAL(N) !	*8873*!	3652	4964 !	3553	3305	2015 !		1598	7226 !		1632	4424 !	
TOTAL(%) !	100 !	42.38	57.61 !	40.04	37.24	22.70 !		18.11	81.89 !		26.94	73.05 !	

INANSPRUCHNAHME VON BERATUNGEN (BMÄ 1)

	TOTAL	MÄNNL	WEIBL	M	F	R	EKK	RVO	STADT	LAND
0 !	100 !	44.08	55.92 !	35.77	40.81	23.43 !	16.06	83.94 !	21.59	78.41 !
1 !	100 !	45.74	54.26 !	42.32	40.74	16.94 !	18.23	81.77 !	25.04	74.96 !
2-5 !	100 !	40.57	59.43 !	39.75	35.88	24.38 !	18.13	81.87 !	28.49	71.51 !
6-10 !	100 !	36.80	63.20 !	36.93	28.88	34.19 !	20.21	79.79 !	29.45	70.55 !
11 UND MEHR !	100 !	44.78	55.22 !	37.31	7.46	55.22 !	13.43	86.57 !	25.49	74.51 !

INANSPRUCHNAHME VON EINGEHENDEN UNTERSUCHUNGEN (BMÄ 25)

	TOTAL	MÄNNL	WEIBL	M	F	R	EKK	RVO	STADT	LAND
0 !	100 !	45.28	54.72 !	39.96	39.44	20.60 !	15.79	84.21 !	22.94	77.06 !
1 !	100 !	39.73	60.27 !	39.95	34.32	25.73 !	20.84	79.16 !	32.33	67.67 !
2-5 !	100 !	29.52	70.48 !	41.60	33.61	24.80 !	24.18	75.82 !	38.67	61.33 !
6-10 !	100 !	100.00	0.00 !	0.00	100.00	0.00 !	0.00	100.00 !	100.00	0.00 !

INANSPRUCHNAHME VON INJEKTIONEN I.M. (BMÄ 29)

	TOTAL	MÄNNL	WEIBL	M	F	R	EKK	RVO	STADT	LAND
0 !	100 !	42.61	57.39 !	39.14	38.61	22.25 !	17.99	82.01 !	26.22	73.78 !
1 !	100 !	41.44	58.56 !	50.90	28.02	21.08 !	19.54	80.46 !	32.26	67.74 !
2-5 !	100 !	39.58	60.42 !	48.21	23.98	27.81 !	19.18	80.82 !	32.18	67.82 !
6-10 !	100 !	40.86	59.14 !	37.50	21.88	40.63 !	13.54	86.46 !	32.35	67.65 !
11 UND MEHR !	100 !	37.14	62.86 !	40.54	21.62	37.84 !	29.73	70.27 !	58.33	41.67 !

INANSPRUCHNAHME VON BESUCHEN (BMÄ 6)

	TOTAL	MÄNNL	WEIBL	M	F	R	EKK	RVO	STADT	LAND
0 !	100 !	42.94	57.06 !	41.82	37.55	20.63 !	18.39	81.61 !	27.49	72.51 !
1 !	100 !	39.94	60.06 !	24.59	43.78	31.62 !	17.84	82.16 !	24.47	75.53 !
2-5 !	100 !	34.13	65.87 !	18.79	29.53	51.68 !	12.75	87.25 !	15.91	84.09 !
6-10 !	100 !	35.00	65.00 !	10.00	13.33	76.67 !	16.67	83.33 !	31.11	68.89 !
11 UND MEHR !	100 !	23.33	76.67 !	20.00	0.00	80.00 !	3.33	96.67 !	23.53	76.47 !

Forts. Tabelle 12a: Patienten nach häufigsten Einzelleistungen sowie nach Geschlecht, Versichertengruppe,
Kassenart und Wohnort (absolut)

		GESCHLECHT			VERSICHERTENGRUPPE				KASSENART			WOHNORT		
	TOTAL	MÄNNL	WEIBL	K.A.	M	F	R	K.A.	EKK	RVO	K.A.	STADT	LAND	K.A.
TOTAL	8873	3652	4964	257	3553	3305	2015	0	1598	7226	49	1632	4424	2817

INANSPRUCHNAHME VON VISITEN IM KRANKENHAUS (BMÄ 5)

		GESCHLECHT			VERSICHERTENGRUPPE				KASSENART			WOHNORT		
0	8773	3617	4903	253	3516	3262	1995	0	1598	7126	49	1626	4399	2748
1	4	2	2	0	2	2	0	0	0	4	0	0	1	3
2-5	18	7	11	0	6	9	3	0	0	18	0	0	5	13
6-10	31	9	22	0	12	16	3	0	0	31	0	2	6	23
11 UND MEHR	47	17	26	4	17	16	14	0	0	47	0	4	13	30

INANSPRUCHNAHME VON KURZ/MIKROWELLENBESTRAHLUNGEN (BMÄ 777)

		GESCHLECHT			VERSICHERTENGRUPPE				KASSENART			WOHNORT		
0	8592	3532	4813	247	3394	3237	1961	0	1550	6993	49	1564	4309	2719
1	73	35	35	3	49	14	10	0	16	57	0	16	23	34
2-5	125	57	63	5	70	31	24	0	22	103	0	27	58	40
6-10	67	24	41	2	34	18	15	0	6	61	0	20	25	22
11 UND MEHR	16	4	12	0	6	5	5	0	4	12	0	5	9	2

INANSPRUCHNAHME VON BERICHTEN/AU-SCHREIBUNGEN (BMÄ 14,14A)

		GESCHLECHT			VERSICHERTENGRUPPE				KASSENART			WOHNORT		
0	8023	3126	4677	220	2774	3263	1986	0	1469	6507	47	1477	4044	2502
1	588	356	211	21	527	38	23	0	87	499	2	95	274	219
2-5	256	165	75	16	246	4	6	0	41	215	0	59	105	92
6-10	6	5	1	0	6	0	0	0	1	5	0	1	1	4

INANSPRUCHNAHME VON INJEKTIONEN I.V. (BMÄ 30)

		GESCHLECHT			VERSICHERTENGRUPPE				KASSENART			WOHNORT		
0	8625	3563	4813	249	3441	3259	1925	0	1548	7028	49	1574	4322	2729
1	111	46	60	5	57	19	35	0	22	89	0	29	41	41
2-5	82	21	59	2	37	16	29	0	17	65	0	19	36	27
6-10	33	14	19	0	13	7	13	0	8	25	0	4	15	14
11 UND MEHR	22	8	13	1	5	4	13	0	3	19	0	6	10	6

Forts. Tabelle 12b: Patienten nach häufigsten Einzelleistungen sowie nach Geschlecht,
Versichertengruppe, Kassenart und Wohnort (prozentual)

| | TOTAL | GESCHLECHT | | VERSICHERTENGRUPPE | | | | KASSENART | | | WOHNORT | | |
		MÄNNL	WEIBL	M	F	R	!	EKK	RVO	!	STADT	LAND	!
TOTAL(N) !	*8873*!	3652	4964 !	3553	3305	2015 !		1598	7226 !		1632	4424 !	
TOTAL(%) !	100 !	42.38	57.61 !	40.04	37.24	22.70 !		18.11	81.89 !		26.94	73.05 !	

INANSPRUCHNAHME VON VISITEN IM KRANKENHAUS (BMÄ 5)

	TOTAL	MÄNNL	WEIBL	M	F	R	EKK	RVO	STADT	LAND
0 !	100 !	42.45	57.55 !	40.08	37.18	22.74 !	18.32	81.68 !	26.99	73.01 !
1 !	100 !	50.00	50.00 !	50.00	50.00	0.00 !	0.00	100.00 !	0.00	100.00 !
2-5 !	100 !	38.89	61.11 !	33.33	50.00	16.67 !	0.00	100.00 !	0.00	100.00 !
6-10 !	100 !	29.03	70.97 !	38.71	51.61	9.68 !	0.00	100.00 !	25.00	75.00 !
11 UND MEHR !	100 !	39.53	60.47 !	36.17	34.04	29.79 !	0.00	100.00 !	23.53	76.47 !

INANSPRUCHNAHME VON KURZ/MIKROWELLENBESTRAHLUNGEN (BMÄ 777)

	TOTAL	MÄNNL	WEIBL	M	F	R	EKK	RVO	STADT	LAND
0 !	100 !	42.32	57.68 !	39.50	37.67	22.82 !	18.14	81.86 !	26.63	73.37 !
1 !	100 !	50.00	50.00 !	67.12	19.18	13.70 !	21.92	78.08 !	41.03	58.97 !
2-5 !	100 !	47.50	52.50 !	56.00	24.80	19.20 !	17.60	82.40 !	31.76	68.24 !
6-10 !	100 !	36.92	63.08 !	50.75	26.87	22.39 !	8.96	91.04 !	44.44	55.56 !
11 UND MEHR !	100 !	25.00	75.00 !	37.50	31.25	31.25 !	25.00	75.00 !	35.71	64.29 !

INANSPRUCHNAHME VON BERICHTEN/AU-SCHREIBUNGEN (BMÄ 14,14A)

	TOTAL	MÄNNL	WEIBL	M	F	R	EKK	RVO	STADT	LAND
0 !	100 !	40.06	59.94 !	34.58	40.67	24.75 !	18.42	81.58 !	26.75	73.25 !
1 !	100 !	62.79	37.21 !	89.63	6.46	3.91 !	14.85	85.15 !	25.75	74.25 !
2-5 !	100 !	68.75	31.25 !	96.09	1.56	2.34 !	16.02	83.98 !	35.98	64.02 !
6-10 !	100 !	83.33	16.67 !	100.00	0.00	0.00 !	16.67	83.33 !	50.00	50.00 !

INANSPRUCHNAHME VON INJEKTIONEN I.V.(BMÄ 30)

	TOTAL	MÄNNL	WEIBL	M	F	R	EKK	RVO	STADT	LAND
0 !	100 !	42.54	57.46 !	39.90	37.79	22.32 !	18.05	81.95 !	26.70	73.30 !
1 !	100 !	43.40	56.60 !	51.35	17.12	31.53 !	19.82	80.18 !	41.43	58.57 !
2-5 !	100 !	26.25	73.75 !	45.12	19.51	35.37 !	20.73	79.27 !	34.55	65.45 !
6-10 !	100 !	42.42	57.58 !	39.39	21.21	39.39 !	24.24	75.76 !	21.05	78.95 !
11 UND MEHR !	100 !	38.10	61.90 !	22.73	18.18	59.09 !	13.64	86.36 !	37.50	62.50 !

Forts. Tabelle 12a: Patienten nach häufigsten Einzelleistungen sowie nach Geschlecht, Versichertengruppe, Kassenart und Wohnort (absolut)

		GESCHLECHT			VERSICHERTENGRUPPE				KASSENART			WOHNORT		
	TOTAL	MÄNNL	WEIBL	K.A.	M	F	R	K.A.	EKK	RVO	K.A.	STADT	LAND	K.A.
TOTAL	8873	3652	4964	257	3553	3305	2015	0	1598	7226	49	1632	4424	2817

INANSPRUCHNAHME VON HARNSEDIMENTUNTERSUCHUNGEN (BMÄ 5055)

		GESCHLECHT			VERSICHERTENGRUPPE				KASSENART			WOHNORT		
0	8222	3416	4570	236	3278	3096	1848	0	1465	6708	49	1500	4177	2545
1	508	182	314	12	217	171	120	0	103	405	0	98	197	213
2-5	138	54	75	9	55	37	46	0	28	110	0	32	49	57
6-10	5	0	5	0	3	1	1	0	2	3	0	2	1	2

INANSPRUCHNAHME VON BLUTSENKUNGSUNTERSUCHUNGEN (BMÄ 26)

		GESCHLECHT			VERSICHERTENGRUPPE				KASSENART			WOHNORT		
0	8092	3347	4509	236	3199	3102	1791	0	1435	6608	49	1436	4096	2560
1	696	261	418	17	314	187	195	0	147	549	0	177	289	230
2-5	85	44	37	4	40	16	29	0	16	69	0	19	39	27

Forts. Tabelle 12b: Patienten nach häufigsten Einzelleistungen sowie nach Geschlecht, Versichertengruppe, Kassenart und Wohnort (prozentual)

		GESCHLECHT		VERSICHERTENGRUPPE				KASSENART			WOHNORT		
	TOTAL	MÄNNL	WEIBL	M	F	R	!	EKK	RVO	!	STADT	LAND	!
TOTAL(N) !	*8873*!	3652	4964 !	3553	3305	2015 !		1598	7226 !		1632	4424 !	
TOTAL(%) !	100 !	42.38	57.61 !	40.04	37.24	22.70 !		18.11	81.89 !		26.94	73.05 !	

INANSPRUCHNAHME VON HARNSEDIMENTUNTERSUCHUNGEN (BMÄ 5055)

	TOTAL	MÄNNL	WEIBL	M	F	R	EKK	RVO	STADT	LAND
0 !	100 !	42.77	57.23 !	39.87	37.66	22.48 !	17.92	82.08 !	26.42	73.58 !
1 !	100 !	36.69	63.31 !	42.72	33.66	23.62 !	20.28	79.72 !	33.22	66.78 !
2-5 !	100 !	41.86	58.14 !	39.86	26.81	33.33 !	20.29	79.71 !	39.51	60.49 !
6-10 !	100 !	0.00	100.00 !	60.00	20.00	20.00 !	40.00	60.00 !	66.67	33.33 !

INANSPRUCHNAHME VON BLUTSENKUNGSUNTERSUCHUNGEN (BMÄ 26)

	TOTAL	MÄNNL	WEIBL	M	F	R	EKK	RVO	STADT	LAND
0 !	100 !	42.60	57.40 !	39.53	38.33	22.13 !	17.84	82.16 !	25.96	74.04 !
1 !	100 !	38.44	61.56 !	45.11	26.87	28.02 !	21.12	78.88 !	37.98	62.02 !
2-5 !	100 !	54.32	45.68 !	47.06	18.82	34.12 !	18.82	81.18 !	32.76	67.24 !

Tabelle 12c: Patienten nach häufigsten Einzelleistungen und nach Altersgruppen (absolut)

			ALTERSGRUPPEN IN JAHREN									
! TOTAL !	B.1	1-4	5-14	15-24	25-34	35-44	45-54	55-64	65-74	Ü.74	K.A.!
TOTAL! 8873 !	84	407	1141	1146	1032	1257	1124	977	1096	605	4 !

INANSPRUCHNAHME VON BERATUNGEN (BMÄ 1)

	TOTAL	B.1	1-4	5-14	15-24	25-34	35-44	45-54	55-64	65-74	Ü.74	K.A.
0 !	794 !	17	41	112	105	98	108	85	55	94	79	0 !
1 !	3034 !	26	159	496	461	383	432	358	270	271	176	2 !
2-5 !	4320 !	38	187	486	526	494	617	561	530	601	279	1 !
6-10 !	658 !	3	20	47	50	53	91	109	108	111	66	0 !
11 UND MEHR !	67 !	0	0	0	4	4	9	11	14	19	5	1 !

INANSPRUCHNAHME VON EINGEHENDEN UNTERSUCHUNGEN (BMÄ 25)

	TOTAL	B.1	1-4	5-14	15-24	25-34	35-44	45-54	55-64	65-74	Ü.74	K.A.
0 !	5135 !	52	214	753	704	627	722	676	525	564	296	2 !
1 !	3249 !	31	163	337	381	346	477	383	395	472	262	2 !
2-5 !	488 !	1	29	51	61	59	58	65	57	60	47	0 !
6-10 !	1 !	0	1	0	0	0	0	0	0	0	0	0 !

INANSPRUCHNAHME VON INJEKTIONEN I.M.(BMÄ 29)

	TOTAL	B.1	1-4	5-14	15-24	25-34	35-44	45-54	55-64	65-74	Ü.74	K.A.
0 !	7959 !	82	389	1114	1067	935	1093	954	848	951	522	4 !
1 !	389 !	1	13	16	48	48	77	69	47	45	25	0 !
2-5 !	392 !	1	5	7	27	40	67	77	64	68	36	0 !
6-10 !	96 !	0	0	2	2	9	16	16	12	23	16	0 !
11 UND MEHR !	37 !	0	0	2	2	0	4	8	6	9	6	0 !

INANSPRUCHNAHME VON BESUCHEN (BMÄ 6)

	TOTAL	B.1	1-4	5-14	15-24	25-34	35-44	45-54	55-64	65-74	Ü.74	K.A.
0 !	8115 !	74	364	1032	1101	996	1199	1060	906	950	430	3 !
1 !	370 !	6	28	74	29	24	36	28	41	64	39	1 !
2-5 !	298 !	4	14	31	16	11	22	32	26	48	94	0 !
6-10 !	60 !	0	1	4	0	0	0	3	3	25	24	0 !
11 UND MEHR !	30 !	0	0	0	0	1	0	1	1	9	18	0 !

Tabelle 12d: Patienten nach häufigsten Einzelleistungen und nach Altersgruppen (prozentual)

ALTERSGRUPPEN IN JAHREN

	! TOTAL !	B.1	1-4	5-14	15-24	25-34	35-44	45-54	55-64	65-74	Ü.74 !
TOTAL(N) !	*8873*!	84	407	1141	1146	1032	1257	1124	977	1096	605 !
TOTAL(%) !	100 !	0.94	4.58	12.86	12.96	11.63	14.17	12.67	11.01	12.35	6.82 !

INANSPRUCHNAHME VON BERATUNGEN (BMÄ 1)

0 !	100 !	2.14	5.16	14.11	13.22	12.34	13.60	10.71	6.93	11.84	9.95 !
1 !	100 !	0.86	5.24	16.36	15.20	12.63	14.25	11.81	8.91	8.94	5.80 !
2-5 !	100 !	0.88	4.33	11.25	12.18	11.44	14.29	12.99	12.27	13.92	6.46 !
6-10 !	100 !	0.46	3.04	7.14	7.60	8.05	13.83	16.57	16.41	16.87	10.03 !
11 UND MEHR !	100 !	0.00	0.00	0.00	6.06	6.06	13.64	16.67	21.21	28.79	7.58 !

INANSPRUCHNAHME VON EINGEHENDEN UNTERSUCHUNGEN (BMÄ 25)

0 !	100 !	1.01	4.17	14.67	13.72	12.22	14.07	13.17	10.23	10.99	5.77 !
1 !	100 !	0.95	5.02	10.38	11.73	10.66	14.69	11.80	12.17	14.54	8.07 !
2-5 !	100·!	0.20	5.94	10.45	12.50	12.09	11.89	13.32	11.68	12.30	9.63 !
6-10 !	100 !	0.00	100.00	0.00	0.00	0.00	0.00	0.00	0.00	0.00	0.00 !

INANSPRUCHNAHME VON INJEKTIONEN I.M.(BMÄ 29)

0 !	100 !	1.03	4.89	14.00	13.41	11.75	13.74	11.99	10.66	11.95	6.56 !
1 !	100 !	0.26	3.34	4.11	12.34	12.34	19.79	17.74	12.08	11.57	6.43 !
2-5 !	100 !	0.26	1.28	1.79	6.89	10.20	17.09	19.64	16.33	17.35	9.18 !
6-10 !	100 !	0.00	0.00	2.08	2.08	9.38	16.67	16.67	12.50	23.96	16.67 !
11 UND MEHR !	100 !	0.00	0.00	5.41	5.41	0.00	10.81	21.62	16.22	24.32	16.22 !

INANSPRUCHNAHME VON BESUCHEN (BMÄ 6)

0 !	100 !	0.91	4.49	12.72	13.57	12.28	14.78	13.07	11.17	11.71	5.30 !
1 !	100 !	1.63	7.59	20.05	7.86	6.50	9.76	7.59	11.11	17.34	10.57 !
2-5 !	100 !	1.34	4.70	10.40	5.37	3.69	7.38	10.74	8.72	16.11	31.54 !
6-10 !	100 !	0.00	1.67	6.67	0.00	0.00	0.00	5.00	5.00	41.67	40.00 !
11 UND MEHR !	100 !	0.00	0.00	0.00	0.00	3.33	0.00	3.33	3.33	30.00	60.00 !

Forts. Tabelle 12c: Patienten nach häufigsten Einzelleistungen und nach Altersgruppen (absolut)

ALTERSGRUPPEN IN JAHREN

	TOTAL	B.1	1-4	5-14	15-24	25-34	35-44	45-54	55-64	65-74	Ü.74	K.A.
TOTAL	8873	84	407	1141	1146	1032	1257	1124	977	1096	605	4

INANSPRUCHNAHME VON VISITEN IM KRANKENHAUS (BMÄ 5)

	TOTAL	B.1	1-4	5-14	15-24	25-34	35-44	45-54	55-64	65-74	Ü.74	K.A.
0	8773	78	404	1125	1136	1019	1242	1109	975	1084	597	4
1	4	0	0	1	0	1	1	1	0	0	0	0
2-5	18	1	1	4	1	4	2	2	0	2	1	0
6-10	31	1	0	10	4	3	6	4	0	1	2	0
11 UND MEHR	47	4	2	1	5	5	6	8	2	9	5	0

INANSPRUCHNAHME VON KURZ/MIKROWELLENBESTRAHLUNGEN (BMÄ 777)

	TOTAL	B.1	1-4	5-14	15-24	25-34	35-44	45-54	55-64	65-74	Ü.74	K.A.
0	8592	84	406	1125	1113	986	1200	1081	951	1053	589	4
1	73	0	0	3	7	14	17	11	9	12	0	0
2-5	125	0	0	8	20	22	27	14	8	16	10	0
6-10	67	0	0	3	5	9	9	15	8	13	5	0
11 UND MEHR	16	0	1	2	1	1	4	3	1	2	1	0

INANSPRUCHNAHME VON BERICHTEN/AU-SCHREIBUNGEN (BMÄ 14,14a)

	TOTAL	B.1	1-4	5-14	15-24	25-34	35-44	45-54	55-64	65-74	Ü.74	K.A.
0	8023	81	402	1129	933	839	1057	999	900	1079	600	4
1	588	2	5	11	151	132	144	83	41	15	4	0
2-5	256	1	0	1	62	59	56	39	35	2	1	0
6-10	6	0	0	0	0	2	0	3	1	0	0	0

INANSPRUCHNAHME VON INJEKTIONEN I.V.(BMÄ 30)

	TOTAL	B.1	1-4	5-14	15-24	25-34	35-44	45-54	55-64	65-74	Ü.74	K.A.
0	8625	84	406	1137	1130	1007	1213	1085	939	1043	577	4
1	111	0	0	1	8	12	21	21	19	18	11	0
2-5	82	0	1	3	8	7	15	9	12	20	7	0
6-10	33	0	0	0	0	4	7	7	2	7	6	0
11 UND MEHR	22	0	0	0	0	2	1	2	5	8	4	0

Forts. Tabelle 12d: Patienten nach häufigsten Einzelleistungen und nach Altersgruppen (prozentual)

ALTERSGRUPPEN IN JAHREN

	TOTAL	B.1	1-4	5-14	15-24	25-34	35-44	45-54	55-64	65-74	Ü.74
TOTAL(N)	*8873*	84	407	1141	1146	1032	1257	1124	977	1096	605
TOTAL(%)	100	0.94	4.58	12.86	12.96	11.63	14.17	12.67	11.01	12.35	6.82

INANSPRUCHNAHME VON VISITEN IM KRANKENHAUS (BMÄ 5)

	TOTAL	B.1	1-4	5-14	15-24	25-34	35-44	45-54	55-64	65-74	Ü.74
0	100	0.89	4.61	12.83	12.95	11.62	14.16	12.65	11.12	12.36	6.81
1	100	0.00	0.00	25.00	0.00	25.00	25.00	25.00	0.00	0.00	0.00
2-5	100	5.56	5.56	22.22	5.56	22.22	11.11	11.11	0.00	11.11	5.56
6-10	100	3.23	0.00	32.26	12.90	9.68	19.35	12.90	0.00	3.23	6.45
11 UND MEHR	100	8.51	4.26	2.13	10.64	10.64	12.77	17.02	4.26	19.15	10.64

INANSPRUCHNAHME VON KURZ/MIKROWELLENBESTRAHLUNGEN (BMÄ 777)

	TOTAL	B.1	1-4	5-14	15-24	25-34	35-44	45-54	55-64	65-74	Ü.74
0	100	0.98	4.73	13.10	12.96	11.48	13.97	12.59	11.07	12.26	6.86
1	100	0.00	0.00	4.11	9.59	19.18	23.29	15.07	12.33	16.44	0.00
2-5	100	0.00	0.00	6.40	16.00	17.60	21.60	11.20	6.40	12.80	8.00
6-10	100	0.00	0.00	4.48	7.46	13.43	13.43	22.39	11.94	19.40	7.46
11 UND MEHR	100	0.00	6.25	12.50	6.25	6.25	25.00	18.75	6.25	12.50	6.25

INANSPRUCHNAHME VON BERICHTEN/AU-SCHREIBUNGEN (BMÄ 14,14A)

	TOTAL	B.1	1-4	5-14	15-24	25-34	35-44	45-54	55-64	65-74	Ü.74
0	100	1.01	5.01	14.08	11.63	10.46	13.18	12.46	11.22	13.46	7.48
1	100	0.34	0.85	1.87	25.68	22.45	24.49	14.12	6.97	2.55	0.68
2-5	100	0.39	0.00	0.39	24.22	23.05	21.88	15.23	13.67	0.78	0.39
6-10	100	0.00	0.00	0.00	0.00	33.33	0.00	50.00	16.67	0.00	0.00

INANSPRUCHNAHME VON INJEKTIONEN I.V.(BMÄ 30)

	TOTAL	B.1	1-4	5-14	15-24	25-34	35-44	45-54	55-64	65-74	Ü.74
0	100	0.97	4.71	13.19	13.11	11.68	14.07	12.59	10.89	12.10	6.69
1	100	0.00	0.00	0.90	7.21	10.81	18.92	18.92	17.12	16.22	9.91
2-5	100	0.00	1.22	3.66	9.76	8.54	18.29	10.98	14.63	24.39	8.54
6-10	100	0.00	0.00	0.00	0.00	12.12	21.21	21.21	6.06	21.21	18.18
11 UND MEHR	100	0.00	0.00	0.00	0.00	9.09	4.55	9.09	22.73	36.36	18.18

Forts. Tabelle 12c: Patienten nach häufigsten Einzelleistungen und nach Altersgruppen (absolut)

ALTERSGRUPPEN IN JAHREN

	TOTAL	B.1	1-4	5-14	15-24	25-34	35-44	45-54	55-64	65-74	Ü.74	K.A.
TOTAL	8873	84	407	1141	1146	1032	1257	1124	977	1096	605	4

INANSPRUCHNAHME VON HARNSEDIMENTUNTERSUCHUNGEN (BMÄ 5055)

	TOTAL	B.1	1-4	5-14	15-24	25-34	35-44	45-54	55-64	65-74	Ü.74	K.A.
0	8222	84	391	1082	1085	963	1145	1027	892	989	561	3
1	508	0	11	48	48	55	89	82	64	85	25	1
2-5	138	0	5	10	12	14	21	15	21	21	19	0
6-10	5	0	0	1	1	0	2	0	0	1	0	0

INANSPRUCHNAHME VON BLUTSENKUNGSUNTERSUCHUNGEN (BMÄ 26)

	TOTAL	B.1	1-4	5-14	15-24	25-34	35-44	45-54	55-64	65-74	Ü.74	K.A.
0	8092	82	393	1093	1081	961	1110	997	864	955	552	4
1	696	2	9	44	58	67	135	113	98	130	40	0
2-5	85	0	5	4	7	4	12	14	15	11	13	0

Forts. Tabelle 12d: Patienten nach häufigsten Einzelleistungen und nach Altersgruppen (prozentual)

ALTERSGRUPPEN IN JAHREN

	TOTAL	B.1	1-4	5-14	15-24	25-34	35-44	45-54	55-64	65-74	Ü.74
TOTAL(N)	*8873*	84	407	1141	1146	1032	1257	1124	977	1096	605
TOTAL(%)	100	0.94	4.58	12.86	12.96	11.63	14.17	12.67	11.01	12.35	6.82

INANSPRUCHNAHME VON HARNSEDIMENTUNTERSUCHUNGEN (BMÄ 5055)

	TOTAL	B.1	1-4	5-14	15-24	25-34	35-44	45-54	55-64	65-74	Ü.74
0	100	1.02	4.76	13.16	13.20	11.72	13.93	12.50	10.85	12.03	6.83
1	100	0.00	2.17	9.47	9.47	10.85	17.55	16.17	12.62	16.77	4.93
2-5	100	0.00	3.62	7.25	8.70	10.14	15.22	10.87	15.22	15.22	13.77
6-10	100	0.00	0.00	20.00	20.00	0.00	40.00	0.00	0.00	20.00	0.00

INANSPRUCHNAHME VON BLUTSENKUNGSUNTERSUCHUNGEN (BMÄ 26)

	TOTAL	B.1	1-4	5-14	15-24	25-34	35-44	45-54	55-64	65-74	Ü.74
0	100	1.01	4.86	13.51	13.37	11.88	13.72	12.33	10.68	11.81	6.82
1	100	0.29	1.29	6.32	8.33	9.63	19.40	16.24	14.08	18.68	5.75
2-5	100	0.00	5.88	4.71	8.24	4.71	14.12	16.47	17.65	12.94	15.29

Tabelle 13: Patienten nach Anzahl der in Anspruch genommenen Einzelleistungen nach Leistungsgruppen sowie nach Geschlecht, Versichertengruppe, Kassenart, Wohnort und Altersgruppen

Tabelle 13a: Patienten nach Leistungsgruppen sowie nach Geschlecht, Versichertengruppe, Kassenart und Wohnort (absolut)

	TOTAL	MÄNNL	WEIBL	K.A.	M	F	R	K.A.	EKK	RVO	K.A.	STADT	LAND	K.A.
		GESCHLECHT			VERSICHERTENGRUPPE				KASSENART			WOHNORT		
TOTAL	8873	3652	4964	257	3553	3305	2015	0	1598	7226	49	1632	4424	2817

INANSPRUCHNAHME VON BERATUNGEN (LEISTUNGSGRUPPE)

	TOTAL	MÄNNL	WEIBL	K.A.	M	F	R	K.A.	EKK	RVO	K.A.	STADT	LAND	K.A.
0	594	244	329	21	211	218	165	0	86	462	46	64	242	288
1	3017	1322	1583	112	1274	1239	504	0	545	2471	1	491	1454	1072
2-5	4405	1776	2525	104	1747	1600	1058	0	805	3598	2	914	2320	1171
6-10	717	253	448	16	266	216	235	0	144	573	0	142	347	228
11 UND MEHR	140	57	79	4	55	32	53	0	18	122	0	21	61	58

INANSPRUCHNAHME VON BESUCHEN (LEISTUNGSGRUPPE)

	TOTAL	MÄNNL	WEIBL	K.A.	M	F	R	K.A.	EKK	RVO	K.A.	STADT	LAND	K.A.
0	7956	3308	4409	239	3332	2984	1640	0	1452	6455	49	1481	3903	2572
1	463	186	265	12	133	202	128	0	85	378	0	82	260	121
2-5	353	124	223	6	73	109	171	0	48	305	0	49	210	94
6-10	66	26	40	0	9	8	49	0	12	54	0	15	34	17
11 UND MEHR	35	8	27	0	6	2	27	0	1	34	0	5	17	13

INANSPRUCHNAHME VON ALLGEMEINEN LEISTUNGEN (LEISTUNGSGRUPPE)

	TOTAL	MÄNNL	WEIBL	K.A.	M	F	R	K.A.	EKK	RVO	K.A.	STADT	LAND	K.A.
0	7386	2863	4321	202	2543	2991	1852	0	1361	5979	46	1422	3897	2067
1	1127	578	514	35	695	288	144	0	182	943	2	139	396	592
2-5	351	204	128	19	306	26	19	0	54	296	1	69	130	152
6-10	9	7	1	1	9	0	0	0	1	8	0	2	1	6

INANSPRUCHNAHME VON SONDERLEISTUNGEN (LEISTUNGSGRUPPE)

	TOTAL	MÄNNL	WEIBL	K.A.	M	F	R	K.A.	EKK	RVO	K.A.	STADT	LAND	K.A.
0	3232	1358	1792	82	1194	1374	664	0	464	2722	46	538	1925	769
1	2281	937	1271	73	873	860	548	0	407	1872	2	461	1181	639
2-5	2660	1083	1497	80	1187	890	583	0	584	2075	1	490	1067	1103
6-10	490	194	280	16	214	131	145	0	93	397	0	92	183	215
11 UND MEHR	210	80	124	6	85	50	75	0	50	160	0	51	68	91

Tabelle 13b: Patienten nach Leistungsgruppen sowie nach Geschlecht, Versichertengruppe, Kassenart und Wohnort (prozentual)

	TOTAL	GESCHLECHT		VERSICHERTENGRUPPE				KASSENART			WOHNORT		
		MÄNNL	WEIBL	M	F	R	!	EKK	RVO	!	STADT	LAND	!
TOTAL(N) !	*8873*!	3652	4964 !	3553	3305	2015 !		1598	7226 !		1632	4424 !	
TOTAL(%) !	100 !	42.38	57.61 !	40.04	37.24	22.70 !		18.11	81.89 !		26.94	73.05 !	

INANSPRUCHNAHME VON BERATUNGEN (LEISTUNGSGRUPPE)

	TOTAL	MÄNNL	WEIBL	M	F	R	EKK	RVO	STADT	LAND
0 !	100 !	42.58	57.42 !	35.52	36.70	27.78 !	15.69	84.31 !	20.92	79.08 !
1 !	100 !	45.51	54.49 !	42.23	41.07	16.71 !	18.07	81.93 !	25.24	74.76 !
2-5 !	100 !	41.29	58.71 !	39.66	36.32	24.02 !	18.28	81.72 !	28.26	71.74 !
6-10 !	100 !	36.09	63.91 !	37.10	30.13	32.78 !	20.08	79.92 !	29.04	70.96 !
11 UND MEHR !	100 !	41.91	58.09 !	39.29	22.86	37.86 !	12.86	87.14 !	25.61	74.39 !

INANSPRUCHNAHME VON BESUCHEN (LEISTUNGSGRUPPE)

	TOTAL	MÄNNL	WEIBL	M	F	R	EKK	RVO	STADT	LAND
0 !	100 !	42.87	57.13 !	41.88	37.51	20.61 !	18.36	81.64 !	27.51	72.49 !
1 !	100 !	41.24	58.76 !	28.73	43.63	27.65 !	18.36	81.64 !	23.98	76.02 !
2-5 !	100 !	35.73	64.27 !	20.68	30.88	48.44 !	13.60	86.40 !	18.92	81.08 !
6-10 !	100 !	39.39	60.61 !	13.64	12.12	74.24 !	18.18	81.82 !	30.61	69.39 !
11 UND MEHR !	100 !	22.86	77.14 !	17.14	5.71	77.14 !	2.86	97.14 !	22.73	77.27 !

INANSPRUCHNAHME VON ALLGEMEINEN LEISTUNGEN (LEISTUNGSGRUPPE)

	TOTAL	MÄNNL	WEIBL	M	F	R	EKK	RVO	STADT	LAND
0 !	100 !	39.85	60.15 !	34.43	40.50	25.07 !	18.54	81.46 !	26.73	73.27 !
1 !	100 !	52.93	47.07 !	61.67	25.55	12.78 !	16.18	83.82 !	25.98	74.02 !
2-5 !	100 !	61.45	38.55 !	87.18	7.41	5.41 !	15.43	84.57 !	34.67	65.33 !
6-10 !	100 !	87.50	12.50 !	100.00	0.00	0.00 !	11.11	88.89 !	66.67	33.33 !

INANSPRUCHNAHME VON SONDERLEISTUNGEN (LEISTUNGSGRUPPE)

	TOTAL	MÄNNL	WEIBL	M	F	R	EKK	RVO	STADT	LAND
0 !	100 !	43.11	56.89 !	36.94	42.51	20.54 !	14.56	85.44 !	21.84	78.16 !
1 !	100 !	42.44	57.56 !	38.27	37.70	24.02 !	17.86	82.14 !	28.08	71.92 !
2-5 !	100 !	41.98	58.02 !	44.62	33.46	21.92 !	21.96	78.04 !	31.47	68.53 !
6-10 !	100 !	40.93	59.07 !	43.67	26.73	29.59 !	18.98	81.02 !	33.45	66.55 !
11 UND MEHR !	100 !	39.22	60.78 !	40.48	23.81	35.71 !	23.81	76.19 !	42.86	57.14 !

Forts. Tabelle 13a: Patienten nach Leistungsgruppen sowie nach Geschlecht, Versichertengruppe,
Kassenart und Wohnort (absolut)

	TOTAL	GESCHLECHT			VERSICHERTENGRUPPE				KASSENART			WOHNORT		
		MÄNNL	WEIBL	K.A.	M	F	R	K.A.	EKK	RVO	K.A.	STADT	LAND	K.A.
TOTAL	8873	3652	4964	257	3553	3305	2015	0	1598	7226	49	1632	4424	2817

INANSPRUCHNAHME VON LABORLEISTUNGEN (LEISTUNGSGRUPPE)

	TOTAL	MÄNNL	WEIBL	K.A.	M	F	R	K.A.	EKK	RVO	K.A.	STADT	LAND	K.A.
0	7138	3033	3887	218	2810	2793	1535	0	1257	5832	49	1280	3712	2146
1	496	137	347	12	210	167	119	0	105	391	0	83	210	203
2-5	858	315	525	18	359	264	235	0	164	694	0	186	366	306
6-10	279	119	155	5	124	59	96	0	56	223	0	64	96	119
11 UND MEHR	102	48	50	4	50	22	30	0	16	86	0	19	40	43

INANSPRUCHNAHME VON PHYSIK.-MED.LEISTUNGEN (LEISTUNGSGRUPPE)

	TOTAL	MÄNNL	WEIBL	K.A.	M	F	R	K.A.	EKK	RVO	K.A.	STADT	LAND	K.A.
0	8452	3476	4736	240	3311	3197	1944	0	1515	6888	49	1534	4258	2660
1	124	57	60	7	80	30	14	0	30	94	0	25	44	55
2-5	149	67	77	5	82	41	26	0	29	120	0	31	72	46
6-10	100	37	59	4	56	21	23	0	14	86	0	27	31	42
11 UND MEHR	48	15	32	1	24	16	8	0	10	38	0	15	19	14

INANSPRUCHNAHME VON RÖNTGENLEISTUNGEN (LEISTUNGSGRUPPE)

	TOTAL	MÄNNL	WEIBL	K.A.	M	F	R	K.A.	EKK	RVO	K.A.	STADT	LAND	K.A.
0	7965	3209	4532	224	3110	3005	1850	0	1420	6496	49	1491	4206	2268
1	567	285	261	21	283	189	95	0	111	456	0	99	142	326
2-5	334	155	167	12	157	110	67	0	64	270	0	42	73	219
6-10	7	3	4	0	3	1	3	0	3	4	0	0	3	4

Forts. Tabelle 13b: Patienten nach Leistungsgruppen sowie nach Geschlecht,
Versichertengruppe, Kassenart und Wohnort (prozentual)

	TOTAL	GESCHLECHT		VERSICHERTENGRUPPE				KASSENART			WOHNORT		
		MÄNNL	WEIBL	M	F	R	!	EKK	RVO	!	STADT	LAND	!
TOTAL(N) !	*8873*!	3652	4964 !	3553	3305	2015 !		1598	7226 !		1632	4424 !	
TOTAL(%) !	100 !	42.38	57.61 !	40.04	37.24	22.70 !		18.11	81.89 !		26.94	73.05 !	

INANSPRUCHNAHME VON LABORLEISTUNGEN (LEISTUNGSGRUPPE)

	TOTAL	MÄNNL	WEIBL	M	F	R	EKK	RVO	STADT	LAND
0 !	100 !	43.83	56.17 !	39.37	39.13	21.50 !	17.73	82.27 !	25.64	74.36 !
1 !	100 !	28.31	71.69 !	42.34	33.67	23.99 !	21.17	78.83 !	28.33	71.67 !
2-5 !	100 !	37.50	62.50 !	41.84	30.77	27.39 !	19.11	80.89 !	33.70	66.30 !
6-10 !	100 !	43.43	56.57 !	44.44	21.15	34.41 !	20.07	79.93 !	40.00	60.00 !
11 UND MEHR !	100 !	48.98	51.02 !	49.02	21.57	29.41 !	15.69	84.31 !	32.20	67.80 !

INANSPRUCHNAHME VON PHYSIK.-MED.LEISTUNGEN (LEISTUNGSGRUPPE)

	TOTAL	MÄNNL	WEIBL	M	F	R	EKK	RVO	STADT	LAND
0 !	100 !	42.33	57.67 !	39.17	37.83	23.00 !	18.03	81.97 !	26.48	73.52 !
1 !	100 !	48.72	51.28 !	64.52	24.19	11.29 !	24.19	75.81 !	36.23	63.77 !
2-5 !	100 !	46.53	53.47 !	55.03	27.52	17.45 !	19.46	80.54 !	30.10	69.90 !
6-10 !	100 !	38.54	61.46 !	56.00	21.00	23.00 !	14.00	86.00 !	46.55	53.45 !
11 UND MEHR !	100 !	31.91	68.09 !	50.00	33.33	16.67 ! .	20.83	79.17 !	44.12	55.88 !

INANSPRUCHNAHME VON RÖNTGENLEISTUNGEN (LEISTUNGSGRUPPE)

	TOTAL	MÄNNL	WEIBL	M	F	R	EKK	RVO	STADT	LAND
0 !	100 !	41.45	58.55 !	39.05	37.73	23.23 !	17.94	82.06 !	26.17	73.83 !
1 !	100 !	52.20	47.80 !	49.91	33.33	16.75 !	19.58	80.42 !	41.08	58.92 !
2-5 !	100 !	48.14	51.86 !	47.01	32.93	20.06 !	19.16	80.84 !	36.52	63.48 !
6-10 !	100 !	42.86	57.14 !	42.86	14.29	42.86 !	42.86	57.14 !	0.00	100.00 !

Tabelle 13c: Patienten nach Leistungsgruppen und nach Altersgruppen (absolut)

ALTERSGRUPPEN IN JAHREN

	TOTAL	B.1	1-4	5-14	15-24	25-34	35-44	45-54	55-64	65-74	Ü.74	K.A.
TOTAL	8873	84	407	1141	1146	1032	1257	1124	977	1096	605	4

INANSPRUCHNAHME VON BERATUNGEN (LEISTUNGSGRUPPE)

	TOTAL	B.1	1-4	5-14	15-24	25-34	35-44	45-54	55-64	65-74	Ü.74	K.A.
0	594	10	31	71	64	70	80	69	45	79	75	0
1	3017	24	152	500	468	389	429	353	264	265	171	2
2-5	4405	38	195	506	541	504	629	564	543	607	277	1
6-10	717	6	26	60	60	57	99	114	109	114	72	0
11 UND MEHR	140	6	3	4	13	12	20	24	16	31	10	1

INANSPRUCHNAHME VON BESUCHEN (LEISTUNGSGRUPPE)

	TOTAL	B.1	1-4	5-14	15-24	25-34	35-44	45-54	55-64	65-74	Ü.74	K.A.
0	7956	72	350	1009	1084	981	1176	1039	892	931	419	3
1	463	8	38	85	42	34	54	44	42	69	46	1
2-5	353	4	18	43	20	16	26	36	39	59	92	0
6-10	66	0	1	4	0	0	1	2	3	26	29	0
11 UND MEHR	35	0	0	0	0	1	0	3	1	11	19	0

INANSPRUCHNAHME VON ALLGEMEINEN LEISTUNGEN (LEISTUNGSGRUPPE)

	TOTAL	B.1	1-4	5-14	15-24	25-34	35-44	45-54	55-64	65-74	Ü.74	K.A.
0	7386	71	376	1050	841	771	974	911	829	1004	557	2
1	1127	10	28	84	218	188	209	160	104	80	44	2
2-5	351	3	3	7	87	71	74	49	41	12	4	0
6-10	9	0	0	0	0	2	0	4	3	0	0	0

INANSPRUCHNAHME VON SONDERLEISTUNGEN (LEISTUNGSGRUPPE)

	TOTAL	B.1	1-4	5-14	15-24	25-34	35-44	45-54	55-64	65-74	Ü.74	K.A.
0	3232	35	164	532	436	387	430	409	322	327	188	2
1	2281	32	141	262	299	250	315	255	259	304	163	1
2-5	2660	14	94	307	340	329	406	351	309	334	175	1
6-10	490	1	5	32	60	51	73	78	55	80	55	0
11 UND MEHR	210	2	3	8	11	15	33	31	32	51	24	0

Tabelle 13d: Patienten nach Leistungsgruppen und nach Altersgruppen (prozentual)

ALTERSGRUPPEN IN JAHREN

	TOTAL	B.1	1-4	5-14	15-24	25-34	35-44	45-54	55-64	65-74	Ü.74
TOTAL(N)	*8873*	84	407	1141	1146	1032	1257	1124	977	1096	605
TOTAL(%)	100	0.94	4.58	12.86	12.96	11.63	14.17	12.67	11.01	12.35	6.82

INANSPRUCHNAHME VON BERATUNGEN (LEISTUNGSGRUPPE)

	TOTAL	B.1	1-4	5-14	15-24	25-34	35-44	45-54	55-64	65-74	Ü.74
0	100	1.68	5.22	11.95	10.77	11.78	13.47	11.62	7.58	13.30	12.63
1	100	0.80	5.04	16.58	15.52	12.90	14.23	11.71	8.76	8.79	5.67
2-5	100	0.86	4.43	11.49	12.28	11.44	14.28	12.81	12.33	13.78	6.29
6-10	100	0.84	3.63	8.37	8.37	7.95	13.81	15.90	15.20	15.90	10.04
11 UND MEHR	100	4.32	2.16	2.88	9.35	8.63	14.39	17.27	11.51	22.30	7.19

INANSPRUCHNAHME VON BESUCHEN (LEISTUNGSGRUPPE)

	TOTAL	B.1	1-4	5-14	15-24	25-34	35-44	45-54	55-64	65-74	Ü.74
0	100	0.91	4.40	12.69	13.63	12.33	14.79	13.06	11.22	11.71	5.27
1	100	1.73	8.23	18.40	9.09	7.36	11.69	9.52	9.09	14.94	9.96
2-5	100	1.13	5.10	12.18	5.67	4.53	7.37	10.20	11.05	16.71	26.06
6-10	100	0.00	1.52	6.06	0.00	0.00	1.52	3.03	4.55	39.39	43.94
11 UND MEHR	100	0.00	0.00	0.00	0.00	2.86	0.00	8.57	2.86	31.43	54.29

INANSPRUCHNAHME VON ALLGEMEINEN LEISTUNGEN (LEISTUNGSGRUPPE)

	TOTAL	B.1	1-4	5-14	15-24	25-34	35-44	45-54	55-64	65-74	Ü.74
0	100	0.96	5.09	14.22	11.39	10.44	13.19	12.34	11.23	13.60	7.54
1	100	0.89	2.49	7.47	19.38	16.71	18.58	14.22	9.24	7.11	3.91
2-5	100	0.85	0.85	1.99	24.79	20.23	21.08	13.96	11.68	3.42	1.14
6-10	100	0.00	0.00	0.00	0.00	22.22	0.00	44.44	33.33	0.00	0.00

INANSPRUCHNAHME VON SONDERLEISTUNGEN (LEISTUNGSGRUPPE)

	TOTAL	B.1	1-4	5-14	15-24	25-34	35-44	45-54	55-64	65-74	Ü.74
0	100	1.08	5.08	16.47	13.50	11.98	13.31	12.66	9.97	10.12	5.82
1	100	1.40	6.18	11.49	13.11	10.96	13.82	11.18	11.36	13.33	7.15
2-5	100	0.53	3.54	11.55	12.79	12.37	15.27	13.20	11.62	12.56	6.58
6-10	100	0.20	1.02	6.53	12.24	10.41	14.90	15.92	11.22	16.33	11.22
11 UND MEHR	100	0.95	1.43	3.81	5.24	7.14	15.71	14.76	15.24	24.29	11.43

Forts. Tabelle 13c: Patienten nach Leistungsgruppen und nach Altersgruppen (absolut)

ALTERSGRUPPEN IN JAHREN

	TOTAL	B.1	1-4	5-14	15-24	25-34	35-44	45-54	55-64	65-74	Ü.74	K.A.
TOTAL	8873	84	407	1141	1146	1032	1257	1124	977	1096	605	4

INANSPRUCHNAHME VON LABORLEISTUNGEN (LEISTUNGSGRUPPE)

	TOTAL	B.1	1-4	5-14	15-24	25-34	35-44	45-54	55-64	65-74	Ü.74	K.A.
0	7138	79	351	1014	955	834	998	880	742	795	487	3
1	496	2	19	32	95	71	69	54	60	68	26	0
2-5	858	3	29	82	83	93	126	123	110	147	61	1
6-10	279	0	8	7	8	25	45	52	44	65	25	0
11 UND MEHR	102	0	0	6	5	9	19	15	21	21	6	0

INANSPRUCHNAHME VON PHYSIK.-MED.LEISTUNGEN (LEISTUNGSGRUPPE)

	TOTAL	B.1	1-4	5-14	15-24	25-34	35-44	45-54	55-64	65-74	Ü.74	K.A.
0	8452	83	403	1118	1095	966	1169	1062	929	1040	583	4
1	124	1	1	6	15	25	31	15	14	13	3	0
2-5	149	0	2	10	23	23	33	18	9	21	10	0
6-10	100	0	0	5	12	14	12	17	16	17	7	0
11 UND MEHR	48	0	1	2	1	4	12	12	9	5	2	0

INANSPRUCHNAHME VON RÖNTGENLEISTUNGEN (LEISTUNGSGRUPPE)

	TOTAL	B.1	1-4	5-14	15-24	25-34	35-44	45-54	55-64	65-74	Ü.74	K.A.
0	7965	76	384	1036	1024	903	1114	996	867	997	565	3
1	567	7	18	63	78	85	88	81	64	63	20	0
2-5	334	1	5	41	44	44	53	47	45	34	19	1
6-10	7	0	0	1	0	0	2	0	1	2	1	0

Forts. Tabelle 13d: Patienten nach Leistungsgruppen und nach Altersgruppen (prozentual)

ALTERSGRUPPEN IN JAHREN

	TOTAL	B.1	1-4	5-14	15-24	25-34	35-44	45-54	55-64	65-74	Ü.74
TOTAL(N)	*8873*	84	407	1141	1146	1032	1257	1124	977	1096	605
TOTAL(%)	100	0.94	4.58	12.86	12.96	11.63	14.17	12.67	11.01	12.35	6.82

INANSPRUCHNAHME VON LABORLEISTUNGEN (LEISTUNGSGRUPPE)

	TOTAL	B.1	1-4	5-14	15-24	25-34	35-44	45-54	55-64	65-74	Ü.74
0	100	1.11	4.92	14.21	13.38	11.69	13.99	12.33	10.40	11.14	6.83
1	100	0.40	3.83	6.45	19.15	14.31	13.91	10.89	12.10	13.71	5.24
2-5	100	0.35	3.38	9.57	9.68	10.85	14.70	14.35	12.84	17.15	7.12
6-10	100	0.00	2.87	2.51	2.87	8.96	16.13	18.64	15.77	23.30	8.96
11 UND MEHR	100	0.00	0.00	5.88	4.90	8.82	18.63	14.71	20.59	20.59	5.88

INANSPRUCHNAHME VON PHYSIK.-MED.LEISTUNGEN (LEISTUNGSGRUPPE)

	TOTAL	B.1	1-4	5-14	15-24	25-34	35-44	45-54	55-64	65-74	Ü.74
0	100	0.98	4.77	13.23	12.96	11.43	13.84	12.57	11.00	12.31	6.90
1	100	0.81	0.81	4.84	12.10	20.16	25.00	12.10	11.29	10.48	2.42
2-5	100	0.00	1.34	6.71	15.44	15.44	22.15	12.08	6.04	14.09	6.71
6-10	100	0.00	0.00	5.00	12.00	14.00	12.00	17.00	16.00	17.00	7.00
11 UND MEHR	100	0.00	2.08	4.17	2.08	8.33	25.00	25.00	18.75	10.42	4.17

INANSPRUCHNAHME VON RÖNTGENLEISTUNGEN (LEISTUNGSGRUPPE)

	TOTAL	B.1	1-4	5-14	15-24	25-34	35-44	45-54	55-64	65-74	Ü.74
0	100	0.95	4.82	13.01	12.86	11.34	13.99	12.51	10.89	12.52	7.10
1	100	1.23	3.17	11.11	13.76	14.99	15.52	14.29	11.29	11.11	3.53
2-5	100	0.30	1.50	12.31	13.21	13.21	15.92	14.11	13.51	10.21	5.71
6-10	100	0.00	0.00	14.29	0.00	0.00	28.57	0.00	14.29	28.57	14.29

Tabelle 14: **Patienten nach häufigsten Diagnosen sowie nach Geschlecht, Versichertengruppe, Kassenart, Wohnort und Altersgruppen**

Tabelle 14a: Patienten nach häufigsten Diagnosen sowie nach Geschlecht, Versichertengruppe, Kassenart und Wohnort (absolut)

DIAGNOSEN	TOTAL	GESCHLECHT			KASSENART			VERSICHERTENGRUPPE			WOHNORT		
		MÄNNL	WEIBL	K.A.	EKK	RVO	K.A.	M	F	R	STADT	LAND	K.A.
TOTAL	8873	3652	4964	257	1598	7226	49	3553	3305	2015	1632	4424	2817
HYPERTONIE	766	208	553	5	90	672	4	210	105	451	118	419	229
HERZINSUFFIZIENZ	742	239	495	8	62	677	3	145	68	529	117	417	208
BRONCHITIS	616	284	322	10	97	510	9	190	319	107	144	342	130
GRIPPALER INFEKT	453	201	242	10	97	354	2	174	224	55	102	253	98
VEG.DYSTONIE	372	103	263	6	79	288	5	154	128	90	72	202	98
HYPOTONIE	352	106	227	19	64	286	2	168	111	73	81	185	86
DIABETES MELL.	341	110	226	5	38	303	0	94	39	208	71	167	103
EKZEM	327	123	201	3	52	274	1	131	129	67	71	187	69
VARIKOSIS	294	55	233	6	32	255	7	93	80	121	56	168	70
ANÄMIE	293	84	197	12	60	232	1	68	147	78	72	149	72
ZEPHALGIE	278	95	179	4	39	230	9	110	95	73	52	138	88
HYPEROPIE	269	103	160	6	49	219	1	76	91	102	25	82	162
ANGINA	252	106	142	4	42	208	2	79	149	24	48	155	49
GRIPPE	234	95	137	2	32	201	1	91	104	39	48	144	42
GASTRITIS	217	104	107	6	27	188	2	125	51	41	45	112	60
PRESBYOPIE	214	73	138	3	33	181	0	69	26	119	11	57	146
PHARYNGITIS	196	74	112	10	54	137	5	76	95	25	51	92	53
STENOKARDIE	192	86	104	2	29	158	5	83	33	76	51	94	47
ASTIGMATISMUS	191	80	106	5	51	139	1	85	58	48	18	60	113
RHINITIS	186	80	100	6	33	153	0	56	105	25	36	92	58
ZERVIKALSYNDROM	182	53	121	8	34	147	1	87	52	43	50	75	57
KREISLAUFSTÖRUNG	180	63	115	2	28	147	5	94	51	35	56	86	38
GLAUKOM	177	62	111	4	26	151	0	69	26	82	7	50	120
LWS-SYNDROM	176	79	90	7	30	146	0	96	35	45	35	102	39
HYPERLIPIDÄMIE	176	97	76	3	34	142	0	98	24	54	42	90	44
OBSTIPATION	173	38	126	9	34	137	2	52	69	52	39	87	47
FIEBERH.INFEKT	169	71	90	8	32	137	0	33	123	13	37	96	36
KORONARINSUFF.	169	78	88	3	29	139	1	60	17	92	37	94	38
ADIPOSITAS	168	51	115	2	26	142	0	80	42	46	36	89	43
MYOPIE	165	68	94	3	50	115	0	74	59	32	19	68	78
HARNWEGSINFEKT	163	47	112	4	31	130	2	53	62	48	33	73	57
HYPERURIKÄMIE	160	99	56	5	34	126	0	86	22	52	39	69	52

Tabelle 14b: Patienten nach häufigsten Diagnosen sowie nach Geschlecht, Versichertengruppe, Kassenart und Wohnort (prozentual)

		GESCHLECHT		KASSENART		VERSICHERTENGRUPPE			WOHNORT	
DIAGNOSEN	TOTAL	MÄNNL	WEIBL	EKK	RVO	M	F	R	STADT	LAND
TOTAL(N)	*8873*	3652	4964	1598	7226	3553	3305	2015	1632	4424
TOTAL(%)	100	42.38	57.61	18.11	81.89	40.04	37.24	22.70	26.94	73.05
HYPERTONIE	100	27.33	72.67	11.81	88.19	27.42	13.71	58.88	21.97	78.03
HERZINSUFFIZIENZ	100	32.56	67.44	8.39	91.61	19.54	9.16	71.29	21.91	78.09
BRONCHITIS	100	46.86	53.14	15.98	84.02	30.84	51.79	17.37	29.63	70.37
GRIPPALER INFEKT	100	45.37	54.63	21.51	78.49	38.41	49.45	12.14	28.73	71.27
VEG.DYSTONIE	100	28.14	71.86	21.53	78.47	41.40	34.41	24.19	26.28	73.72
HYPOTONIE	100	31.83	68.17	18.29	81.71	47.73	31.53	20.74	30.45	69.55
DIABETES MELL.	100	32.74	67.26	11.14	88.86	27.57	11.44	61.00	29.83	70.17
EKZEM	100	37.96	62.04	15.95	84.05	40.06	39.45	20.49	27.52	72.48
VARIKOSIS	100	19.10	80.90	11.15	88.85	31.63	27.21	41.16	25.00	75.00
ANÄMIE	100	29.89	70.11	20.55	79.45	23.21	50.17	26.62	32.58	67.42
ZEPHALGIE	100	34.67	65.33	14.50	85.50	39.57	34.17	26.26	27.37	72.63
HYPEROPIE	100	39.16	60.84	18.28	81.72	28.25	33.83	37.92	23.36	76.64
ANGINA	100	42.74	57.26	16.80	83.20	31.35	59.13	9.52	23.65	76.35
GRIPPE	100	40.95	59.05	13.73	86.27	38.89	44.44	16.67	25.00	75.00
GASTRITIS	100	49.29	50.71	12.56	87.44	57.60	23.50	18.89	28.66	71.34
PRESBYOPIE	100	34.60	65.40	15.42	84.58	32.24	12.15	55.61	16.18	83.82
PHARYNGITIS	100	39.78	60.22	28.27	71.73	38.78	48.47	12.76	35.66	64.34
STENOKARDIE	100	45.26	54.74	15.51	84.49	43.23	17.19	39.58	35.17	64.83
ASTIGMATISMUS	100	43.01	56.99	26.84	73.16	44.50	30.37	25.13	23.08	76.92
RHINITIS	100	44.44	55.56	17.74	82.26	30.11	56.45	13.44	28.13	71.88
ZERVIKALSYNDROM	100	30.46	69.54	18.78	81.22	47.80	28.57	23.63	40.00	60.00
KREISLAUFSTÖRUNG	100	35.39	64.61	16.00	84.00	52.22	28.33	19.44	39.44	60.56
GLAUKOM	100	35.84	64.16	14.69	85.31	38.98	14.69	46.33	12.28	87.72
LWS-SYNDROM	100	46.75	53.25	17.05	82.95	54.55	19.89	25.57	25.55	74.45
HYPERLIPIDÄMIE	100	56.07	43.93	19.32	80.68	55.68	13.64	30.68	31.82	68.18
OBSTIPATION	100	23.17	76.83	19.88	80.12	30.06	39.88	30.06	30.95	69.05
FIEBERH.INFEKT	100	44.10	55.90	18.93	81.07	19.53	72.78	7.69	27.82	72.18
KORONARINSUFF.	100	46.99	53.01	17.26	82.74	35.50	10.06	54.44	28.24	71.76
ADIPOSITAS	100	30.72	69.28	15.48	84.52	47.62	25.00	27.38	28.80	71.20
MYOPIE	100	41.98	58.02	30.30	69.70	44.85	35.76	19.39	21.84	78.16
HARNWEGSINFEKT	100	29.56	70.44	19.25	80.75	32.52	38.04	29.45	31.13	68.87
HYPERURIKÄMIE	100	63.87	36.13	21.25	78.75	53.75	13.75	32.50	36.11	63.89

Forts. Tabelle 14a: Patienten nach häufigsten Diagnosen sowie nach Geschlecht, Versichertengruppe, Kassenart und Wohnort (absolut)

DIAGNOSEN	TOTAL	GESCHLECHT			KASSENART			VERSICHERTENGRUPPE			WOHNORT		
		MÄNNL	WEIBL	K.A.	EKK	RVO	K.A.	M	F	R	STADT	LAND	K.A.
TOTAL	8873	3652	4964	257	1598	7226	49	3553	3305	2015	1632	4424	2817
KONJUNKTIVITIS	145	55	86	4	24	121	0	55	49	41	24	66	55
PER.DURCHBL.STÖR	143	55	83	5	21	120	2	52	18	73	28	76	39
VAGINALER FLUOR	139	3	134	2	52	85	2	74	54	11	22	68	49
SINUSITIS	134	52	73	9	31	103	0	65	59	10	23	47	64
KREISLAUFSCHW.	132	36	96	0	21	108	3	56	42	34	38	67	27
LUMBALGIE	129	53	73	3	19	109	1	81	26	22	24	62	43
GONARTHROSE	123	32	91	0	16	107	0	33	15	75	19	55	49
DYSMENORRHÖ	119	4	111	4	27	92	0	51	61	7	37	53	29
ZER.DURCHBL.STÖR	119	46	71	2	13	106	0	28	13	78	24	59	36
ASTHMA BRONCHIAL	117	63	53	1	16	100	1	32	30	55	17	68	32
HÄMORRHOIDEN	113	49	64	0	19	92	2	55	27	31	27	55	31
ZEREBRALSKLEROSE	113	39	72	2	7	105	1	10	8	95	25	53	35
NERVOSITÄT	112	40	70	2	17	93	2	29	56	27	31	51	30
MYOKARDSCHADEN	108	41	65	2	13	90	5	32	14	62	31	40	37
FIEBERH.BRONCHIT	107	56	48	3	16	91	0	21	73	13	14	72	21
LUMBAGO	105	53	50	2	13	90	2	60	22	23	17	53	35
HEPATOPATHIE	105	46	55	4	25	80	0	48	23	34	30	49	26
CHOLEZYSTOPATHIE	105	10	93	2	18	87	0	37	26	42	21	52	32
STRUMA	104	25	78	1	23	81	0	43	40	21	15	55	34
NEURALGIE	102	37	61	4	13	88	1	47	27	28	19	54	29
ZYSTITIS	100	24	74	2	12	88	0	34	39	27	20	50	30
COXARTHROSE	98	38	59	1	11	86	1	30	9	59	15	48	35
MIGRÄNE	98	29	68	1	15	82	1	39	40	19	18	55	25
SCHWINDEL	94	30	62	2	12	76	6	35	18	41	21	49	24
VERDAUUNGSINSUFF	93	35	56	2	18	75	0	33	16	44	32	37	24
SCHLAFSTÖRUNG	92	32	57	3	18	73	1	24	31	37	21	51	20
ISCHIALGIE	92	40	49	3	10	80	2	55	13	24	18	44	30
EMMETROPIE	88	30	55	3	12	76	0	39	37	12	7	27	54
RHEUMATISMUS	87	32	52	3	3	84	0	29	12	46	15	49	23
INFEKT	82	43	37	2	17	65	0	25	51	6	10	53	19
ANOREXIE	80	39	38	3	11	69	0	5	66	9	14	50	16
ALLERG.RHINITIS	78	37	38	3	26	51	1	32	43	3	24	33	21

Forts. Tabelle 14b: Patienten nach häufigsten Diagnosen sowie nach Geschlecht,
Versichertengruppe, Kassenart und Wohnort (prozentual)

DIAGNOSEN	TOTAL	GESCHLECHT		KASSENART		VERSICHERTENGRUPPE			WOHNORT	
		MÄNNL	WEIBL	EKK	RVO	M	F	R	STADT	LAND
TOTAL(N)	*8873*	3652	4964	1598	7226	3553	3305	2015	1632	4424
TOTAL(%)	100	42.38	57.61	18.11	81.89	40.04	37.24	22.70	26.94	73.05
KONJUNKTIVITIS	100	39.01	60.99	16.55	83.45	37.93	33.79	28.28	26.67	73.33
PER.DURCHBL.STÖR	100	39.86	60.14	14.89	85.11	36.36	12.59	51.05	26.92	73.08
VAGINALER FLUOR	100	2.19	97.81	37.96	62.04	53.24	38.85	7.91	24.44	75.56
SINUSITIS	100	41.60	58.40	23.13	76.87	48.51	44.03	7.46	32.86	67.14
KREISLAUFSCHW.	100	27.27	72.73	16.28	83.72	42.42	31.82	25.76	36.19	63.81
LUMBALGIE	100	42.06	57.94	14.84	85.16	62.79	20.16	17.05	27.91	72.09
GONARTHROSE	100	26.02	73.98	13.01	86.99	26.83	12.20	60.98	25.68	74.32
DYSMENORRHÖ	100	3.48	96.52	22.69	77.31	42.86	51.26	5.88	41.11	58.89
ZER.DURCHBL.STÖR	100	39.32	60.68	10.92	89.08	23.53	10.92	65.55	28.92	71.08
ASTHMA BRONCHIAL	100	54.31	45.69	13.79	86.21	27.35	25.64	47.01	20.00	80.00
HÄMORRHOIDEN	100	43.36	56.64	17.12	82.88	48.67	23.89	27.43	32.93	67.07
ZEREBRALSKLEROSE	100	35.14	64.86	6.25	93.75	8.85	7.08	84.07	32.05	67.95
NERVOSITÄT	100	36.36	63.64	15.45	84.55	25.89	50.00	24.11	37.80	62.20
MYOKARDSCHADEN	100	38.68	61.32	12.62	87.38	29.63	12.96	57.41	43.66	56.34
FIEBERH.BRONCHIT	100	53.85	46.15	14.95	85.05	19.63	68.22	12.15	16.28	83.72
LUMBAGO	100	51.46	48.54	12.62	87.38	57.14	20.95	21.90	24.29	75.71
HEPATOPATHIE	100	45.54	54.46	23.81	76.19	45.71	21.90	32.38	37.97	62.03
CHOLEZYSTOPATHIE	100	9.71	90.29	17.14	82.86	35.24	24.76	40.00	28.77	71.23
STRUMA	100	24.27	75.73	22.12	77.88	41.35	38.46	20.19	21.43	78.57
NEURALGIE	100	37.76	62.24	12.87	87.13	46.08	26.47	27.45	26.03	73.97
ZYSTITIS	100	24.49	75.51	12.00	88.00	34.00	39.00	27.00	28.57	71.43
COXARTHROSE	100	39.18	60.82	11.34	88.66	30.61	9.18	60.20	23.81	76.19
MIGRÄNE	100	29.90	70.10	15.46	84.54	39.80	40.82	19.39	24.66	75.34
SCHWINDEL	100	32.61	67.39	13.64	86.36	37.23	19.15	43.62	30.00	70.00
VERDAUUNGSINSUFF	100	38.46	61.54	19.35	80.65	35.48	17.20	47.31	46.38	53.62
SCHLAFSTÖRUNG	100	35.96	64.04	19.78	80.22	26.09	33.70	40.22	29.17	70.83
ISCHIALGIE	100	44.94	55.06	11.11	88.89	59.78	14.13	26.09	29.03	70.97
EMMETROPIE	100	35.29	64.71	13.64	86.36	44.32	42.05	13.64	20.59	79.41
RHEUMATISMUS	100	38.10	61.90	3.45	96.55	33.33	13.79	52.87	23.44	76.56
INFEKT	100	53.75	46.25	20.73	79.27	30.49	62.20	7.32	15.87	84.13
ANOREXIE	100	50.65	49.35	13.75	86.25	6.25	82.50	11.25	21.88	78.13
ALLERG.RHINITIS	100	49.33	50.67	33.77	66.23	41.03	55.13	3.85	42.11	57.89

Forts.Tabelle 14a: Patienten nach häufigsten Diagnosen sowie nach Geschlecht, Versichertengruppe,
Kassenart und Wohnort (absolut)

DIAGNOSEN	TOTAL	GESCHLECHT			KASSENART			VERSICHERTENGRUPPE			WOHNORT		
		MÄNNL	WEIBL	K.A.	EKK	RVO	K.A.	M	F	R	STADT	LAND	K.A.
TOTAL	8873	3652	4964	257	1598	7226	49	3553	3305	2015	1632	4424	2817
KLIMAKT.BESCHW.	78	3	74	1	18	60	0	29	27	22	18	35	25
PORTIOEROSIONEN	77	3	73	1	21	55	1	37	37	3	20	26	31
ALTERSHERZ	74	20	53	1	2	72	0	11	4	59	7	46	21
ARTHROSIS DEFORM	72	21	51	0	12	59	1	20	12	40	12	32	28
SEHSCHWÄCHE	72	34	37	1	15	57	0	24	31	17	10	32	30
LARYNGITIS	71	30	41	0	14	57	0	29	23	19	8	40	23
ARTHRITIS	71	23	45	3	7	61	3	27	13	31	17	31	23
ENTERITIS	70	34	34	2	10	60	0	19	38	13	19	31	20
DEPRESSION	69	19	48	2	18	50	1	25	17	27	12	29	28
ARTERIOSKLEROSE	69	30	39	0	5	62	2	11	6	52	14	23	32
LAB.HYPERTONIE	68	23	43	2	15	51	2	30	13	25	17	33	18
ÖDEM	67	19	47	1	9	58	0	19	12	36	14	28	25
OTITIS MEDIA	67	34	32	1	17	50	0	16	48	3	10	42	15
AKNE	66	20	46	0	26	40	0	37	25	4	17	30	19
ERBRECHEN	65	24	40	1	11	54	0	17	37	11	12	38	15
LINSENTRÜBUNG	65	22	43	0	6	59	0	7	12	46	7	16	42
ADNEXITIS	64	1	61	2	20	44	0	32	29	3	13	27	24
NEURASTHENIE	64	24	40	0	9	55	0	21	18	25	9	39	16
REIZHUSTEN	63	25	38	0	5	56	2	24	27	12	16	32	15
CHRON.BRONCHITIS	62	35	27	0	6	56	0	17	17	28	11	35	16
VASOM.ZEPHALGIE	62	24	37	1	14	48	0	26	23	13	7	41	14
SPAST.BRONCHITIS	60	37	21	2	4	56	0	15	30	15	9	31	20
PYELONEPHRITIS	59	15	39	5	3	55	1	24	17	18	9	26	24
SENKFUSS	58	26	31	1	10	48	0	17	33	8	9	34	15
DIABETES LAT.	58	22	34	2	10	47	1	25	4	29	12	29	17
ZYKLUSSTÖRUNG	58	0	56	2	17	41	0	34	21	3	23	16	19
LAT.HERZINSUFF.	57	18	37	2	7	50	0	17	9	31	11	27	19
SEHSTÖRUNG	57	20	37	0	8	48	1	15	19	23	10	30	17
EISENMANGELANÄM.	57	5	51	1	16	40	1	15	26	16	12	31	14
MYALGIE	56	25	29	2	5	47	4	27	17	12	16	28	12
HERZINFARKT	55	37	16	2	9	46	0	23	2	30	8	20	27
CHOLELITHIASIS	55	13	40	2	11	44	0	24	12	19	11	25	19

Forts. Tabelle 14b: Patienten nach häufigsten Diagnosen sowie nach Geschlecht,
Versichertengruppe, Kassenart und Wohnort (prozentual)

DIAGNOSEN	TOTAL	GESCHLECHT		KASSENART		VERSICHERTENGRUPPE			WOHNORT	
		MÄNNL	WEIBL	EKK	RVO	M	F	R	STADT	LAND
TOTAL(N)	*8873*	3652	4964	1598	7226	3553	3305	2015	1632	4424
TOTAL(%)	100	42.38	57.61	18.11	81.89	40.04	37.24	22.70	26.94	73.05
KLIMAKT.BESCHW.	100	3.90	96.10	23.08	76.92	37.18	34.62	28.21	33.96	66.04
PORTIOEROSIONEN	100	3.95	96.05	27.63	72.37	48.05	48.05	3.90	43.48	56.52
ALTERSHERZ	100	27.40	72.60	2.70	97.30	14.86	5.41	79.73	13.21	86.79
ARTHROSIS DEFORM	100	29.17	70.83	16.90	83.10	27.78	16.67	55.56	27.27	72.73
SEHSCHWÄCHE	100	47.89	52.11	20.83	79.17	33.33	43.06	23.61	23.81	76.19
LARYNGITIS	100	42.25	57.75	19.72	80.28	40.85	32.39	26.76	16.67	83.33
ARTHRITIS	100	33.82	66.18	10.29	89.71	38.03	18.31	43.66	35.42	64.58
ENTERITIS	100	50.00	50.00	14.29	85.71	27.14	54.29	18.57	38.00	62.00
DEPRESSION	100	28.36	71.64	26.47	73.53	36.23	24.64	39.13	29.27	70.73
ARTERIOSKLEROSE	100	43.48	56.52	7.46	92.54	15.94	8.70	75.36	37.84	62.16
LAB.HYPERTONIE	100	34.85	65.15	22.73	77.27	44.12	19.12	36.76	34.00	66.00
ÖDEM	100	28.79	71.21	13.43	86.57	28.36	17.91	53.73	33.33	66.67
OTITIS MEDIA	100	51.52	48.48	25.37	74.63	23.88	71.64	4.48	19.23	80.77
AKNE	100	30.30	69.70	39.39	60.61	56.06	37.88	6.06	36.17	63.83
ERBRECHEN	100	37.50	62.50	16.92	83.08	26.15	56.92	16.92	24.00	76.00
LINSENTRÜBUNG	100	33.85	66.15	9.23	90.77	10.77	18.46	70.77	30.43	69.57
ADNEXITIS	100	1.61	98.39	31.25	68.75	50.00	45.31	4.69	32.50	67.50
NEURASTHENIE	100	37.50	62.50	14.06	85.94	32.81	28.13	39.06	18.75	81.25
REIZHUSTEN	100	39.68	60.32	8.20	91.80	38.10	42.86	19.05	33.33	66.67
CHRON.BRONCHITIS	100	56.45	43.55	9.68	90.32	27.42	27.42	45.16	23.91	76.09
VASOM.ZEPHALGIE	100	39.34	60.66	22.58	77.42	41.94	37.10	20.97	14.58	85.42
SPAST.BRONCHITIS	100	63.79	36.21	6.67	93.33	25.00	50.00	25.00	22.50	77.50
PYELONEPHRITIS	100	27.78	72.22	5.17	94.83	40.68	28.81	30.51	25.71	74.29
SENKFUSS	100	45.61	54.39	17.24	82.76	29.31	56.90	13.79	20.93	79.07
DIABETES LAT.	100	39.29	60.71	17.54	82.46	43.10	6.90	50.00	29.27	70.73
ZYKLUSSTÖRUNG	100	0.00	100.00	29.31	70.69	58.62	36.21	5.17	58.97	41.03
LAT.HERZINSUFF.	100	32.73	67.27	12.28	87.72	29.82	15.79	54.39	28.95	71.05
SEHSTÖRUNG	100	35.09	64.91	14.29	85.71	26.32	33.33	40.35	25.00	75.00
EISENMANGELANÄM.	100	8.93	91.07	28.57	71.43	26.32	45.61	28.07	27.91	72.09
MYALGIE	100	46.30	53.70	9.62	90.38	48.21	30.36	21.43	36.36	63.64
HERZINFARKT	100	69.81	30.19	16.36	83.64	41.82	3.64	54.55	28.57	71.43
CHOLELITHIASIS	100	24.53	75.47	20.00	80.00	43.64	21.82	34.55	30.56	69.44

Forts. Tabelle 14a: Patienten nach häufigsten Diagnosen sowie nach Geschlecht, Versichertengruppe, Kassenart und Wohnort (absolut)

DIAGNOSEN	TOTAL	GESCHLECHT			KASSENART			VERSICHERTENGRUPPE			WOHNORT		
		MÄNNL	WEIBL	K.A.	EKK	RVO	K.A.	M	F	R	STADT	LAND	K.A.
TOTAL	8873	3652	4964	257	1598	7226	49	3553	3305	2015	1632	4424	2817
GASTROENTERITIS	55	23	31	1	12	43	0	26	24	5	11	25	19
LEBERSCHADEN	55	32	23	0	9	46	0	26	6	23	8	24	23
SCHULTERARMSYNDR.	54	20	32	2	7	47	0	22	14	18	14	24	16
KOLPITIS	54	0	54	0	14	38	2	27	21	6	7	17	30
EMPHYSEMBRONCH.	54	35	18	1	3	51	0	10	2	42	12	20	22
CERUMEN	52	17	34	1	16	36	0	17	28	7	7	29	16
SPRUNGGEL.DISTOR.	51	28	22	1	11	40	0	33	16	2	10	24	17
ALLERGIE	51	15	34	2	14	36	1	22	21	8	16	22	13
ORTHOSTAT.SYNDR.	51	12	36	3	9	42	0	23	23	5	8	30	13
DYSKARDIE	51	16	34	1	11	39	1	23	16	12	7	31	13
ZYSTOPYELITIS	50	13	35	2	12	38	0	21	14	15	17	18	15
ACNE VULGARIS	50	16	34	0	15	35	0	27	21	2	9	33	8
SCHNITTV.FINGER	49	29	17	3	8	40	1	32	11	6	9	24	16
TETANOLIMPFUNG	47	25	21	1	9	38	0	21	22	4	10	24	13
THROMBOPHLEBITIS	47	14	33	0	12	34	1	19	9	19	15	18	14
ULCUS VENTRICULI	46	21	22	3	7	39	0	25	9	12	9	10	27
APOPLEXIE	46	24	21	1	7	37	2	4	4	38	4	32	10
ASTHENIE	46	20	22	4	7	39	0	15	18	13	6	26	14
NEPHROLITHIASIS	46	25	19	2	12	34	0	25	6	15	10	14	22
EITRIGE ANGINA	45	21	23	1	8	37	0	14	30	1	9	22	14
VIRUSINFEKTION	45	24	21	0	17	28	0	20	21	4	7	21	17
SCHWANGERSCHAFT	44	0	39	5	15	29	0	29	15	0	5	22	17
RHEUMAT.BESCHW.	44	11	31	2	6	37	1	22	6	16	7	21	16
KORONARSKLEROSE	44	18	25	1	7	37	0	10	5	29	12	19	13
TRACHEOBRONCHIT.	44	12	28	4	11	33	0	14	23	7	11	21	12
SKOLIOSE	44	18	25	1	8	36	0	19	17	8	9	19	16
NACHOPERATION	43	16	26	1	8	33	2	16	13	14	10	14	19
CHRON.TONSILLIT.	43	13	30	0	8	35	0	15	27	1	4	18	21
LUNGENEMPHYSEM	43	22	21	0	3	40	0	9	1	33	6	22	15
HYPERCHOL.ÄMIE	43	15	28	0	10	33	0	20	12	11	9	24	10
STRABISMUS	43	17	24	2	5	38	0	7	30	6	6	17	20
HERZRHYTHM.STÖR.	43	16	27	0	8	34	1	10	2	31	12	15	16

Forts. Tabelle 14b: Patienten nach häufigsten Diagnosen sowie nach Geschlecht,
Versichertengruppe, Kassenart und Wohnort (prozentual)

DIAGNOSEN	TOTAL	GESCHLECHT		KASSENART		VERSICHERTENGRUPPE			WOHNORT	
		MÄNNL	WEIBL	EKK	RVO	M	F	R	STADT	LAND
TOTAL(N)	*8873*	3652	4964	1598	7226	3553	3305	2015	1632	4424
TOTAL(%)	100	42.38	57.61	18.11	81.89	40.04	37.24	22.70	26.94	73.05
GASTROENTERITIS	100	42.59	57.41	21.82	78.18	47.27	43.64	9.09	30.56	69.44
LEBERSCHADEN	100	58.18	41.82	16.36	83.64	47.27	10.91	41.82	25.00	75.00
SCHULTERARMSYNDR.	100	38.46	61.54	12.96	87.04	40.74	25.93	33.33	36.84	63.16
KOLPITIS	100	0.00	100.00	26.92	73.08	50.00	38.89	11.11	29.17	70.83
EMPHYSEMBRONCH.	100	66.04	33.96	5.56	94.44	18.52	3.70	77.78	37.50	62.50
CERUMEN	100	33.33	66.67	30.77	69.23	32.69	53.85	13.46	19.44	80.56
SPRUNGGEL.DISTOR.	100	56.00	44.00	21.57	78.43	64.71	31.37	3.92	29.41	70.59
ALLERGIE	100	30.61	69.39	28.00	72.00	43.14	41.18	15.69	42.11	57.89
ORTHOSTAT.SYNDR.	100	25.00	75.00	17.65	82.35	45.10	45.10	9.80	21.05	78.95
DYSKARDIE	100	32.00	68.00	22.00	78.00	45.10	31.37	23.53	18.42	81.58
ZYSTOPYELITIS	100	27.08	72.92	24.00	76.00	42.00	28.00	30.00	48.57	51.43
ACNE VULGARIS	100	32.00	68.00	30.00	70.00	54.00	42.00	4.00	21.43	78.57
SCHNITTV.FINGER	100	63.04	36.96	16.67	83.33	65.31	22.45	12.24	27.27	72.73
TETANOLIMPFUNG	100	54.35	45.65	19.15	80.85	44.68	46.81	8.51	29.41	70.59
THROMBOPHLEBITIS	100	29.79	70.21	26.09	73.91	40.43	19.15	40.43	45.45	54.55
ULCUS VENTRICULI	100	48.84	51.16	15.22	84.78	54.35	19.57	26.09	47.37	52.63
APOPLEXIE	100	53.33	46.67	15.91	84.09	8.70	8.70	82.61	11.11	88.89
ASTHENIE	100	47.62	52.38	15.22	84.78	32.61	39.13	28.26	18.75	81.25
NEPHROLITHIASIS	100	56.82	43.18	26.09	73.91	54.35	13.04	32.61	41.67	58.33
EITRIGE ANGINA	100	47.73	52.27	17.78	82.22	31.11	66.67	2.22	29.03	70.97
VIRUSINFEKTION	100	53.33	46.67	37.78	62.22	44.44	46.67	8.89	25.00	75.00
SCHWANGERSCHAFT	100	0.00	100.00	34.09	65.91	65.91	34.09	0.00	18.52	81.48
RHEUMAT.BESCHW.	100	26.19	73.81	13.95	86.05	50.00	13.64	36.36	25.00	75.00
KORONARSKLEROSE	100	41.86	58.14	15.91	84.09	22.73	11.36	65.91	38.71	61.29
TRACHEOBRONCHIT.	100	30.00	70.00	25.00	75.00	31.82	52.27	15.91	34.38	65.63
SKOLIOSE	100	41.86	58.14	18.18	81.82	43.18	38.64	18.18	32.14	67.86
NACHOPERATION	100	38.10	61.90	19.51	80.49	37.21	30.23	32.56	41.67	58.33
CHRON.TONSILLIT.	100	30.23	69.77	18.60	81.40	34.88	62.79	2.33	18.18	81.82
LUNGENEMPHYSEM	100	51.16	48.84	6.98	93.02	20.93	2.33	76.74	21.43	78.57
HYPERCHOL.ÄMIE	100	34.88	65.12	23.26	76.74	46.51	27.91	25.58	27.27	72.73
STRABISMUS	100	41.46	58.54	11.63	88.37	16.28	69.77	13.95	26.09	73.91
HERZRHYTHM.STÖR.	100	37.21	62.79	19.05	80.95	23.26	4.65	72.09	44.44	55.56

Forts. Tabelle 14a: Patienten nach häufigsten Diagnosen sowie nach Geschlecht, Versichertengruppe,
Kassenart und Wohnort (absolut)

DIAGNOSEN	TOTAL	GESCHLECHT			KASSENART			VERSICHERTENGRUPPE			WOHNORT		
		MÄNNL	WEIBL	K.A.	EKK	RVO	K.A.	M	F	R	STADT	LAND	K.A.
TOTAL	8873	3652	4964	257	1598	7226	49	3553	3305	2015	1632	4424	2817
FUSSPILZ	43	21	21	1	8	35	0	19	19	5	8	25	10
NASENSEPTUMDEV.	42	15	24	3	8	34	0	18	17	7	4	16	22
TRACHEITIS	42	21	21	0	10	32	0	22	13	7	9	25	8
AMENORRHÖ	41	1	39	1	11	30	0	16	23	2	4	22	15
FETTLEBER	41	30	11	0	10	30	1	31	4	6	12	17	12
METEORISMUS	41	14	23	4	5	36	0	11	16	14	8	21	12
OVARIALINSUFF.	39	0	39	0	11	26	2	22	16	1	18	14	7
URTIKARIA	38	14	23	1	5	33	0	14	20	4	7	22	9
DERMATITIS	38	12	25	1	9	28	1	11	21	6	6	21	11
PSYCHOVEG.SYNDR.	38	15	19	4	12	25	1	21	8	9	9	21	8
ANISOMETRIE	38	16	21	1	6	32	0	13	15	10	5	18	15
INF.OB.LUFTWEGE	38	15	20	3	7	31	0	12	24	2	8	20	10
SKLEROSE	38	17	20	1	8	30	0	10	2	26	9	14	15
KLIMAKTERIUM	37	1	36	0	9	26	2	12	17	8	13	15	9
KATARRHAL.INFEKT	37	19	18	0	8	28	1	9	22	6	5	18	14
ULCUS DUODENI	36	17	18	1	9	27	0	24	7	5	10	11	15
MYOGELOSEN	36	9	26	1	13	23	0	15	16	5	9	14	13
SPREIZFUSS	36	13	23	0	8	28	0	12	18	6	8	18	10
ERKÄLTUNGSINF.	36	19	16	1	2	34	0	17	13	6	6	20	10
VENENSTAUUNG	35	4	30	1	2	32	1	15	4	16	3	24	8
RÖTELN	35	17	17	1	3	32	0	5	30	0	5	23	7
EXOPHORIE	35	16	18	1	15	19	1	12	20	3	3	15	17
HERZMUSKELSCHW.	35	5	30	0	4	31	0	11	6	18	9	19	7
TONSILLEKTOMIE	35	13	19	2	7	27	0	8	22	4	5	8	21
HETEROPHORIE	34	13	21	0	14	20	0	10	23	1	5	8	21
DYSPEPSIE	34	20	14	0	5	29	0	7	21	6	5	14	15
PORTIOEKTOPIE	34	1	33	0	10	23	1	17	15	2	6	16	12
SPONDYLOSE	33	17	14	2	5	28	0	18	5	10	4	16	13
WARZE	33	11	22	0	14	19	0	10	20	3	3	19	11
TACHYKARDIE	33	15	18	0	8	25	0	19	4	10	16	11	6
CLAVUS	33	8	24	1	4	29	0	8	12	13	4	23	6
VARIZELLEN	33	16	17	0	7	26	0	0	33	0	9	20	4

Forts. Tabelle 14b: Patienten nach häufigsten Diagnosen sowie nach Geschlecht,
Versichertengruppe, Kassenart und Wohnort (prozentual)

		GESCHLECHT		KASSENART		VERSICHERTENGRUPPE			WOHNORT	
DIAGNOSEN	TOTAL	MÄNNL	WEIBL	EKK	RVO	M	F	R	STADT	LAND
TOTAL(N)	*8873*	3652	4964	1598	7226	3553	3305	2015	1632	4424
TOTAL(%)	100	42.38	57.61	18.11	81.89	40.04	37.24	22.70	26.94	73.05
FUSSPILZ	100	50.00	50.00	18.60	81.40	44.19	44.19	11.63	24.24	75.76
NASENSEPTUMDEV.	100	38.46	61.54	19.05	80.95	42.86	40.48	16.67	20.00	80.00
TRACHEITIS	100	50.00	50.00	23.81	76.19	52.38	30.95	16.67	26.47	73.53
AMENORRHÖ	100	2.50	97.50	26.83	73.17	39.02	56.10	4.88	15.38	84.62
FETTLEBER	100	73.17	26.83	25.00	75.00	75.61	9.76	14.63	41.38	58.62
METEORISMUS	100	37.84	62.16	12.20	87.80	26.83	39.02	34.15	27.59	72.41
OVARIALINSUFF.	100	0.00	100.00	29.73	70.27	56.41	41.03	2.56	56.25	43.75
URTIKARIA	100	37.84	62.16	13.16	86.84	36.84	52.63	10.53	24.14	75.86
DERMATITIS	100	32.43	67.57	24.32	75.68	28.95	55.26	15.79	22.22	77.78
PSYCHOVEG.SYNDR.	100	44.12	55.88	32.43	67.57	55.26	21.05	23.68	30.00	70.00
ANISOMETRIE	100	43.24	56.76	15.79	84.21	34.21	39.47	26.32	21.74	78.26
INF.OB.LUFTWEGE	100	42.86	57.14	18.42	81.58	31.58	63.16	5.26	28.57	71.43
SKLEROSE	100	45.95	54.05	21.05	78.95	26.32	5.26	68.42	39.13	60.87
KLIMAKTERIUM	100	2.70	97.30	25.71	74.29	32.43	45.95	21.62	46.43	53.57
KATARRHAL.INFEKT	100	51.35	48.65	22.22	77.78	24.32	59.46	16.22	21.74	78.26
ULCUS DUODENI	100	48.57	51.43	25.00	75.00	66.67	19.44	13.89	47.62	52.38
MYOGELOSEN	100	25.71	74.29	36.11	63.89	41.67	44.44	13.89	39.13	60.87
SPREIZFUSS	100	36.11	63.89	22.22	77.78	33.33	50.00	16.67	30.77	69.23
ERKÄLTUNGSINF.	100	54.29	45.71	5.56	94.44	47.22	36.11	16.67	23.08	76.92
VENENSTAUUNG	100	11.76	88.24	5.88	94.12	42.86	11.43	45.71	11.11	88.89
RÖTELN	100	50.00	50.00	8.57	91.43	14.29	85.71	0.00	17.86	82.14
EXOPHORIE	100	47.06	52.94	44.12	55.88	34.29	57.14	8.57	16.67	83.33
HERZMUSKELSCHW.	100	14.29	85.71	11.43	88.57	31.43	17.14	51.43	32.14	67.86
TONSILLEKTOMIE	100	40.63	59.38	20.59	79.41	23.53	64.71	11.76	38.46	61.54
HETEROPHORIE	100	38.24	61.76	41.18	58.82	29.41	67.65	2.94	38.46	61.54
DYSPEPSIE	100	58.82	41.18	14.71	85.29	20.59	61.76	17.65	26.32	73.68
PORTIOEKTOPIE	100	2.94	97.06	30.30	69.70	50.00	44.12	5.88	27.27	72.73
SPONDYLOSE	100	54.84	45.16	15.15	84.85	54.55	15.15	30.30	20.00	80.00
WARZE	100	33.33	66.67	42.42	57.58	30.30	60.61	9.09	13.64	86.36
TACHYKARDIE	100	45.45	54.55	24.24	75.76	57.58	12.12	30.30	59.26	40.74
CLAVUS	100	25.00	75.00	12.12	87.88	24.24	36.36	39.39	14.81	85.19
VARIZELLEN	100	48.48	51.52	21.21	78.79	0.00	100.00	0.00	31.03	68.97

Forts. Tabelle 14a: Patienten nach häufigsten Diagnosen sowie nach Geschlecht, Versichertengruppe, Kassenart und Wohnort (absolut)

		GESCHLECHT			KASSENART			VERSICHERTENGRUPPE			WOHNORT		
DIAGNOSEN	TOTAL	MÄNNL	WEIBL	K.A.	EKK	RVO	K.A.	M	F	R	STADT	LAND	K.A.
TOTAL	8873	3652	4964	257	1598	7226	49	3553	3305	2015	1632	4424	2817
MYKOSE	33	20	13	0	8	25	0	16	10	7	5	17	11
MEDIENTRÜBUNG	33	13	19	1	6	27	0	17	3	13	2	5	26
LEBERPAR.SCHADEN	33	17	15	1	12	21	0	20	6	7	9	9	15
PROSTATAHYPERTR.	33	33	0	0	4	29	0	9	0	24	7	10	16
OSTEOPOROSE	32	8	24	0	8	24	0	7	0	25	8	12	12
STRUMEKTOMIE	32	9	23	0	9	23	0	13	8	11	7	13	12
MENOMETRORRHAGIE	32	0	31	1	13	18	1	17	14	1	10	10	12
GRIPPEBRONCHITIS	32	11	20	1	3	29	0	8	18	6	6	18	8
NEPHROPATHIE	32	13	19	0	11	21	0	20	4	8	7	13	12
ALLERG.EXANTHEM	32	13	18	1	8	24	0	12	17	3	15	14	3
STOMATITIS	32	11	21	0	10	22	0	11	13	8	8	17	7
PERFOR.VERLETZ.	32	14	18	0	2	30	0	11	16	5	3	17	12
BRONCHOPNEUMONIE	31	11	19	1	5	26	0	5	16	10	6	14	11
DISKOPATHIE	31	14	16	1	6	25	0	17	6	8	7	12	12
HÄMATOM	31	23	8	0	7	24	0	16	11	4	8	15	8
SPONDYLARTHROSIS	31	11	20	0	8	23	0	10	7	14	10	12	9
NETZHAUTVERÄND.	31	13	18	0	3	28	0	7	12	12	0	9	22
FEHLSICHTIGKEIT	31	12	18	1	4	27	0	17	5	9	3	11	17
ADENOIDE	30	15	14	1	6	24	0	3	27	0	3	11	16
CHRON.GASTRITIS	30	22	5	3	2	28	0	17	3	10	6	15	9
ABDOMINALBESCHW.	30	9	18	3	6	23	1	14	12	4	7	12	11
APPENDIZITIS	30	12	17	1	6	23	1	7	22	1	7	11	12
PEKTANG.BESCHW.	30	13	17	0	9	21	0	21	6	3	7	16	7
NIERENINSUFFIZ.	30	9	20	1	3	26	1	11	3	16	4	15	11
BWS-SYNDROM	30	8	22	0	5	25	0	11	9	10	8	12	10
ALLG.MÜDIGKEIT	30	12	16	2	7	22	1	12	11	7	6	15	9
PANARITIUM OBER.	29	9	19	1	4	25	0	15	11	3	5	17	7
MASTOPATHIE	29	0	27	2	8	21	0	14	11	4	3	13	13
ENDOG.DEPRESSION	29	8	21	0	4	25	0	12	8	9	7	13	9
OTITIS EXTERNA	29	15	12	2	8	21	0	13	13	3	9	12	8
PROSTATITIS	29	27	0	2	3	26	0	20	1	8	7	11	11
PNEUMONIE	28	14	13	1	4	23	1	8	12	8	2	17	9

Forts. Tabelle 14b: Patienten nach häufigsten Diagnosen sowie nach Geschlecht,
Versichertengruppe, Kassenart und Wohnort (prozentual)

		GESCHLECHT		KASSENART		VERSICHERTENGRUPPE			WOHNORT	
DIAGNOSEN	TOTAL	MÄNNL	WEIBL	EKK	RVO	M	F	R	STADT	LAND
TOTAL(N)	*8873*	3652	4964	1598	7226	3553	3305	2015	1632	4424
TOTAL(%)	100	42.38	57.61	18.11	81.89	40.04	37.24	22.70	26.94	73.05
MYKOSE	100	60.61	39.39	24.24	75.76	48.48	30.30	21.21	22.73	77.27
MEDIENTRÜBUNG	100	40.63	59.38	18.18	81.82	51.52	9.09	39.39	28.57	71.43
LEBERPAR.SCHADEN	100	53.13	46.88	36.36	63.64	60.61	18.18	21.21	50.00	50.00
PROSTATAHYPERTR.	100	100.00	0.00	12.12	87.88	27.27	0.00	72.73	41.18	58.82
OSTEOPOROSE	100	25.00	75.00	25.00	75.00	21.88	0.00	78.13	40.00	60.00
STRUMEKTOMIE	100	28.13	71.88	28.13	71.88	40.63	25.00	34.38	35.00	65.00
MENOMETRORRHAGIE	100	0.00	100.00	41.94	58.06	53.13	43.75	3.13	50.00	50.00
GRIPPEBRONCHITIS	100	35.48	64.52	9.38	90.63	25.00	56.25	18.75	25.00	75.00
NEPHROPATHIE	100	40.63	59.38	34.38	65.63	62.50	12.50	25.00	35.00	65.00
ALLERG.EXANTHEM	100	41.94	58.06	25.00	75.00	37.50	53.13	9.38	51.72	48.28
STOMATITIS	100	34.38	65.63	31.25	68.75	34.38	40.63	25.00	32.00	68.00
PERFOR.VERLETZ.	100	43.75	56.25	6.25	93.75	34.38	50.00	15.63	15.00	85.00
BRONCHOPNEUMONIE	100	36.67	63.33	16.13	83.87	16.13	51.61	32.26	30.00	70.00
DISKOPATHIE	100	46.67	53.33	19.35	80.65	54.84	19.35	25.81	36.84	63.16
HÄMATOM	100	74.19	25.81	22.58	77.42	51.61	35.48	12.90	34.78	65.22
SPONDYLARTHROSIS	100	35.48	64.52	25.81	74.19	32.26	22.58	45.16	45.45	54.55
NETZHAUTVERÄND.	100	41.94	58.06	9.68	90.32	22.58	38.71	38.71	0.00	100.00
FEHLSICHTIGKEIT	100	40.00	60.00	12.90	87.10	54.84	16.13	29.03	21.43	78.57
ADENOIDE	100	51.72	48.28	20.00	80.00	10.00	90.00	0.00	21.43	78.57
CHRON.GASTRITIS	100	81.48	18.52	6.67	93.33	56.67	10.00	33.33	28.57	71.43
ABDOMINALBESCHW.	100	33.33	66.67	20.69	79.31	46.67	40.00	13.33	36.84	63.16
APPENDIZITIS	100	41.38	58.62	20.69	79.31	23.33	73.33	3.33	38.89	61.11
PEKTANG.BESCHW.	100	43.33	56.67	30.00	70.00	70.00	20.00	10.00	30.43	69.57
NIERENINSUFFIZ.	100	31.03	68.97	10.34	89.66	36.67	10.00	53.33	21.05	78.95
BWS-SYNDROM	100	26.67	73.33	16.67	83.33	36.67	30.00	33.33	40.00	60.00
ALLG.MÜDIGKEIT	100	42.86	57.14	24.14	75.86	40.00	36.67	23.33	28.57	71.43
PANARITIUM OBER.	100	32.14	67.86	13.79	86.21	51.72	37.93	10.34	22.73	77.27
MASTOPATHIE	100	0.00	100.00	27.59	72.41	48.28	37.93	13.79	18.75	81.25
ENDOG.DEPRESSION	100	27.59	72.41	13.79	86.21	41.38	27.59	31.03	35.00	65.00
OTITIS EXTERNA	100	55.56	44.44	27.59	72.41	44.83	44.83	10.34	42.86	57.14
PROSTATITIS	100	100.00	0.00	10.34	89.66	68.97	3.45	27.59	38.89	61.11
PNEUMONIE	100	51.85	48.15	14.81	85.19	28.57	42.86	28.57	10.53	89.47

Forts. Tabelle 14a: Patienten nach häufigsten Diagnosen sowie nach Geschlecht, Versichertengruppe, Kassenart und Wohnort (absolut)

		GESCHLECHT			KASSENART			VERSICHERTENGRUPPE			WOHNORT		
DIAGNOSEN	TOTAL	MÄNNL	WEIBL	K.A.	EKK	RVO	K.A.	M	F	R	STADT	LAND	K.A.
TOTAL	8873	3652	4964	257	1598	7226	49	3553	3305	2015	1632	4424	2817
OTITIS	28	13	14	1	4	24	0	10	16	2	4	17	7
EPIKONDYLITIS	27	10	16	1	6	21	0	20	6	1	7	12	8
SCHWERHÖRIGKEIT	27	11	16	0	4	22	1	6	9	12	2	12	13
ART.DURCHBL.STÖR	27	14	12	1	5	22	0	14	0	13	7	12	8
SEK.AMENORRHÖ	27	1	25	1	8	19	0	20	7	0	10	9	8
KNIEGELENKARTHR.	27	10	17	0	4	23	0	15	3	9	7	9	11
SPONTANE GEBURT	26	0	26	0	10	16	0	17	9	0	3	12	11
LATENTE TETANIE	26	5	20	1	7	19	0	11	10	5	5	11	10
KOR.DURCHBL.STÖR	26	10	16	0	5	21	0	12	6	8	8	12	6
UTERUS MYOMATOS.	25	1	23	1	3	22	0	7	15	3	4	12	9
INSEKTENSTICH	25	9	14	2	7	18	0	7	17	1	2	16	7
OTITIS ACUTA	25	14	10	1	4	21	0	7	17	1	2	15	8
SCHLAFLOSIGKEIT	25	8	16	1	2	22	1	5	5	15	4	14	7
KNIESCHÜRFWUNDE	25	12	13	0	2	23	0	6	16	3	4	16	5
THORAXPRELLUNG	25	12	12	1	2	23	0	9	6	10	2	15	8
AKUTE GASTRITIS	25	10	12	3	7	16	2	15	6	4	3	11	11
REIZBLASE	25	6	19	0	4	21	0	13	6	6	6	10	9
MUSKELRHEUMA	25	12	13	0	3	21	1	8	4	13	5	13	7
ADENOTOMIE	24	9	14	1	7	16	1	4	19	1	4	4	16
FIEBERH.TONSILL.	24	11	13	0	4	20	0	5	15	4	4	15	5
GASTRODUODENITIS	24	10	13	1	4	20	0	12	3	9	7	7	10
GASTRALGIE	24	13	11	0	3	21	0	9	9	6	7	12	5
RHEUM.POLYARTHR.	24	6	17	1	2	22	0	11	3	10	5	9	10
SCHNITTVERL.HAND	24	17	6	1	3	21	0	16	4	4	5	9	10
ARRHYTHMIA ABS.	24	11	13	0	0	24	0	4	1	19	11	8	5
KREISLAUFKOLLAPS	24	10	13	1	3	21	0	12	4	8	5	10	9
KNIEGEL.SCHMERZ	24	12	11	1	4	20	0	14	4	6	1	13	10
HERZKRANKHEIT	24	10	14	0	1	23	0	10	4	10	6	9	9
HORNHAUTFREMDK.	24	21	1	2	2	22	0	18	5	1	3	11	10
COMMOTIO CEREBRI	23	18	5	0	6	17	0	10	10	3	6	8	9
NEUROSE	23	6	16	1	3	19	1	8	9	6	1	13	9
KOLLAPSNEIGUNG	23	7	16	0	3	20	0	7	8	8	2	15	6

Forts. Tabelle 14b: Patienten nach häufigsten Diagnosen sowie nach Geschlecht, Versichertengruppe, Kassenart und Wohnort (prozentual)

DIAGNOSEN	TOTAL	GESCHLECHT		KASSENART		VERSICHERTENGRUPPE			WOHNORT	
		MÄNNL	WEIBL	EKK	RVO	M	F	R	STADT	LAND
TOTAL(N)	*8873*	3652	4964	1598	7226	3553	3305	2015	1632	4424
TOTAL(%)	100	42.38	57.61	18.11	81.89	40.04	37.24	22.70	26.94	73.05
OTITIS	100	48.15	51.85	14.29	85.71	35.71	57.14	7.14	19.05	80.95
EPIKONDYLITIS	100	38.46	61.54	22.22	77.78	74.07	22.22	3.70	36.84	63.16
SCHWERHÖRIGKEIT	100	40.74	59.26	15.38	84.62	22.22	33.33	44.44	14.29	85.71
ART.DURCHBL.STÖR	100	53.85	46.15	18.52	81.48	51.85	0.00	48.15	36.84	63.16
SEK.AMENORRHÖ	100	3.85	96.15	29.63	70.37	74.07	25.93	0.00	52.63	47.37
KNIEGELENKARTHR.	100	37.04	62.96	14.81	85.19	55.56	11.11	33.33	43.75	56.25
SPONTANE GEBURT	100	0.00	100.00	38.46	61.54	65.38	34.62	0.00	20.00	80.00
LATENTE TETANIE	100	20.00	80.00	26.92	73.08	42.31	38.46	19.23	31.25	68.75
KOR.DURCHBL.STÖR	100	38.46	61.54	19.23	80.77	46.15	23.08	30.77	40.00	60.00
UTERUS MYOMATOS.	100	4.17	95.83	12.00	88.00	28.00	60.00	12.00	25.00	75.00
INSEKTENSTICH	100	39.13	60.87	28.00	72.00	28.00	68.00	4.00	11.11	88.89
OTITIS ACUTA	100	58.33	41.67	16.00	84.00	28.00	68.00	4.00	11.76	88.24
SCHLAFLOSIGKEIT	100	33.33	66.67	8.33	91.67	20.00	20.00	60.00	22.22	77.78
KNIESCHÜRFWUNDE	100	48.00	52.00	8.00	92.00	24.00	64.00	12.00	20.00	80.00
THORAXPRELLUNG	100	50.00	50.00	8.00	92.00	36.00	24.00	40.00	11.76	88.24
AKUTE GASTRITIS	100	45.45	54.55	30.43	69.57	60.00	24.00	16.00	21.43	78.57
REIZBLASE	100	24.00	76.00	16.00	84.00	52.00	24.00	24.00	37.50	62.50
MUSKELRHEUMA	100	48.00	52.00	12.50	87.50	32.00	16.00	52.00	27.78	72.22
ADENOTOMIE	100	39.13	60.87	30.43	69.57	16.67	79.17	4.17	50.00	50.00
FIEBERH.TONSILL.	100	45.83	54.17	16.67	83.33	20.83	62.50	16.67	21.05	78.95
GASTRODUODENITIS	100	43.48	56.52	16.67	83.33	50.00	12.50	37.50	50.00	50.00
GASTRALGIE	100	54.17	45.83	12.50	87.50	37.50	37.50	25.00	36.84	63.16
RHEUM.POLYARTHR.	100	26.09	73.91	8.33	91.67	45.83	12.50	41.67	35.71	64.29
SCHNITTVERL.HAND	100	73.91	26.09	12.50	87.50	66.67	16.67	16.67	35.71	64.29
ARRHYTHMIA ABS.	100	45.83	54.17	0.00	100.00	16.67	4.17	79.17	57.89	42.11
KREISLAUFKOLLAPS	100	43.48	56.52	12.50	87.50	50.00	16.67	33.33	33.33	66.67
KNIEGEL.SCHMERZ	100	52.17	47.83	16.67	83.33	58.33	16.67	25.00	7.14	92.86
HERZKRANKHEIT	100	41.67	58.33	4.17	95.83	41.67	16.67	41.67	40.00	60.00
HORNHAUTFREMDK.	100	95.45	4.55	8.33	91.67	75.00	20.83	4.17	21.43	78.57
COMMOTIO CEREBRI	100	78.26	21.74	26.09	73.91	43.48	43.48	13.04	42.86	57.14
NEUROSE	100	27.27	72.73	13.64	86.36	34.78	39.13	26.09	7.14	92.86
KOLLAPSNEIGUNG	100	30.43	69.57	13.04	86.96	30.43	34.78	34.78	11.76	88.24

Forts. Tabelle 14a: Patienten nach häufigsten Diagnosen sowie nach Geschlecht, Versichertengruppe, Kassenart und Wohnort (absolut)

DIAGNOSEN	TOTAL	MÄNNL	WEIBL	K.A.	EKK	RVO	K.A.	M	F	R	STADT	LAND	K.A.
TOTAL	8873	3652	4964	257	1598	7226	49	3553	3305	2015	1632	4424	2817
KNIEKONTUSION	23	8	14	1	2	21	0	13	8	2	3	11	9
GEHÖRGANGSEKZEM	23	8	15	0	3	20	0	10	6	7	5	10	8
KNICKFUSS	23	11	11	1	7	16	0	3	19	1	1	11	11
FINGERKONTUSION	23	19	4	0	2	21	0	16	6	1	1	11	11
KOR.HERZKRANKH.	23	12	11	0	6	17	0	12	2	9	8	6	9
KREISLAUFBESCHW.	23	6	17	0	3	20	0	9	6	8	5	12	6
KOPFPLATZWUNDE	23	13	8	2	3	20	0	3	14	6	7	9	7
TENDOVAGINITIS	22	8	14	0	6	16	0	17	5	0	6	11	5
OPERATION	22	6	16	0	4	17	1	9	8	5	1	14	7
LUNGEN-TBC	22	15	6	1	1	21	0	7	6	9	2	12	8
T4-HYPERTHYREOSE	22	7	15	0	2	20	0	8	10	4	2	14	6
OSTEOCHONDROSE	22	6	13	3	3	19	0	11	5	6	6	10	6
LUMB.BANDSCH.SCH	22	8	13	1	6	16	0	9	8	5	5	3	14
CANDIDA-MYKOSE	22	6	15	1	8	13	1	11	10	1	3	8	11
OXYURIASIS	22	12	10	0	6	16	0	3	19	0	4	13	5
VENÖSE INSUFF.	22	3	18	1	1	21	0	6	4	12	0	19	3
MAMMAKNOTEN	21	0	21	0	9	12	0	9	10	2	7	4	10
DEG.WIRBELS.VER.	21	5	16	0	2	19	0	4	4	13	4	13	4
EPISTAXIS	21	10	10	1	4	17	0	6	12	3	3	10	8
HÄMATURIE	21	12	8	1	3	18	0	7	5	9	4	9	8
MAMMA-ABLATIO	21	1	19	1	6	15	0	7	7	7	5	6	10
ZER.ANFALLSLEID.	21	13	8	0	2	19	0	5	11	5	7	9	5
RADIUSFRAKTUR	20	9	11	0	6	14	0	5	9	6	2	11	7
HERPES LABIALIS	20	6	14	0	3	17	0	11	8	1	5	9	6
HÜFTGELENKPROTH.	19	7	12	0	5	14	0	4	3	12	3	9	7

Forts. Tabelle 14b: Patienten nach häufigsten Diagnosen sowie nach Geschlecht, Versichertengruppe, Kassenart und Wohnort (prozentual)

DIAGNOSEN	TOTAL	GESCHLECHT		KASSENART		VERSICHERTENGRUPPE			WOHNORT	
		MÄNNL	WEIBL	EKK	RVO	M	F	R	STADT	LAND
TOTAL(N)	*8873*	3652	4964	1598	7226	3553	3305	2015	1632	4424
TOTAL(%)	100	42.38	57.61	18.11	81.89	40.04	37.24	22.70	26.94	73.05
KNIEKONTUSION	100	36.36	63.64	8.70	91.30	56.52	34.78	8.70	21.43	78.57
GEHÖRGANGSEKZEM	100	34.78	65.22	13.04	86.96	43.48	26.09	30.43	33.33	66.67
KNICKFUSS	100	50.00	50.00	30.43	69.57	13.04	82.61	4.35	8.33	91.67
FINGERKONTUSION	100	82.61	17.39	8.70	91.30	69.57	26.09	4.35	8.33	91.67
KOR.HERZKRANKH.	100	52.17	47.83	26.09	73.91	52.17	8.70	39.13	57.14	42.86
KREISLAUFBESCHW.	100	26.09	73.91	13.04	86.96	39.13	26.09	34.78	29.41	70.59
KOPFPLATZWUNDE	100	61.90	38.10	13.04	86.96	13.04	60.87	26.09	43.75	56.25
TENDOVAGINITIS	100	36.36	63.64	27.27	72.73	77.27	22.73	0.00	35.29	64.71
OPERATION	100	27.27	72.73	19.05	80.95	40.91	36.36	22.73	6.67	93.33
LUNGEN-TBC	100	71.43	28.57	4.55	95.45	31.82	27.27	40.91	14.29	85.71
T4-HYPERTHYREOSE	100	31.82	68.18	9.09	90.91	36.36	45.45	18.18	12.50	87.50
OSTEOCHONDROSE	100	31.58	68.42	13.64	86.36	50.00	22.73	27.27	37.50	62.50
LUMB.BANDSCH.SCH	100	38.10	61.90	27.27	72.73	40.91	36.36	22.73	62.50	37.50
CANDIDA-MYKOSE	100	28.57	71.43	38.10	61.90	50.00	45.45	4.55	27.27	72.73
OXYURIASIS	100	54.55	45.45	27.27	72.73	13.64	86.36	0.00	23.53	76.47
VENÖSE INSUFF.	100	14.29	85.71	4.55	95.45	27.27	18.18	54.55	0.00	100.00
MAMMAKNOTEN	100	0.00	100.00	42.86	57.14	42.86	47.62	9.52	63.64	36.36
DEG.WIRBELS.VER.	100	23.81	76.19	9.52	90.48	19.05	19.05	61.90	23.53	76.47
EPISTAXIS	100	50.00	50.00	19.05	80.95	28.57	57.14	14.29	23.08	76.92
HÄMATURIE	100	60.00	40.00	14.29	85.71	33.33	23.81	42.86	30.77	69.23
MAMMA-ABLATIO	100	5.00	95.00	28.57	71.43	33.33	33.33	33.33	45.45	54.55
ZER.ANFALLSLEID.	100	61.90	38.10	9.52	90.48	23.81	52.38	23.81	43.75	56.25
RADIUSFRAKTUR	100	45.00	55.00	30.00	70.00	25.00	45.00	30.00	15.38	84.62
HERPES LABIALIS	100	30.00	70.00	15.00	85.00	55.00	40.00	5.00	35.71	64.29
HÜFTGELENKPROTH.	100	36.84	63.16	26.32	73.68	21.05	15.79	63.16	25.00	75.00

Tabelle 14c: Patienten nach häufigsten Diagnosen und nach Altersgruppen (absolut)

ALTERSGRUPPEN IN JAHREN

DIAGNOSEN	TOTAL	B.1	1-4	5-14	15-24	25-34	35-44	45-54	55-64	65-74	Ü.74	K.A.
TOTAL	8873	84	407	1141	1146	1032	1257	1124	977	1096	605	4
HYPERTONIE	766	2	0	5	33	22	46	105	151	250	151	1
HERZINSUFFIZIENZ	742	2	0	6	1	5	19	71	128	308	202	0
BRONCHITIS	616	12	75	142	61	54	71	66	45	56	34	0
GRIPPALER INFEKT	453	7	41	90	70	52	76	42	35	26	14	0
VEG.DYSTONIE	372	1	3	12	29	52	83	72	56	38	26	0
HYPOTONIE	352	1	3	15	50	44	68	65	46	34	25	1
DIABETES MELL.	341	0	0	5	9	10	21	42	63	125	66	0
EKZEM	327	4	24	36	46	41	44	44	33	40	15	0
VARIKOSIS	294	0	1	4	8	29	36	52	57	65	41	1
ANÄMIE	293	3	19	61	28	33	31	24	29	39	25	1
ZEPHALGIE	278	1	0	26	24	42	52	43	38	34	18	0
HYPEROPIE	269	0	10	51	19	23	19	14	42	63	28	0
ANGINA	252	2	29	66	43	28	31	27	12	13	1	0
GRIPPE	234	1	13	38	34	20	48	22	24	23	11	0
GASTRITIS	217	0	1	8	22	37	42	35	39	25	8	0
PRESBYOPIE	214	0	2	1	0	0	9	34	55	74	39	0
PHARYNGITIS	196	4	14	35	30	23	28	23	22	14	3	0
STENOKARDIE	192	1	0	2	5	2	32	43	45	45	17	0
ASTIGMATISMUS	191	0	1	28	42	25	12	14	27	23	19	0
RHINITIS	186	7	25	39	24	19	24	20	18	8	2	0
ZERVIKALSYNDROM	182	1	1	3	8	19	39	39	45	18	9	0
KREISLAUFSTÖRUNG	180	1	0	4	21	22	35	40	29	17	11	0
GLAUKOM	177	0	0	2	3	4	14	27	45	52	29	1
LWS-SYNDROM	176	0	1	3	9	23	37	35	34	27	7	0
HYPERLIPIDÄMIE	176	0	0	0	0	9	32	45	36	39	15	0
OBSTIPATION	173	3	8	8	12	21	30	20	27	24	20	0
FIEBERH.INFEKT	169	2	47	55	11	11	16	8	9	5	5	0
KORONARINSUFF.	169	0	0	1	1	4	11	27	44	57	24	0
ADIPOSITAS	168	1	0	5	14	23	25	38	22	36	4	0
MYOPIE	165	0	3	24	45	25	14	12	14	12	16	0
HARNWEGSINFEKT	163	0	10	13	15	20	18	23	19	31	14	0
HYPERURIKÄMIE	160	1	1	1	5	16	25	29	35	37	10	0

Tabelle 14d: Patienten nach häufigsten Diagnosen und nach Altersgruppen (prozentual)

ALTERSGRUPPEN IN JAHREN

DIAGNOSEN	TOTAL	B.1	1-4	5-14	15-24	25-34	35-44	45-54	55-64	65-74	Ü.74
TOTAL(N)	*8873*	84	407	1141	1146	1032	1257	1124	977	1096	605
TOTAL(%)	100	0.94	4.58	12.86	12.96	11.63	14.17	12.67	11.01	12.35	6.82
HYPERTONIE	100	0.26	0.00	0.65	4.31	2.88	6.01	13.73	19.74	32.68	19.74
HERZINSUFFIZIENZ	100	0.27	0.00	0.81	0.13	0.67	2.56	9.57	17.25	41.51	27.22
BRONCHITIS	100	1.95	12.18	23.05	9.90	8.77	11.53	10.71	7.31	9.09	5.52
GRIPPALER INFEKT	100	1.55	9.05	19.87	15.45	11.48	16.78	9.27	7.73	5.74	3.09
VEG.DYSTONIE	100	0.27	0.81	3.23	7.80	13.98	22.31	19.35	15.05	10.22	6.99
HYPOTONIE	100	0.28	0.85	4.27	14.25	12.54	19.37	18.52	13.11	9.69	7.12
DIABETES MELL.	100	0.00	0.00	1.47	2.64	2.93	6.16	12.32	18.48	36.66	19.35
EKZEM	100	1.22	7.34	11.01	14.07	12.54	13.46	13.46	10.09	12.23	4.59
VARIKOSIS	100	0.00	0.34	1.37	2.73	9.90	12.29	17.75	19.45	22.18	13.99
ANÄMIE	100	1.03	6.51	20.89	9.59	11.30	10.62	8.22	9.93	13.36	8.56
ZEPHALGIE	100	0.36	0.00	9.35	8.63	15.11	18.71	15.47	13.67	12.23	6.47
HYPEROPIE	100	0.00	3.72	18.96	7.06	8.55	7.06	5.20	15.61	23.42	10.41
ANGINA	100	0.79	11.51	26.19	17.06	11.11	12.30	10.71	4.76	5.16	0.40
GRIPPE	100	0.43	5.56	16.24	14.53	8.55	20.51	9.40	10.26	9.83	4.70
GASTRITIS	100	0.00	0.46	3.69	10.14	17.05	19.35	16.13	17.97	11.52	3.69
PRESBYOPIE	100	0.00	0.93	0.47	0.00	0.00	4.21	15.89	25.70	34.58	18.22
PHARYNGITIS	100	2.04	7.14	17.86	15.31	11.73	14.29	11.73	11.22	7.14	1.53
STENOKARDIE	100	0.52	0.00	1.04	2.60	1.04	16.67	22.40	23.44	23.44	8.85
ASTIGMATISMUS	100	0.00	0.52	14.66	21.99	13.09	6.28	7.33	14.14	12.04	9.95
RHINITIS	100	3.76	13.44	20.97	12.90	10.22	12.90	10.75	9.68	4.30	1.08
ZERVIKALSYNDROM	100	0.55	0.55	1.65	4.40	10.44	21.43	21.43	24.73	9.89	4.95
KREISLAUFSTÖRUNG	100	0.56	0.00	2.22	11.67	12.22	19.44	22.22	16.11	9.44	6.11
GLAUKOM	100	0.00	0.00	1.14	1.70	2.27	7.95	15.34	25.57	29.55	16.48
LWS-SYNDROM	100	0.00	0.57	1.70	5.11	13.07	21.02	19.89	19.32	15.34	3.98
HYPERLIPIDÄMIE	100	0.00	0.00	0.00	0.00	5.11	18.18	25.57	20.45	22.16	8.52
OBSTIPATION	100	1.73	4.62	4.62	6.94	12.14	17.34	11.56	15.61	13.87	11.56
FIEBERH.INFEKT	100	1.18	27.81	32.54	6.51	6.51	9.47	4.73	5.33	2.96	2.96
KORONARINSUFF.	100	0.00	0.00	0.59	0.59	2.37	6.51	15.98	26.04	33.73	14.20
ADIPOSITAS	100	0.60	0.00	2.98	8.33	13.69	14.88	22.62	13.10	21.43	2.38
MYOPIE	100	0.00	1.82	14.55	27.27	15.15	8.48	7.27	8.48	7.27	9.70
HARNWEGSINFEKT	100	0.00	6.13	7.98	9.20	12.27	11.04	14.11	11.66	19.02	8.59
HYPERURIKÄMIE	100	0.63	0.63	0.63	3.13	10.00	15.63	18.13	21.88	23.13	6.25

Forts. Tabelle 14c: Patienten nach häufigsten Diagnosen und nach Altersgruppen (absolut)

ALTERSGRUPPEN IN JAHREN

DIAGNOSEN	TOTAL	B.1	1-4	5-14	15-24	25-34	35-44	45-54	55-64	65-74	Ü.74	K.A.
TOTAL	8873	84	407	1141	1146	1032	1257	1124	977	1096	605	4
KONJUNKTIVITIS	145	5	11	19	15	16	17	14	13	19	16	0
PER.DURCHBL.STÖR	143	0	0	0	3	5	8	22	35	51	19	0
VAGINALER FLUOR	139	1	0	2	49	29	33	21	3	1	0	0
SINUSITIS	134	0	5	27	21	26	25	8	11	7	4	0
KREISLAUFSCHW.	132	0	0	9	13	18	22	21	23	12	14	0
LUMBALGIE	129	0	0	0	8	11	31	27	30	14	8	0
GONARTHROSE	123	0	0	0	1	3	7	13	28	49	22	0
DYSMENORRHÖ	119	1	0	2	49	35	25	5	0	1	1	0
ZER.DURCHBL.STÖR	119	0	0	1	1	3	5	7	27	41	34	0
ASTHMA BRONCHIAL	117	0	3	10	7	4	9	17	20	27	20	0
HÄMORRHOIDEN	113	0	2	0	5	11	22	25	22	16	10	0
ZEREBRALSKLEROSE	113	1	0	0	0	0	1	4	7	37	63	0
NERVOSITÄT	112	2	6	19	10	4	14	20	16	16	5	0
MYOKARDSCHADEN	108	0	0	1	1	4	2	15	28	32	25	0
FIEBERH.BRONCHIT	107	2	11	38	14	7	6	9	10	5	5	0
LUMBAGO	105	0	0	2	12	12	18	21	20	15	5	0
HEPATOPATHIE	105	0	0	3	1	7	17	29	16	23	9	0
CHOLEZYSTOPATHIE	105	0	0	0	2	7	15	25	24	24	8	0
STRUMA	104	0	1	11	21	16	20	12	12	3	8	0
NEURALGIE	102	0	1	1	7	10	13	29	17	16	8	0
ZYSTITIS	100	0	4	7	11	13	18	12	12	16	7	0
COXARTHROSE	98	0	1	1	0	3	6	16	13	30	28	0
MIGRÄNE	98	0	0	2	12	13	18	25	15	9	4	0
SCHWINDEL	94	0	0	5	3	15	4	14	10	27	16	0
VERDAUUNGSINSUFF	93	1	0	2	3	4	18	12	14	26	13	0
SCHLAFSTÖRUNG	92	0	4	6	3	5	11	18	13	26	6	0
ISCHIALGIE	92	0	0	0	4	10	18	25	15	16	4	0
EMMETROPIE	88	1	2	13	16	13	13	10	11	4	5	0
RHEUMATISMUS	87	0	0	3	1	6	4	17	16	26	14	0
INFEKT	82	2	21	14	8	7	9	7	7	5	2	0
ANOREXIE	80	1	11	48	4	3	2	2	4	4	1	0
ALLERG.RHINITIS	78	1	3	17	23	9	12	7	5	1	0	0

Forts. Tabelle 14d: Patienten nach häufigsten Diagnosen und nach Altersgruppen (prozentual)

ALTERSGRUPPEN IN JAHREN

DIAGNOSEN	TOTAL	B.1	1-4	5-14	15-24	25-34	35-44	45-54	55-64	65-74	Ü.74
TOTAL(N)	*8873*	84	407	1141	1146	1032	1257	1124	977	1096	605
TOTAL(%)	100	0.94	4.58	12.86	12.96	11.63	14.17	12.67	11.01	12.35	6.82
KONJUNKTIVITIS	100	3.45	7.59	13.10	10.34	11.03	11.72	9.66	8.97	13.10	11.03
PER.DURCHBL.STÖR	100	0.00	0.00	0.00	2.10	3.50	5.59	15.38	24.48	35.66	13.29
VAGINALER FLUOR	100	0.72	0.00	1.44	35.25	20.86	23.74	15.11	2.16	0.72	0.00
SINUSITIS	100	0.00	3.73	20.15	15.67	19.40	18.66	5.97	8.21	5.22	2.99
KREISLAUFSCHW.	100	0.00	0.00	6.82	9.85	13.64	16.67	15.91	17.42	9.09	10.61
LUMBALGIE	100	0.00	0.00	0.00	6.20	8.53	24.03	20.93	23.26	10.85	6.20
GONARTHROSE	100	0.00	0.00	0.00	0.81	2.44	5.69	10.57	22.76	39.84	17.89
DYSMENORRHÖ	100	0.84	0.00	1.68	41.18	29.41	21.01	4.20	0.00	0.84	0.84
ZER.DURCHBL.STÖR	100	0.00	0.00	0.84	0.84	2.52	4.20	5.88	22.69	34.45	28.57
ASTHMA BRONCHIAL	100	0.00	2.56	8.55	5.98	3.42	7.69	14.53	17.09	23.08	17.09
HÄMORRHOIDEN	100	0.00	1.77	0.00	4.42	9.73	19.47	22.12	19.47	14.16	8.85
ZEREBRALSKLEROSE	100	0.88	0.00	0.00	0.00	0.00	0.88	3.54	6.19	32.74	55.75
NERVOSITÄT	100	1.79	5.36	16.96	8.93	3.57	12.50	17.86	14.29	14.29	4.46
MYOKARDSCHADEN	100	0.00	0.00	0.93	0.93	3.70	1.85	13.89	25.93	29.63	23.15
FIEBERH.BRONCHIT	100	1.87	10.28	35.51	13.08	6.54	5.61	8.41	9.35	4.67	4.67
LUMBAGO	100	0.00	0.00	1.90	11.43	11.43	17.14	20.00	19.05	14.29	4.76
HEPATOPATHIE	100	0.00	0.00	2.86	0.95	6.67	16.19	27.62	15.24	21.90	8.57
CHOLEZYSTOPATHIE	100	0.00	0.00	0.00	1.90	6.67	14.29	23.81	22.86	22.86	7.62
STRUMA	100	0.00	0.96	10.58	20.19	15.38	19.23	11.54	11.54	2.88	7.69
NEURALGIE	100	0.00	0.98	0.98	6.86	9.80	12.75	28.43	16.67	15.69	7.84
ZYSTITIS	100	0.00	4.00	7.00	11.00	13.00	18.00	12.00	12.00	16.00	7.00
COXARTHROSE	100	0.00	1.02	1.02	0.00	3.06	6.12	16.33	13.27	30.61	28.57
MIGRÄNE	100	0.00	0.00	2.04	12.24	13.27	18.37	25.51	15.31	9.18	4.08
SCHWINDEL	100	0.00	0.00	5.32	3.19	15.96	4.26	14.89	10.64	28.72	17.02
VERDAUUNGSINSUFF	100	1.08	0.00	2.15	3.23	4.30	19.35	12.90	15.05	27.96	13.98
SCHLAFSTÖRUNG	100	0.00	4.35	6.52	3.26	5.43	11.96	19.57	14.13	28.26	6.52
ISCHIALGIE	100	0.00	0.00	0.00	4.35	10.87	19.57	27.17	16.30	17.39	4.35
EMMETROPIE	100	1.14	2.27	14.77	18.18	14.77	14.77	11.36	12.50	4.55	5.68
RHEUMATISMUS	100	0.00	0.00	3.45	1.15	6.90	4.60	19.54	18.39	29.89	16.09
INFEKT	100	2.44	25.61	17.07	9.76	8.54	10.98	8.54	8.54	6.10	2.44
ANOREXIE	100	1.25	13.75	60.00	5.00	3.75	2.50	2.50	5.00	5.00	1.25
ALLERG.RHINITIS	100	1.28	3.85	21.79	29.49	11.54	15.38	8.97	6.41	1.28	0.00

Forts. Tabelle 14c: Patienten nach häufigsten Diagnosen und nach Altersgruppen (absolut)

ALTERSGRUPPEN IN JAHREN

DIAGNOSEN	TOTAL	B.1	1-4	5-14	15-24	25-34	35-44	45-54	55-64	65-74	Ü.74	K.A.
TOTAL	8873	84	407	1141	1146	1032	1257	1124	977	1096	605	4
KLIMAKT.BESCHW.	78	0	0	1	0	0	4	41	27	5	0	0
PORTIOEROSIONEN	77	0	0	2	16	18	25	11	3	1	1	0
ALTERSHERZ	74	0	0	0	0	0	1	1	7	29	36	0
ARTHROSIS DEFORM.	72	0	0	0	1	1	3	11	14	24	18	0
SEHSCHWÄCHE	72	1	3	18	4	8	10	6	9	8	5	0
LARYNGITIS	71	0	1	6	6	4	17	13	9	8	7	0
ARTHRITIS	71	1	1	1	1	3	6	20	14	19	5	0
ENTERITIS	70	1	13	14	4	6	13	6	5	5	3	0
DEPRESSION	69	1	0	0	9	6	8	13	14	11	7	0
ARTERIOSKLEROSE	69	0	0	1	1	0	1	3	9	21	33	0
LAB.HYPERTONIE	68	0	0	0	5	6	9	14	15	16	3	0
ÖDEM	67	1	2	0	2	4	7	5	12	23	11	0
OTITIS MEDIA	67	2	22	20	5	4	7	3	1	2	1	0
AKNE	66	1	0	4	47	6	3	2	1	2	0	0
ERBRECHEN	65	6	12	12	8	8	8	2	1	5	3	0
LINSENTRÜBUNG	65	0	1	1	1	0	2	7	8	23	22	0
ADNEXITIS	64	0	0	0	18	18	18	6	2	1	1	0
NEURASTHENIE	64	0	0	3	5	4	10	17	12	9	4	0
REIZHUSTEN	63	0	7	13	4	11	10	5	4	7	2	0
CHRON.BRONCHITIS	62	0	1	9	1	2	6	8	9	13	13	0
VASOM.ZEPHALGIE	62	0	0	2	6	8	17	11	7	8	3	0
SPAST.BRONCHITIS	60	2	7	14	4	5	3	8	4	8	5	0
PYELONEPHRITIS	59	0	0	1	6	12	8	4	10	11	7	0
SENKFUSS	58	0	7	8	10	3	9	6	8	6	1	0
DIABETES LAT.	58	0	0	0	2	3	3	12	9	22	7	0
ZYKLUSSTÖRUNG	58	0	0	0	22	16	14	3	3	0	0	0
LAT.HERZINSUFF.	57	0	0	0	0	0	5	8	15	22	7	0
SEHSTÖRUNG	57	0	1	6	9	3	5	6	10	13	4	0
EISENMANGELANÄM.	57	0	2	9	6	4	8	8	9	9	2	0
MYALGIE	56	0	0	5	8	4	12	13	6	5	3	0
HERZINFARKT	55	0	0	0	0	0	4	8	16	20	7	0
CHOLELITHIASIS	55	0	0	1	1	8	8	14	6	10	7	0

Forts. Tabelle 14d: Patienten nach häufigsten Diagnosen und nach Altersgruppen (prozentual)

ALTERSGRUPPEN IN JAHREN

DIAGNOSEN	TOTAL	B.1	1-4	5-14	15-24	25-34	35-44	45-54	55-64	65-74	Ü.74
TOTAL(N)	*8873*	84	407	1141	1146	1032	1257	1124	977	1096	605
TOTAL(%)	100	0.94	4.58	12.86	12.96	11.63	14.17	12.67	11.01	12.35	6.82
KLIMAKT.BESCHW.	100	0.00	0.00	1.28	0.00	0.00	5.13	52.56	34.62	6.41	0.00
PORTIOEROSIONEN	100	0.00	0.00	2.60	20.78	23.38	32.47	14.29	3.90	1.30	1.30
ALTERSHERZ	100	0.00	0.00	0.00	0.00	0.00	1.35	1.35	9.46	39.19	48.65
ARTHROSIS DEFORM	100	0.00	0.00	0.00	1.39	1.39	4.17	15.28	19.44	33.33	25.00
SEHSCHWÄCHE	100	1.39	4.17	25.00	5.56	11.11	13.89	8.33	12.50	11.11	6.94
LARYNGITIS	100	0.00	1.41	8.45	8.45	5.63	23.94	18.31	12.68	11.27	9.86
ARTHRITIS	100	1.41	1.41	1.41	1.41	4.23	8.45	28.17	19.72	26.76	7.04
ENTERITIS	100	1.43	18.57	20.00	5.71	8.57	18.57	8.57	7.14	7.14	4.29
DEPRESSION	100	1.45	0.00	0.00	13.04	8.70	11.59	18.84	20.29	15.94	10.14
ARTERIOSKLEROSE	100	0.00	0.00	1.45	1.45	0.00	1.45	4.35	13.04	30.43	47.83
LAB.HYPERTONIE	100	0.00	0.00	0.00	7.35	8.82	13.24	20.59	22.06	23.53	4.41
ÖDEM	100	1.49	2.99	0.00	2.99	5.97	10.45	7.46	17.91	34.33	16.42
OTITIS MEDIA	100	2.99	32.84	29.85	7.46	5.97	10.45	4.48	1.49	2.99	1.49
AKNE	100	1.52	0.00	6.06	71.21	9.09	4.55	3.03	1.52	3.03	0.00
ERBRECHEN	100	9.23	18.46	18.46	12.31	12.31	12.31	3.08	1.54	7.69	4.62
LINSENTRÜBUNG	100	0.00	1.54	1.54	1.54	0.00	3.08	10.77	12.31	35.38	33.85
ADNEXITIS	100	0.00	0.00	0.00	28.13	28.13	28.13	9.38	3.13	1.56	1.56
NEURASTHENIE	100	0.00	0.00	4.69	7.81	6.25	15.63	26.56	18.75	14.06	6.25
REIZHUSTEN	100	0.00	11.11	20.63	6.35	17.46	15.87	7.94	6.35	11.11	3.17
CHRON.BRONCHITIS	100	0.00	1.61	14.52	1.61	3.23	9.68	12.90	14.52	20.97	20.97
VASOM.ZEPHALGIE	100	0.00	0.00	3.23	9.68	12.90	27.42	17.74	11.29	12.90	4.84
SPAST.BRONCHITIS	100	3.33	11.67	23.33	6.67	8.33	5.00	13.33	6.67	13.33	8.33
PYELONEPHRITIS	100	0.00	0.00	1.69	10.17	20.34	13.56	6.78	16.95	18.64	11.86
SENKFUSS	100	0.00	12.07	13.79	17.24	5.17	15.52	10.34	13.79	10.34	1.72
DIABETES LAT.	100	0.00	0.00	0.00	3.45	5.17	5.17	20.69	15.52	37.93	12.07
ZYKLUSSTÖRUNG	100	0.00	0.00	0.00	37.93	27.59	24.14	5.17	5.17	0.00	0.00
LAT.HERZINSUFF.	100	0.00	0.00	0.00	0.00	0.00	8.77	14.04	26.32	38.60	12.28
SEHSTÖRUNG	100	0.00	1.75	10.53	15.79	5.26	8.77	10.53	17.54	22.81	7.02
EISENMANGELANÄM.	100	0.00	3.51	15.79	10.53	7.02	14.04	14.04	15.79	15.79	3.51
MYALGIE	100	0.00	0.00	8.93	14.29	7.14	21.43	23.21	10.71	8.93	5.36
HERZINFARKT	100	0.00	0.00	0.00	0.00	0.00	7.27	14.55	29.09	36.36	12.73
CHOLELITHIASIS	100	0.00	0.00	1.82	1.82	14.55	14.55	25.45	10.91	18.18	12.73

Forts. Tabelle 14c: Patienten nach häufigsten Diagnosen und nach Altersgruppen (absolut)

ALTERSGRUPPEN IN JAHREN

DIAGNOSEN	TOTAL	B.1	1-4	5-14	15-24	25-34	35-44	45-54	55-64	65-74	Ü.74	K.A.
TOTAL	8873	84	407	1141	1146	1032	1257	1124	977	1096	605	4
GASTROENTERITIS	55	0	10	10	12	6	5	3	4	3	2	0
LEBERSCHADEN	55	0	0	1	1	6	7	12	13	8	7	0
SCHULTERARMSYNDR.	54	0	1	1	2	3	7	11	15	12	2	0
KOLPITIS	54	0	1	0	15	6	17	9	3	2	1	0
EMPHYSEMBRONCH.	54	0	0	0	0	0	1	2	11	24	16	0
CERUMEN	52	0	3	9	6	6	8	7	5	6	2	0
SPRUNGGEL.DISTOR.	51	0	0	6	17	9	9	3	4	2	1	0
ALLERGIE	51	0	2	10	7	7	10	8	2	4	1	0
ORTHOSTAT.SYNDR.	51	0	0	7	9	12	11	8	2	2	0	0
DYSKARDIE	51	0	0	2	6	10	9	9	9	5	1	0
ZYSTOPYELITIS	50	0	3	2	4	10	9	6	4	7	5	0
ACNE VULGARIS	50	1	1	4	39	3	2	0	0	0	0	0
SCHNITTV.FINGER	49	0	1	5	9	8	9	5	8	4	0	0
TETANOLIMPFUNG	47	0	2	11	10	5	5	9	2	2	1	0
THROMBOPHLEBITIS	47	0	0	0	2	5	6	6	9	15	4	0
ULCUS VENTRICULI	46	0	0	1	4	4	10	9	6	8	4	0
APOPLEXIE	46	0	0	2	0	0	1	2	8	17	16	0
ASTHENIE	46	1	2	5	6	4	4	8	9	1	6	0
NEPHROLITHIASIS	46	0	0	0	4	7	9	9	2	9	6	0
EITRIGE ANGINA	45	0	8	16	7	6	6	1	1	0	0	0
VIRUSINFEKTION	45	1	4	12	5	10	4	3	4	2	0	0
SCHWANGERSCHAFT	44	0	0	0	16	20	8	0	0	0	0	0
RHEUMAT.BESCHW.	44	0	0	2	3	7	6	7	8	8	3	0
KORONARSKLEROSE	44	0	0	0	0	0	0	3	9	19	13	0
TRACHEOBRONCHIT.	44	1	4	9	6	3	5	4	7	4	1	0
SKOLIOSE	44	0	0	7	16	3	4	1	6	3	4	0
NACHOPERATION	43	0	0	3	3	5	7	8	8	6	3	0
CHRON.TONSILLIT.	43	0	3	18	6	4	5	1	3	2	1	0
LUNGENEMPHYSEM	43	0	0	1	0	0	1	4	9	17	11	0
HYPERCHOL.ÄMIE	43	0	0	1	0	2	11	10	10	8	1	0
STRABISMUS	43	0	6	20	1	4	2	1	4	3	2	0
HERZRHYTHM.STÖR.	43	1	0	1	0	3	2	4	10	14	8	U

Forts. Tabelle 14d: Patienten nach häufigsten Diagnosen und nach Altersgruppen (prozentual)

ALTERSGRUPPEN IN JAHREN

DIAGNOSEN	TOTAL	B.1	1-4	5-14	15-24	25-34	35-44	45-54	55-64	65-74	Ü.|74
TOTAL(N)	*8873*	84	407	1141	1146	1032	1257	1124	977	1096	605
TOTAL(%)	100	0.94	4.58	12.86	12.96	11.63	14.17	12.67	11.01	12.35	6.82
GASTROENTERITIS	100	0.00	18.18	18.18	21.82	10.91	9.09	5.45	7.27	5.45	3.64
LEBERSCHADEN	100	0.00	0.00	1.82	1.82	10.91	12.73	21.82	23.64	14.55	12.73
SCHULTERARMSYNDR	100	0.00	1.85	1.85	3.70	5.56	12.96	20.37	27.78	22.22	3.70
KOLPITIS	100	0.00	1.85	0.00	27.78	11.11	31.48	16.67	5.56	3.70	1.85
EMPHYSEMBRONCH.	100	0.00	0.00	0.00	0.00	0.00	1.85	3.70	20.37	44.44	29.63
CERUMEN	100	0.00	5.77	17.31	11.54	11.54	15.38	13.46	9.62	11.54	3.85
SPRUNGGEL.DISTOR	100	0.00	0.00	11.76	33.33	17.65	17.65	5.88	7.84	3.92	1.96
ALLERGIE	100	0.00	3.92	19.61	13.73	13.73	19.61	15.69	3.92	7.84	1.96
ORTHOSTAT.SYNDR.	100	0.00	0.00	13.73	17.65	23.53	21.57	15.69	3.92	3.92	0.00
DYSKARDIE	100	0.00	0.00	3.92	11.76	19.61	17.65	17.65	17.65	9.80	1.96
ZYSTOPYELITIS	100	0.00	6.00	4.00	8.00	20.00	18.00	12.00	8.00	14.00	10.00
ACNE VULGARIS	100	2.00	2.00	8.00	78.00	6.00	4.00	0.00	0.00	0.00	0.00
SCHNITTV.FINGER	100	0.00	2.04	10.20	18.37	16.33	18.37	10.20	16.33	8.16	0.00
TETANOLIMPFUNG	100	0.00	4.26	23.40	21.28	10.64	10.64	19.15	4.26	4.26	2.13
THROMBOPHLEBITIS	100	0.00	0.00	0.00	4.26	10.64	12.77	12.77	19.15	31.91	8.51
ULCUS VENTRICULI	100	0.00	0.00	2.17	8.70	8.70	21.74	19.57	13.04	17.39	8.70
APOPLEXIE	100	0.00	0.00	4.35	0.00	0.00	2.17	4.35	17.39	36.96	34.78
ASTHENIE	100	2.17	4.35	10.87	13.04	8.70	8.70	17.39	19.57	2.17	13.04
NEPHROLITHIASIS	100	0.00	0.00	0.00	8.70	15.22	19.57	19.57	4.35	19.57	13.04
EITRIGE ANGINA	100	0.00	17.78	35.56	15.56	13.33	13.33	2.22	2.22	0.00	0.00
VIRUSINFEKTION	100	2.22	8.89	26.67	11.11	22.22	8.89	6.67	8.89	4.44	0.00
SCHWANGERSCHAFT	100	0.00	0.00	0.00	36.36	45.45	18.18	0.00	0.00	0.00	0.00
RHEUMAT.BESCHW.	100	0.00	0.00	4.55	6.82	15.91	13.64	15.91	18.18	18.18	6.82
KORONARSKLEROSE	100	0.00	0.00	0.00	0.00	0.00	0.00	6.82	20.45	43.18	29.55
TRACHEOBRONCHIT.	100	2.27	9.09	20.45	13.64	6.82	11.36	9.09	15.91	9.09	2.27
SKOLIOSE	100	0.00	0.00	15.91	36.36	6.82	9.09	2.27	13.64	6.82	9.09
NACHOPERATION	100	0.00	0.00	6.98	6.98	11.63	16.28	18.60	18.60	13.95	6.98
CHRON.TONSILLIT.	100	0.00	6.98	41.86	13.95	9.30	11.63	2.33	6.98	4.65	2.33
LUNGENEMPHYSEM	100	0.00	0.00	2.33	0.00	0.00	2.33	9.30	20.93	39.53	25.58
HYPERCHOL.ÄMIE	100	0.00	0.00	2.33	0.00	4.65	25.58	23.26	23.26	18.60	2.33
STRABISMUS	100	0.00	13.95	46.51	2.33	9.30	4.65	2.33	9.30	6.98	4.65
HERZRHYTHM.STÖR.	100	2.33	0.00	2.33	0.00	6.98	4.65	9.30	23.26	32.56	18.60

Forts. Tabelle 14c: Patienten nach häufigsten Diagnosen und nach Altersgruppen (absolut)

ALTERSGRUPPEN IN JAHREN

DIAGNOSEN	TOTAL	B.1	1-4	5-14	15-24	25-34	35-44	45-54	55-64	65-74	Ü.74	K.A.
TOTAL	8873	84	407	1141	1146	1032	1257	1124	977	1096	605	4
FUSSPILZ	43	0	0	6	6	10	4	5	7	4	1	0
NASENSEPTUMDEV.	42	0	0	3	7	8	9	4	6	5	0	0
TRACHEITIS	42	0	2	5	2	4	8	7	4	7	3	0
AMENORRHÖ	41	1	0	2	15	14	4	3	0	2	0	0
FETTLEBER	41	0	0	0	1	4	12	15	5	4	0	0
METEORISMUS	41	4	1	1	6	2	4	5	6	7	5	0
OVARIALINSUFF.	39	0	0	1	14	13	6	4	1	0	0	0
URTIKARIA	38	1	2	8	3	8	3	5	3	3	2	0
DERMATITIS	38	5	7	5	4	3	4	2	3	3	2	0
PSYCHOVEG.SYNDR.	38	0	0	3	2	7	9	6	5	5	1	0
ANISOMETRIE	38	0	0	6	9	5	5	0	5	7	1	0
INF.OB.LUFTWEGE	38	3	9	8	6	4	3	1	2	2	0	0
SKLEROSE	38	1	0	0	1	0	0	1	5	15	15	0
KLIMAKTERIUM	37	0	0	1	0	0	1	17	15	3	0	0
KATARRHAL.INFEKT	37	1	6	11	7	0	4	2	1	3	2	0
ULCUS DUODENI	36	1	0	0	2	6	10	7	6	2	2	0
MYOGELOSEN	36	0	0	1	7	7	8	5	5	3	0	0
SPREIZFUSS	36	0	2	6	4	2	6	5	4	7	0	0
ERKÄLTUNGSINF.	36	0	2	9	4	4	5	4	2	5	1	0
VENENSTAUUNG	35	0	0	0	1	5	6	5	5	11	2	0
RÖTELN	35	1	9	16	7	2	0	0	0	0	0	0
·EXOPHORIE	35	0	0	11	7	10	3	1	0	2	1	0
HERZMUSKELSCHW.	35	0	0	0	0	1	3	4	11	12	4	0
TONSILLEKTOMIE	35	0	2	15	6	2	3	1	1	3	1	1
HETEROPHORIE	34	1	1	16	6	2	3	3	2	0	0	0
DYSPEPSIE	34	8	6	5	2	1	1	2	2	4	2	1
PORTIOEKTOPIE	34	1	1	0	10	10	7	2	2	0	·1	0
SPONDYLOSE	33	0	0	0	1	1	8	7	10	5	1	0
WARZE	33	0	0	13	6	5	3	2	3	0	1	0
TACHYKARDIE	33	0	0	1	3	2	5	5	6	7	4	0
CLAVUS	33	0	0	1	5	4	3	4	4	9	3	0
VARIZELLEN	33	1	8	21	1	1	1	0	0	0	0	0

Forts. Tabelle 14d: Patienten nach häufigsten Diagnosen und nach Altersgruppen (prozentual)

ALTERSGRUPPEN IN JAHREN

DIAGNOSEN	TOTAL	B.1	1-4	5-14	15-24	25-34	35-44	45-54	55-64	65-74	Ü.74
TOTAL(N)	*8873*	84	407	1141	1146	1032	1257	1124	977	1096	605
TOTAL(%)	100	0.94	4.58	12.86	12.96	11.63	14.17	12.67	11.01	12.35	6.82
FUSSPILZ	100	0.00	0.00	13.95	13.95	23.26	9.30	11.63	16.28	9.30	2.33
NASENSEPTUMDEV.	100	0.00	0.00	7.14	16.67	19.05	21.43	9.52	14.29	11.90	0.00
TRACHEITIS	100	0.00	4.76	11.90	4.76	9.52	19.05	16.67	9.52	16.67	7.14
AMENORRHÖ	100	2.44	0.00	4.88	36.59	34.15	9.76	7.32	0.00	4.88	0.00
FETTLEBER	100	0.00	0.00	0.00	2.44	9.76	29.27	36.59	12.20	9.76	0.00
METEORISMUS	100	9.76	2.44	2.44	14.63	4.88	9.76	12.20	14.63	17.07	12.20
OVARIALINSUFF.	100	0.00	0.00	2.56	35.90	33.33	15.38	10.26	2.56	0.00	0.00
URTIKARIA	100	2.63	5.26	21.05	7.89	21.05	7.89	13.16	7.89	7.89	5.26
DERMATITIS	100	13.16	18.42	13.16	10.53	7.89	10.53	5.26	7.89	7.89	5.26
PSYCHOVEG.SYNDR.	100	0.00	0.00	7.89	5.26	18.42	23.68	15.79	13.16	13.16	2.63
ANISOMETRIE	100	0.00	0.00	15.79	23.68	13.16	13.16	0.00	13.16	18.42	2.63
INF.OB.LUFTWEGE	100	7.89	23.68	21.05	15.79	10.53	7.89	2.63	5.26	5.26	0.00
SKLEROSE	100	2.63	0.00	0.00	2.63	0.00	0.00	2.63	13.16	39.47	39.47
KLIMAKTERIUM	100	0.00	0.00	2.70	0.00	0.00	2.70	45.95	40.54	8.11	0.00
KATARRHAL.INFEKT	100	2.70	16.22	29.73	18.92	0.00	10.81	5.41	2.70	8.11	5.41
ULCUS DUODENI	100	2.78	0.00	0.00	5.56	16.67	27.78	19.44	16.67	5.56	5.56
MYOGELOSEN	100	0.00	0.00	2.78	19.44	19.44	22.22	13.89	13.89	8.33	0.00
SPREIZFUSS	100	0.00	5.56	16.67	11.11	5.56	16.67	13.89	11.11	19.44	0.00
ERKÄLTUNGSINF.	100	0.00	5.56	25.00	11.11	11.11	13.89	11.11	5.56	13.89	2.78
VENENSTAUUNG	100	0.00	0.00	0.00	2.86	14.29	17.14	14.29	14.29	31.43	5.71
RÖTELN	100	2.86	25.71	45.71	20.00	5.71	0.00	0.00	0.00	0.00	0.00
EXOPHORIE	100	0.00	0.00	31.43	20.00	28.57	8.57	2.86	0.00	5.71	2.86
HERZMUSKELSCHW.	100	0.00	0.00	0.00	0.00	2.86	8.57	11.43	31.43	34.29	11.43
TONSILLEKTOMIE	100	0.00	5.88	44.12	17.65	5.88	8.82	2.94	2.94	8.82	2.94
HETEROPHORIE	100	2.94	2.94	47.06	17.65	5.88	8.82	8.82	5.88	0.00	0.00
DYSPEPSIE	100	24.24	18.18	15.15	6.06	3.03	3.03	6.06	6.06	12.12	6.06
PORTIOEKTOPIE	100	2.94	2.94	0.00	29.41	29.41	20.59	5.88	5.88	0.00	2.94
SPONDYLOSE	100	0.00	0.00	0.00	3.03	3.03	24.24	21.21	30.30	15.15	3.03
WARZE	100	0.00	0.00	39.39	18.18	15.15	9.09	6.06	9.09	0.00	3.03
TACHYKARDIE	100	0.00	0.00	3.03	9.09	6.06	15.15	15.15	18.18	21.21	12.12
CLAVUS	100	0.00	0.00	15.15	3.03	12.12	9.09	12.12	12.12	27.27	9.09
VARIZELLEN	100	3.03	24.24	63.64	3.03	3.03	3.03	0.00	0.00	0.00	0.00

Forts. Tabelle 14c: Patienten nach häufigsten Diagnosen und nach Altersgruppen (absolut)

ALTERSGRUPPEN IN JAHREN

DIAGNOSEN	TOTAL	B.1	1-4	5-14	15-24	25-34	35-44	45-54	55-64	65-74	Ü.74	K.A.
TOTAL	8873	84	407	1141	1146	1032	1257	1124	977	1096	605	4
MYKOSE	33	0	0	3	4	5	7	5	3	5	1	0
MEDIENTRÜBUNG	33	0	0	0	0	2	5	6	5	6	9	0
LEBERPAR.SCHADEN	33	1	0	0	0	5	5	10	4	6	2	0
PROSTATAHYPERTR.	33	0	0	0	0	0	0	5	4	10	14	0
OSTEOPOROSE	32	0	0	0	1	0	0	1	5	16	9	0
STRUMEKTOMIE	32	0	0	0	1	8	2	6	9	6	0	0
MENOMETRORRHAGIE	32	0	0	0	9	5	11	7	0	0	0	0
GRIPPEBRONCHITIS	32	0	4	8	1	5	7	2	2	2	1	0
NEPHROPATHIE	32	0	1	0	6	2	7	2	7	5	2	0
ALLERG.EXANTHEM	32	1	4	10	3	3	5	2	1	2	1	0
STOMATITIS	32	0	5	3	3	5	5	5	0	5	1	0
PERFOR.VERLETZ.	32	0	2	9	3	6	1	4	2	3	2	0
BRONCHOPNEUMONIE	31	0	5	3	1	3	1	2	7	6	3	0
DISKOPATHIE	31	0	0	1	0	2	8	6	9	5	0	0
HÄMATOM	31	0	1	4	6	4	8	3	3	2	0	0
SPONDYLARTHROSIS	31	0	0	0	0	1	7	4	6	9	4	0
NETZHAUTVERÄND.	31	0	0	5	1	5	3	2	4	6	5	0
FEHLSICHTIGKEIT	31	0	0	2	4	1	3	6	5	5	5	0
ADENOIDE	31	0	8	18	2	0	0	1	1	0	0	1
CHRON.GASTRITIS	30	1	0	0	2	2	4	9	5	4	3	0
ABDOMINALBESCHW.	30	0	2	7	5	4	5	0	4	1	1	1
APPENDIZITIS	30	0	4	12	2	5	2	3	2	0	0	0
PEKTANG.BESCHW.	30	0	0	0	2	3	9	11	3	1	1	0
NIERENINSUFFIZ.	30	0	0	1	1	0	5	4	2	10	7	0
BWS-SYNDROM	30	0	0	1	2	2	4	7	6	7	1	0
ALLG.MÜDIGKEIT	30	0	0	4	4	3	3	6	2	6	2	0
PANARITIUM OBER.	29	1	1	2	6	5	3	7	1	2	1	0
MASTOPATHIE	29	0	0	1	2	8	7	8	2	1	0	0
ENDOG.DEPRESSION	29	0	0	1	5	3	6	4	6	2	2	0
OTITIS EXTERNA	29	0	2	5	3	9	3	3	3	1	0	0
PROSTATITIS	29	0	1	0	1	3	7	7	3	6	1	0
PNEUMONIE	28	0	5	4	1	2	6	1	3	3	3	0

Forts. Tabelle 14d: Patienten nach häufigsten Diagnosen und nach Altersgruppen (prozentual)

ALTERSGRUPPEN IN JAHREN

DIAGNOSEN	TOTAL	B.1	1-4	5-14	15-24	25-34	35-44	45-54	55-64	65-74	Ü.74
TOTAL(N)	*8873*	84	407	1141	1146	1032	1257	1124	977	1096	605
TOTAL(%)	100	0.94	4.58	12.86	12.96	11.63	14.17	12.67	11.01	12.35	6.82
MYKOSE	100	0.00	0.00	9.09	12.12	15.15	21.21	15.15	9.09	15.15	3.03
MEDIENTRÜBUNG	100	0.00	0.00	0.00	0.00	6.06	15.15	18.18	15.15	18.18	27.27
LEBERPAR.SCHADEN	100	3.03	0.00	0.00	0.00	15.15	15.15	30.30	12.12	18.18	6.06
PROSTATAHYPERTR.	100	0.00	0.00	0.00	0.00	0.00	0.00	15.15	12.12	30.30	42.42
OSTEOPOROSE	100	0.00	0.00	0.00	3.13	0.00	0.00	3.13	15.63	50.00	28.13
STRUMEKTOMIE	100	0.00	0.00	0.00	3.13	25.00	6.25	18.75	28.13	18.75	0.00
MENOMETRORRHAGIE	100	0.00	0.00	0.00	28.13	15.63	34.38	21.88	0.00	0.00	0.00
GRIPPEBRONCHITIS	100	0.00	12.50	25.00	3.13	15.63	21.88	6.25	6.25	6.25	3.13
NEPHROPATHIE	100	0.00	3.13	0.00	18.75	6.25	21.88	6.25	21.88	15.63	6.25
ALLERG.EXANTHEM	100	3.13	12.50	31.25	9.38	9.38	15.63	6.25	3.13	6.25	3.13
STOMATITIS	100	0.00	15.63	9.38	9.38	15.63	15.63	15.63	0.00	15.63	3.13
PERFOR.VERLETZ.	100	0.00	6.25	28.13	9.38	18.75	3.13	12.50	6.25	9.38	6.25
BRONCHOPNEUMONIE	100	0.00	16.13	9.68	3.23	9.68	3.23	6.45	22.58	19.35	9.68
DISKOPATHIE	100	0.00	0.00	3.23	0.00	6.45	25.81	19.35	29.03	16.13	0.00
HÄMATOM	100	0.00	3.23	12.90	19.35	12.90	25.81	9.68	9.68	6.45	0.00
SPONDYLARTHROSIS	100	0.00	0.00	0.00	0.00	3.23	22.58	12.90	19.35	29.03	12.90
NETZHAUTVERÄND.	100	0.00	0.00	16.13	3.23	16.13	9.68	6.45	12.90	19.35	16.13
FEHLSICHTIGKEIT	100	0.00	0.00	6.45	12.90	3.23	9.68	19.35	16.13	16.13	16.13
ADENOIDE	100	0.00	26.67	60.00	6.67	0.00	0.00	3.33	3.33	0.00	0.00
CHRON.GASTRITIS	100	3.33	0.00	0.00	6.67	6.67	13.33	30.00	16.67	13.33	10.00
ABDOMINALBESCHW.	100	0.00	6.90	24.14	17.24	13.79	17.24	0.00	13.79	3.45	3.45
APPENDIZITIS	100	0.00	13.33	40.00	6.67	16.67	6.67	10.00	6.67	0.00	0.00
PEKTANG.BESCHW.	100	0.00	0.00	0.00	6.67	10.00	30.00	36.67	10.00	3.33	3.33
NIERENINSUFFIZ.	100	0.00	0.00	3.33	3.33	0.00	16.67	13.33	6.67	33.33	23.33
BWS-SYNDROM	100	0.00	0.00	3.33	6.67	6.67	13.33	23.33	20.00	23.33	3.33
ALLG.MÜDIGKEIT	100	0.00	0.00	13.33	13.33	10.00	10.00	20.00	6.67	20.00	6.67
PANARITIUM OBER.	100	3.45	3.45	6.90	20.69	17.24	10.34	24.14	3.45	6.90	3.45
MASTOPATHIE	100	0.00	0.00	3.45	6.90	27.59	24.14	27.59	6.90	3.45	0.00
ENDOG.DEPRESSION	100	0.00	0.00	3.45	17.24	10.34	20.69	13.79	20.69	6.90	6.90
OTITIS EXTERNA	100	0.00	6.90	17.24	10.34	31.03	10.34	10.34	10.34	3.45	0.00
PROSTATITIS	100	0.00	3.45	0.00	3.45	10.34	24.14	24.14	10.34	20.69	3.45
PNEUMONIE	100	0.00	17.86	14.29	3.57	7.14	21.43	3.57	10.71	10.71	10.71

Forts. Tabelle 14c: Patienten nach häufigsten Diagnosen und nach Altersgruppen (absolut)

ALTERSGRUPPEN IN JAHREN

DIAGNOSEN	TOTAL	B.1	1-4	5-14	15-24	25-34	35-44	45-54	55-64	65-74	Ü.74	K.A.
TOTAL	8873	84	407	1141	1146	1032	1257	1124	977	1096	605	4
OTITIS	28	1	7	4	2	5	3	2	3	0	1	0
EPIKONDYLITIS	27	0	0	0	2	2	9	6	5	3	0	0
SCHWERHÖRIGKEIT	27	0	0	4	0	3	3	3	3	6	5	0
ART.DURCHBL.STÖR	27	0	0	0	0	1	2	4	7	9	4	0
SEK.AMENORRHÖ	27	0	0	0	16	8	2	1	0	0	0	0
KNIEGELENKARTHR.	27	0	0	0	1	0	4	5	2	11	4	0
SPONTANE GEBURT	26	0	0	0	12	10	2	2	0	0	0	0
LATENTE TETANIE	26	0	0	0	2	5	3	9	5	1	1	0
KOR.DURCHBL.STÖR	26	0	0	0	1	0	2	8	5	6	4	0
UTERUS MYOMATOS.	25	0	0	0	0	2	11	10	1	1	0	0
INSEKTENSTICH	25	0	5	10	1	2	2	2	2	1	0	0
OTITIS ACUTA	25	0	4	11	3	2	0	3	2	0	0	0
SCHLAFLOSIGKEIT	25	0	0	0	0	0	2	4	6	6	7	0
KNIESCHÜRFWUNDE	25	0	0	11	6	2	0	1	1	4	0	0
THORAXPRELLUNG	25	0	0	3	1	2	2	2	5	4	5	1
AKUTE GASTRITIS	25	0	0	1	8	9	1	2	2	2	0	0
REIZBLASE	25	0	1	0	4	3	4	6	1	4	2	0
MUSKELRHEUMA	25	0	0	0	0	2	5	4	6	6	2	0
ADENOTOMIE	24	0	6	15	1	0	0	1	0	1	0	0
FIEBERH.TONSILL.	24	0	3	6	4	2	4	0	2	0	3	0
GASTRODUODENITIS	24	0	0	1	0	3	5	5	1	6	3	0
GASTRALGIE	24	0	3	2	2	2	4	3	3	3	2	0
RHEUM.POLYARTHR.	24	0	0	0	2	2	5	2	3	1	9	0
SCHNITTVERL.HAND	24	0	0	3	7	0	3	5	3	2	1	0
ARRHYTHMIA ABS.	24	0	0	0	0	0	0	1	4	11	8	0
KREISLAUFKOLLAPS	24	0	0	1	1	8	3	2	2	6	1	0
KNIEGEL.SCHMERZ	24	1	0	2	2	1	2	7	3	5	1	0
HERZKRANKHEIT	24	0	1	0	5	0	3	5	2	3	5	0
HORNHAUTFREMDK.	24	0	0	0	6	5	8	3	1	0	1	0
COMMOTIO CEREBRI	23	0	3	1	8	2	3	1	4	1	0	0
NEUROSE	23	0	0	2	2	5	3	4	3	3	1	0
KOLLAPSNEIGUNG	23	0	1	2	3	2	3	3	0	5	4	0

Forts. Tabelle 14d: Patienten nach häufigsten Diagnosen und nach Altersgruppen (prozentual)

ALTERSGRUPPEN IN JAHREN

DIAGNOSEN	TOTAL	B.1	1-4	5-14	15-24	25-34	35-44	45-54	55-64	65-74	Ü.74
TOTAL(N)	*8873*	84	407	1141	1146	1032	1257	1124	977	1096	605
TOTAL(%)	100	0.94	4.58	12.86	12.96	11.63	14.17	12.67	11.01	12.35	6.82
OTITIS	100	3.57	25.00	14.29	7.14	17.86	10.71	7.14	10.71	0.00	3.57
EPIKONDYLITIS	100	0.00	0.00	0.00	7.41	7.41	33.33	22.22	18.52	11.11	0.00
SCHWERHÖRIGKEIT	100	0.00	0.00	14.81	0.00	11.11	11.11	11.11	11.11	22.22	18.52
ART.DURCHBL.STÖR	100	0.00	0.00	0.00	0.00	3.70	7.41	14.81	25.93	33.33	14.81
SEK.AMENORRHÖ	100	0.00	0.00	0.00	59.26	29.63	7.41	3.70	0.00	0.00	0.00
KNIEGELENKARTHR.	100	0.00	0.00	0.00	3.70	0.00	14.81	18.52	7.41	40.74	14.81
SPONTANE GEBURT	100	0.00	0.00	0.00	46.15	38.46	7.69	7.69	0.00	0.00	0.00
LATENTE TETANIE	100	0.00	0.00	0.00	7.69	19.23	11.54	34.62	19.23	3.85	3.85
KOR.DURCHBL.STÖR	100	0.00	0.00	0.00	3.85	0.00	7.69	30.77	19.23	23.08	15.38
UTERUS MYOMATOS.	100	0.00	0.00	0.00	0.00	8.00	44.00	40.00	4.00	4.00	0.00
INSEKTENSTICH	100	0.00	20.00	40.00	4.00	8.00	8.00	8.00	8.00	4.00	0.00
OTITIS ACUTA	100	0.00	16.00	44.00	12.00	8.00	0.00	12.00	8.00	0.00	0.00
SCHLAFLOSIGKEIT	100	0.00	0.00	0.00	0.00	0.00	8.00	16.00	24.00	24.00	28.00
KNIESCHÜRFWUNDE	100	0.00	0.00	44.00	24.00	8.00	0.00	4.00	4.00	16.00	0.00
THORAXPRELLUNG	100	0.00	0.00	12.50	4.17	8.33	8.33	8.33	20.83	16.67	20.83
AKUTE GASTRITIS	100	0.00	0.00	4.00	32.00	36.00	4.00	8.00	8.00	8.00	0.00
REIZBLASE	100	0.00	4.00	0.00	16.00	12.00	16.00	24.00	4.00	16.00	8.00
MUSKELRHEUMA	100	0.00	0.00	0.00	0.00	8.00	20.00	16.00	24.00	24.00	8.00
ADENOTOMIE	100	0.00	25.00	62.50	4.17	0.00	0.00	4.17	0.00	4.17	0.00
FIEBERH.TONSILL.	100	0.00	12.50	25.00	16.67	8.33	16.67	0.00	8.33	0.00	12.50
GASTRODUODENITIS	100	0.00	0.00	4.17	0.00	12.50	20.83	20.83	4.17	25.00	12.50
GASTRALGIE	100	0.00	12.50	8.33	8.33	8.33	16.67	12.50	12.50	12.50	8.33
RHEUM.POLYARTHR.	100	0.00	0.00	0.00	8.33	8.33	20.83	8.33	12.50	4.17	37.50
SCHNITTVERL.HAND	100	0.00	0.00	12.50	29.17	0.00	12.50	20.83	12.50	8.33	4.17
ARRHYTHMIA ABS.	100	0.00	0.00	0.00	0.00	0.00	0.00	4.17	16.67	45.83	33.33
KREISLAUFKOLLAPS	100	0.00	0.00	4.17	4.17	33.33	12.50	8.33	8.33	25.00	4.17
KNIEGEL.SCHMERZ	100	4.17	0.00	8.33	8.33	4.17	8.33	29.17	12.50	20.83	4.17
HERZKRANKHEIT	100	0.00	4.17	0.00	20.83	0.00	12.50	20.83	8.33	12.50	20.83
HORNHAUTFREMDK.	100	0.00	0.00	0.00	25.00	20.83	33.33	12.50	4.17	0.00	4.17
COMMOTIO CEREBRI	100	0.00	13.04	4.35	34.78	8.70	13.04	4.35	17.39	4.35	0.00
NEUROSE	100	0.00	0.00	8.70	8.70	21.74	13.04	17.39	13.04	13.04	4.35
KOLLAPSNEIGUNG	100	0.00	4.35	8.70	13.04	8.70	13.04	13.04	0.00	21.74	17.39

Forts. Tabelle 14c: Patienten nach häufigsten Diagnosen und nach Altersgruppen (absolut)

ALTERSGRUPPEN IN JAHREN

DIAGNOSEN	TOTAL	B.1	1-4	5-14	15-24	25-34	35-44	45-54	55-64	65-74	Ü.74	K.A.
TOTAL	8873	84	407	1141	1146	1032	1257	1124	977	1096	605	4
KNIEKONTUSION	23	0	0	1	6	3	4	5	1	1	2	0
GEHÖRGANGSEKZEM	23	0	0	1	6	5	1	2	3	4	1	0
KNICKFUSS	23	0	6	8	1	2	2	0	2	1	1	0
FINGERKONTUSION	23	0	0	3	8	8	2	1	0	1	0	0
KOR.HERZKRANKH.	23	0	0	0	0	1	2	3	10	4	3	0
KREISLAUFBESCHW.	23	0	0	1	3	3	5	4	4	3	0	0
KOPFPLATZWUNDE	23	0	4	7	1	3	2	1	1	3	1	0
TENDOVAGINITIS	22	0	0	0	10	6	1	4	1	0	0	0
OPERATION	22	0	0	3	6	1	4	3	2	2	1	0
LUNGEN-TBC	22	0	0	3	4	1	1	4	2	4	3	0
T4-HYPERTHYREOSE	22	0	0	2	2	4	3	6	0	4	1	0
OSTEOCHONDROSE	22	0	0	1	0	1	4	5	6	5	0	0
LUMB.BANDSCH.SCH	22	0	0	0	0	1	5	6	1	7	2	0
CANDIDA-MYKOSE	22	2	3	0	8	4	2	2	0	1	0	0
OXYURIASIS	22	0	3	14	1	2	1	1	0	0	0	0
VENÖSE INSUFF.	22	0	0	0	0	2	1	5	5	6	3	0
MAMMAKNOTEN	21	0	0	0	0	3	6	8	4	0	0	0
DEG.WIRBELS.VER.	21	0	0	1	0	0	1	4	5	7	3	0
EPISTAXIS	21	0	5	5	3	3	2	0	1	2	0	0
HÄMATURIE	21	0	0	1	2	1	2	1	5	4	5	0
MAMMA-ABLATIO	21	0	0	0	1	1	1	8	4	4	2	0
ZER.ANFALLSLEID.	21	0	1	9	5	1	0	1	1	2	1	0
RADIUSFRAKTUR	20	0	0	6	0	0	3	2	4	3	2	0
HERPES LABIALIS	20	0	0	4	8	3	3	2	0	0	0	0
HÜFTGELENKPROTH.	19	0	1	0	0	0	1	1	5	6	5	0

Forts. Tabelle 14d: Patienten nach häufigsten Diagnosen und nach Altersgruppen (prozentual)

ALTERSGRUPPEN IN JAHREN

DIAGNOSEN	TOTAL	B.1	1-4	5-14	15-24	25-34	35-44	45-54	55-64	65-74	Ü.74
TOTAL(N)	*8873*	84	407	1141	1146	1032	1257	1124	977	1096	605
TOTAL(%)	100	0.94	4.58	12.86	12.96	11.63	14.17	12.67	11.01	12.35	6.82
KNIEKONTUSION	100	0.00	0.00	4.35	26.09	13.04	17.39	21.74	4.35	4.35	8.70
GEHÖRGANGSEKZEM	100	0.00	0.00	4.35	26.09	21.74	4.35	8.70	13.04	17.39	4.35
KNICKFUSS	100	0.00	26.09	34.78	4.35	8.70	8.70	0.00	8.70	4.35	4.35
FINGERKONTUSION	100	0.00	0.00	13.04	34.78	34.78	8.70	4.35	0.00	4.35	0.00
KOR.HERZKRANKH.	100	0.00	0.00	0.00	0.00	4.35	8.70	13.04	43.48	17.39	13.04
KREISLAUFBESCHW.	100	0.00	0.00	4.35	13.04	13.04	21.74	17.39	17.39	13.04	0.00
KOPFPLATZWUNDE	100	0.00	17.39	30.43	4.35	13.04	8.70	4.35	4.35	13.04	4.35
TENDOVAGINITIS	100	0.00	0.00	0.00	45.45	27.27	4.55	18.18	4.55	0.00	0.00
OPERATION	100	0.00	0.00	13.64	27.27	4.55	18.18	13.64	9.09	9.09	4.55
LUNGEN-TBC	100	0.00	0.00	13.64	18.18	4.55	4.55	18.18	9.09	18.18	13.64
T4-HYPERTHYREOSE	100	0.00	0.00	9.09	9.09	18.18	13.64	27.27	0.00	18.18	4.55
OSTEOCHONDROSE	100	0.00	0.00	4.55	0.00	4.55	18.18	22.73	27.27	22.73	0.00
LUMB.BANDSCH.SCH	100	0.00	0.00	0.00	0.00	4.55	22.73	27.27	4.55	31.82	9.09
CANDIDA-MYKOSE	100	9.09	13.64	0.00	36.36	18.18	9.09	9.09	0.00	4.55	0.00
OXYURIASIS	100	0.00	13.64	63.64	4.55	9.09	4.55	4.55	0.00	0.00	0.00
VENÖSE INSUFF.	100	0.00	0.00	0.00	0.00	9.09	4.55	22.73	22.73	27.27	13.64
MAMMAKNOTEN	100	0.00	0.00	0.00	0.00	14.29	28.57	38.10	19.05	0.00	0.00
DEG.WIRBELS.VER.	100	0.00	0.00	4.76	0.00	0.00	4.76	19.05	23.81	33.33	14.29
EPISTAXIS	100	0.00	23.81	23.81	14.29	14.29	9.52	0.00	4.76	9.52	0.00
HÄMATURIE	100	0.00	0.00	4.76	9.52	4.76	9.52	4.76	23.81	19.05	23.81
MAMMA-ABLATIO	100	0.00	0.00	0.00	4.76	4.76	4.76	38.10	19.05	19.05	9.52
ZER.ANFALLSLEID.	100	0.00	4.76	42.86	23.81	4.76	0.00	4.76	4.76	9.52	4.76
RADIUSFRAKTUR	100	0.00	0.00	30.00	0.00	0.00	15.00	10.00	20.00	15.00	10.00
HERPES LABIALIS	100	0.00	0.00	20.00	40.00	15.00	15.00	10.00	0.00	0.00	0.00
HÜFTGELENKPROTH.	100	0.00	5.26	0.00	0.00	0.00	5.26	5.26	26.32	31.58	26.32

Tabelle 15: <u>Patienten nach Diagnosen in Diagnosengruppen sowie nach Geschlecht, Versichertengruppe, Kassenart, Wohnort und Altersgruppen</u>

Tabelle 15a: Patienten nach Diagnosengruppen sowie nach Geschlecht, Versichertengruppe, Kassenart und Wohnort (absolut)

		GESCHLECHT			KASSENART			VERSICHERTENGRUPPE			WOHNORT		
DIAGNOSENGRUPPEN	TOTAL	MÄNNL	WEIBL	K.A.	EKK	RVO	K.A.	M	F	R	STADT	LAND	K.A.
TOTAL	8873	3652	4964	257	1598	7226	49	3553	3305	2015	1632	4424	2817
INFEKTIONEN,PA-RASIT.KRANKHEIT.	815	363	437	15	151	662	2	291	408	116	142	435	238
NEUBILDUNGEN	300	107	183	10	56	241	3	117	86	97	58	101	141
DRÜSEN,ERNÄHRUNG STOFFWECHSEL	1160	418	720	22	203	950	7	447	304	409	249	572	339
BLUT,BLUTBILDEN-DE ORGANE	416	108	295	13	90	325	1	105	204	107	97	213	106
SEEL.STÖRUNGEN	827	267	546	14	165	654	8	307	295	225	157	431	239
NERVENSYSTEM, SINNESORGANE	1614	658	917	39	304	1305	5	636	571	407	242	744	628
KREISLAUFSYSTEM	2707	934	1724	49	375	2310	22	931	522	1254	540	1407	760
ATMUNGSORGANE	2477	1128	1286	63	450	2009	18	853	1168	456	494	1323	660
VERDAUUNGSORGANE	1387	562	783	42	247	1126	14	610	389	388	293	654	440
HARN-, GESCHLECHTSORG.	1424	302	1084	38	317	1090	17	627	496	301	323	606	495
SCHWANGERSCHAFT, ENTBINDUNG	105	2	93	10	31	74	0	66	39	0	13	50	42
HAUT,UNTERHAUT-ZELLGEWEBE	1062	421	619	22	212	846	4	428	466	168	219	584	259
SKELETT,BINDEGEW	1727	686	996	45	279	1435	13	761	427	539	345	826	556
ANGEBORENE MISSBILDUNGEN	83	40	39	4	17	66	0	17	55	11	17	35	31
SCHÄDIGUNG DES NEUGEBORENEN	56	15	37	4	20	36	0	25	28	3	6	26	24
SYMPTOME,MANGELH. BEZEICHNETE KR.	2391	911	1417	63	406	1955	30	867	904	620	476	1193	722
UNFALL,VERGIFT., GEWALT	1066	614	418	34	181	878	7	500	410	156	173	486	407
SONSTIGE	1429	539	852	38	322	1101	6	603	507	319	213	586	630

Tabelle 15b: Patienten nach Diagnosengruppen sowie nach Geschlecht, Versichertengruppe, Kassenart und Wohnort (prozentual)

DIAGNOSENGRUPPEN	TOTAL	GESCHLECHT		KASSENART		VERSICHERTENGRUPPE			WOHNORT	
		MÄNNL	WEIBL	EKK	RVO	M	F	R	STADT	LAND
TOTAL(N)	*8873*	3652	4964	1598	7226	3553	3305	2015	1632	4424
TOTAL(%)	100	42.38	57.61	18.11	81.89	40.04	37.24	22.70	26.94	73.05
INFEKTIONEN,PA- RASIT.KRANKHEIT.	100	45.38	54.63	18.57	81.43	35.71	50.06	14.23	24.61	75.39
NEUBILDUNGEN	100	36.90	63.10	18.86	81.14	39.00	28.67	32.33	36.48	63.52
DRÜSEN,ERNÄHRUNG STOFFWECHSEL	100	36.73	63.27	17.61	82.39	38.53	26.21	35.26	30.33	69.67
BLUT,BLUTBILDEN- DE ORGANE	100	26.80	73.20	21.69	78.31	25.24	49.04	25.72	31.29	68.71
SEEL.STÖRUNGEN	100	32.84	67.16	20.15	79.85	37.12	35.67	27.21	26.70	73.30
NERVENSYSTEM, SINNESORGANE	100	41.78	58.22	18.89	81.11	39.41	35.38	25.22	24.54	75.46
KREISLAUFSYSTEM	100	35.14	64.86	13.97	86.03	34.39	19.28	46.32	27.73	72.27
ATMUNGSORGANE	100	46.73	53.27	18.30	81.70	34.44	47.15	18.41	27.19	72.81
VERDAUUNGSORGANE	100	41.78	58.22	17.99	82.01	43.98	28.05	27.97	30.94	69.06
HARN-, GESCHLECHTSORG.	100	21.79	78.21	22.53	77.47	44.03	34.83	21.14	34.77	65.23
SCHWANGERSCHAFT, ENTBINDUNG	100	2.11	97.89	29.52	70.48	62.86	37.14	0.00	20.63	79.37
HAUT,UNTERHAUT- ZELLGEWEBE	100	40.48	59.52	20.04	79.96	40.30	43.88	15.82	27.27	72.73
SKELETT,BINDEGEW	100	40.78	59.22	16.28	83.72	44.06	24.72	31.21	29.46	70.54
ANGEBORENE MISSBILDUNGEN	100	50.63	49.37	20.48	79.52	20.48	66.27	13.25	32.69	67.31
SCHÄDIGUNG DES NEUGEBORENEN	100	28.85	71.15	35.71	64.29	44.64	50.00	5.36	18.75	81.25
SYMPTOME,MANGELH BEZEICHNETE KR.	100	39.13	60.87	17.20	82.80	36.26	37.81	25.93	28.52	71.48
UNFALL,VERGIFT., GEWALT	100	59.50	40.50	17.09	82.91	46.90	38.46	14.63	26.25	73.75
SONSTIGE	100	38.75	61.25	22.63	77.37	42.20	35.48	22.32	26.66	73.34

Tabelle 15c: Patienten nach Diagnosengruppen und nach Altersgruppen (absolut)

ALTERSGRUPPEN IN JAHREN

DIAGNOSENGRUPPEN	TOTAL	B.1	1-4	5-14	15-24	25-34	35-44	45-54	55-64	65-74	Ü.74	K.A.
TOTAL	8873	84	407	1141	1146	1032	1257	1124	977	1096	605	4
INFEKTIONEN,PA-RASIT.KRANKHEIT.	815	12	79	165	114	103	101	88	62	58	33	0
NEUBILDUNGEN	300	0	6	11	13	29	46	61	43	62	29	0
DRÜSEN,ERNÄHRUNG STOFFWECHSEL	1160	16	29	62	90	109	144	182	178	237	113	0
BLUT,BLUTBILDEN-DE ORGANE	416	3	28	82	40	42	52	38	44	57	29	1
SEEL.STÖRUNGEN	827	3	16	66	63	87	165	154	111	106	56	0
NERVENSYSTEM, SINNESORGANE	1614	10	82	197	176	179	196	215	200	224	134	1
KREISLAUFSYSTEM	2707	9	8	48	132	168	298	396	494	718	434	2
ATMUNGSORGANE	2477	32	216	490	304	241	333	242	230	246	143	0
VERDAUUNGSORGANE	1387	20	44	76	94	157	227	254	194	217	103	1
HARN-, GESCHLECHTSORG.	1424	5	26	54	247	229	253	226	149	156	78	1
SCHWANGERSCHAFT, ENTBINDUNG	105	0	0	0	40	46	17	2	0	0	0	0
HAUT,UNTERHAUT-ZELLGEWEBE	1062	23	67	172	208	135	129	113	76	97	42	0
SKELETT,BINDEGEW	1727	6	19	81	138	155	271	294	285	323	155	0
ANGEBORENE MISSBILDUNGEN	83	13	13	19	14	4	5	2	6	4	3	0
SCHÄDIGUNG DES NEUGEBORENEN	56	6	4	4	17	13	5	3	0	4	0	0
SYMPTOME,MANGELH BEZEICHNETE KR.	2391	26	126	301	221	244	337	328	290	334	183	1
UNFALL,VERGIFT., GEWALT	1066	3	41	193	214	141	152	109	90	88	34	1
SONSTIGE	1429	13	61	164	195	175	195	198	172	161	95	0

Tabelle 15d: Patienten nach Diagnosengruppen und nach Altersgruppen (prozentual)

ALTERSGRUPPEN IN JAHREN

DIAGNOSENGRUPPEN	TOTAL	B.1	1-4	5-14	15-24	25-34	35-44	45-54	55-64	65-74	Ü.74
TOTAL(N)	*8873*	84	407	1141	1146	1032	1257	1124	977	1096	605
TOTAL(%)	100	0.94	4.58	12.86	12.96	11.63	14.17	12.67	11.01	12.35	6.82
INFEKTIONEN,PA-RASIT.KRANKHEIT.	100	1.47	9.69	20.25	13.99	12.64	12.39	10.80	7.61	7.12	4.05
NEUBILDUNGEN	100	0.00	2.00	3.67	4.33	9.67	15.33	20.33	14.33	20.67	9.67
DRÜSEN,ERNÄHRUNG STOFFWECHSEL	100	1.38	2.50	5.34	7.76	9.40	12.41	15.69	15.34	20.43	9.74
BLUT,BLUTBILDEN-DE ORGANE	100	0.72	6.75	19.76	9.64	10.12	12.53	9.16	10.60	13.73	6.99
SEEL.STÖRUNGEN	100	0.36	1.93	7.98	7.62	10.52	19.95	18.62	13.42	12.82	6.77
NERVENSYSTEM, SINNESORGANE	100	0.62	5.08	12.21	10.91	11.10	12.15	13.33	12.40	13.89	8.31
KREISLAUFSYSTEM	100	0.33	0.30	1.77	4.88	6.21	11.02	14.64	18.26	26.54	16.04
ATMUNGSORGANE	100	1.29	8.72	19.78	12.27	9.73	13.44	9.77	9.29	9.93	5.77
VERDAUUNGSORGANE	100	1.44	3.17	5.48	6.78	11.33	16.38	18.33	14.00	15.66	7.43
HARN-, GESCHLECHTSORG.	100	0.35	1.83	3.79	17.36	16.09	17.78	15.88	10.47	10.96	5.48
SCHWANGERSCHAFT, ENTBINDUNG	100	0.00	0.00	0.00	38.10	43.81	16.19	1.90	0.00	0.00	0.00
HAUT,UNTERHAUT-ZELLGEWEBE	100	2.17	6.31	16.20	19.59	12.71	12.15	10.64	7.16	9.13	3.95
SKELETT,BINDEGEW	100	0.35	1.10	4.69	7.99	8.98	15.69	17.02	16.50	18.70	8.98
ANGEBORENE MISSBILDUNGEN	100	15.66	15.66	22.89	16.87	4.82	6.02	2.41	7.23	4.82	3.61
SCHÄDIGUNG DES NEUGEBORENEN	100	10.71	7.14	7.14	30.36	23.21	8.93	5.36	0.00	7.14	0.00
SYMPTOME,MANGELH. BEZEICHNETE KR.	100	1.09	5.27	12.59	9.25	10.21	14.10	13.72	12.13	13.97	7.66
UNFALL,VERGIFT., GEWALT	100	0.28	3.85	18.12	20.09	13.24	14.27	10.23	8.45	8.26	3.19
SONSTIGE	100	0.91	4.27	11.48	13.65	12.25	13.65	13.86	12.04	11.27	6.65

Tabelle 16: Scheine nach Diagnosengruppen und Fachgruppen

Tabelle 16a: Scheine nach Diagnosengruppen und Fachgruppen (absolut)

FACHGRUPPE

DIAGNOSEN-GRUPPE	TOTAL	AUGEN-ÄRZTE	CHIRUR-GEN	FRAUEN-ÄRZTE	HNO-ÄRZTE	HAUT-ÄRZTE	INTER-NISTEN	KINDER-ÄRZTE	NERVEN-ÄRZTE	ORTHO-PÄDEN	RADIO-LOGEN	ALLG. ÄRZTE	ÜBRI-GE	K.A.
TOTAL	10.436	660	327	519	275	49	780	422	90	277	248	6411	308	70
INFEKTIONEN,PA-RASIT.KRANKH.	865	14	5	34	7	11	68	73	1	5	10	559	76	2
NEUBILDUNGEN	331	14	21	38	0	1	35	8	3	8	30	151	15	7
DRÜSEN,ERNÄHRUNG UND STOFFWECHSEL	1193	12	7	9	8	0	182	39	2	10	8	894	14	8
BLUT,BLUTBILDEN-DE ORGANE	421	4	2	8	1	0	47	30	1	1	0	324	2	1
SEEL.STÖRUNGEN	840	3	4	7	2	0	72	29	46	4	2	666	3	2
NERVENSYSTEM, SINNESORGANE	1724	604	3	3	99	0	73	64	17	17	6	829	7	2
KREISLAUFSYSTEM	2789	12	13	24	10	0	344	13	10	15	8	2321	16	3
ATMUNGSORGANE	2603	10	11	13	186	0	170	206	3	8	36	1924	36	0
VERDAUUNGSORGANE	1454	4	30	38	12	0	197	48	1	5	32	1064	16	7
HARN- UND GE-SCHLECHTSORGANE	1516	11	5	331	1	2	114	33	1	2	11	874	100	31
SCHWANGERSCHAFT, ENTBINDUNG	116	0	1	51	0	0	5	0	0	0	1	54	1	3
HAUT,UNTERHAUT-ZELLGEWEBE	1079	8	19	23	12	43	67	73	1	2	1	824	2	4
SKELETT, BINDEGEWEBE	1836	9	36	23	6	0	178	19	9	197	46	1286	13	14
ANGEBORENE MISSBILDUNGEN	93	3	1	3	6	1	6	22	0	14	3	28	2	4
SCHÄDIGUNG DES NEUGEBORENEN	65	0	1	35	0	0	1	15	0	0	0	11	2	0
SYMPTOME,MANGELH. BEZEICHN.KRANKH.	2468	72	18	65	40	2	187	146	31	41	20	1798	37	11
UNFALL,VERGIFT.,GEWALT	1201	45	216	12	13	0	41	36	8	48	53	718	8	3

Tabelle 16b: Scheine nach Diagnosengruppen und Fachgruppen (prozentual)

FACHGRUPPE

DIAGNOSEN-GRUPPE	TOTAL	AUGEN-ÄRZTE	CHIRUR-GEN	FRAUEN-ÄRZTE	HNO-ÄRZTE	HAUT-ÄRZTE	INTER-NISTEN	KINDER-ÄRZTE	NERVEN-ÄRZTE	ORTHO-PÄDEN	RADIO-LOGEN	ALLG. ÄRZTE	ÜBRI-GE
TOTAL	100	6.37	3.15	5.01	2.65	0.47	7.52	4.07	0.87	2.67	2.39	61.85	2.97
INFEKTIONEN,PARASIT.KRANKH.	100	1.62	0.58	3.94	0.81	1.27	7.88	8.46	0.12	0.58	1.16	64.77	8.81
NEUBILDUNGEN	100	4.32	6.48	11.73	0.00	0.31	10.80	2.47	0.93	2.47	9.26	46.60	4.63
DRÜSEN,ERNÄHRUNG,STOFFWECHSEL	100	1.01	0.59	0.76	0.68	0.00	15.36	3.29	0.17	0.84	0.68	75.44	1.18
BLUT,BLUTBILDENDE ORGANE	100	0.95	0.48	1.90	0.24	0.00	11.19	7.14	0.24	0.24	0.00	77.14	0.48
SEEL.STÖRUNGEN	100	0.36	0.48	0.84	0.24	0.00	8.59	3.46	5.49	0.48	0.24	79.47	0.36
NERVENSYSTEM, SINNESORGANE	100	35.08	0.17	0.17	5.75	0.00	4.24	3.72	0.99	0.99	0.35	48.14	0.41
KREISLAUFSYSTEM	100	0.43	0.47	0.86	0.36	0.00	12.35	0.47	0.36	0.54	0.29	83.31	0.57
ATMUNGSORGANE	100	0.38	0.42	0.50	7.15	0.00	6.53	7.91	0.12	0.31	1.38	73.91	1.38
VERDAUUNGSORGANE	100	0.28	2.07	2.63	0.83	0.00	13.61	3.32	0.07	0.35	2.21	73.53	1.11
HARN-,GESCHLECHTSORGANE	100	0.74	0.34	22.29	0.07	0.13	7.68	2.22	0.07	0.13	0.74	58.86	6.73
SCHWANGERSCHAFT,ENTBINDUNG	100	0.00	0.88	45.13	0.00	0.00	4.42	0.00	0.00	0.00	0.88	47.79	0.88
HAUT,UNTERHAUT-,ZELLGEWEBE	100	0.74	1.77	2.14	1.12	4.00	6.23	6.79	0.09	0.19	0.09	76.65	0.19
SKELETT,BINDEGEW.	100	0.49	1.98	1.26	0.33	0.00	9.77	1.04	0.49	10.81	2.52	70.58	0.71
ANGEBORENE MISSBILDUNGEN	100	3.37	1.12	3.37	6.74	1.12	6.74	24.72	0.00	15.73	3.37	31.46	2.25
SCHÄDIGUNG DES NEUGEBORENEN	100	0.00	1.54	53.85	0.00	0.00	1.54	23.08	0.00	0.00	0.00	16.92	3.08
SYMPTOME,MANGELH.BEZEICHN. KRANKH.	100	2.93	0.73	2.65	1.63	0.08	7.61	5.94	1.26	1.67	0.81	73.18	1.51
UNFALL,VERGIFT.,GEWALT	100	3.76	18.03	1.00	1.09	0.00	2.41	3.01	0.67	4.01	4.42	59.93	0.67

Tabelle 17: **Scheine nach Diagnosen und Fachgruppen**

Tabelle 17a: Scheine nach Diagnosen und Fachgruppen (absolut)

ARZTGRUPPEN

DIAGNOSE	TOTAL	AUGEN-ÄRZTE	CHIRUR-GEN	FRAUEN-ÄRZTE	HNO-ÄRZTE	HAUT-ÄRZTE	INTER-NISTEN	KINDER-ÄRZTE	NERVEN-ÄRZTE	ORTHO-PÄDEN	RADIO-LOGEN	ALLG. ÄRZTE	ÜBRI-GE	K. A.
ALLE DIAGNOSEN	10436	660	327	519	275	49	780	422	90	277	248	6411	308	70
HYPERTONIE	769	5	3	2	1	0	86	3	2	1	0	660	6	0
HERZINSUFFIZIENZ	750	2	0	0	1	0	79	2	1	0	1	662	2	0
BRONCHITIS	621	2	2	1	2	0	42	66	0	2	0	497	7	0
GRIPPALER INFEKT	458	2	3	4	4	0	18	41	0	1	0	383	2	0
VEG. DYSTONIE	375	1	1	3	0	0	27	2	5	0	0	334	1	1
HYPOTONIE	354	0	0	6	1	0	33	4	0	1	0	306	1	2
DIABETES MELL.	348	4	1	0	0	0	56	0	1	2	0	281	3	0
EKZEM	328	2	1	3	6	5	21	12	0	0	1	276	1	1
VARIKOSIS	304	0	2	9	0	0	30	2	0	6	0	253	2	1
ANÄMIE	297	3	0	5	0	0	22	22	1	0	1	241	2	1
ZEPHALGIE	283	36	0	2	2	0	8	7	7	0	1	220	0	0
HYPEROPIE	271	250	0	0	0	0	1	0	0	0	1	19	0	0
ANGINA	257	1	0	1	8	0	12	25	0	2	0	208	1	0
GRIPPE	234	0	1	0	3	0	6	5	0	0	0	218	1	0
GASTRITIS	219	2	2	2	1	0	15	0	0	0	6	189	1	1
PRESBYOPIE	217	198	0	0	0	0	0	0	0	0	1	18	0	0
PHARYNGITIS	196	0	0	1	39	0	7	20	1	0	1	127	0	0
STENOKARDIE	193	0	0	0	0	0	24	0	0	1	0	167	1	0
ASTIGMATISMUS	191	180	0	0	0	0	1	0	0	0	0	10	0	0
ZERVIKALSYNDROM	188	2	1	1	1	0	25	4	3	18	2	127	2	2
RHINITIS	186	1	0	0	31	0	5	25	0	1	1	122	0	0
KREISLAUFSTÖRUNG	180	1	1	0	0	0	20	0	0	0	0	157	0	1
LWS-SYNDROM	179	2	0	0	0	0	24	1	0	13	1	136	2	0
HYPERLIPIDÄMIE	177	0	0	0	1	0	33	0	0	1	0	142	0	0
GLAUKOM	177	165	0	0	0	0	2	0	0	0	1	9	0	0

Tabelle 17b: Scheine nach Diagnosen und Fachgruppen (prozentual)

ARZTGRUPPEN

DIAGNOSE	TOTAL	AUGEN-ÄRZTE	CHIRUR-GEN	FRAUEN-ÄRZTE	HNO-ÄRZTE	HAUT-ÄRZTE	INTER-NISTEN	KINDER-ÄRZTE	NERVEN-ÄRZTE	ORTHO-PÄDEN	RADIO-LOGEN	ALLG. ÄRZTE	ÜBRI-GE
ALLE DIAGNOSEN	100	6.37	3.15	5.01	2.65	0.47	7.52	4.07	0.87	2.67	2.39	61.85	2.97
HYPERTONIE	100	0.65	0.39	0.26	0.13	0.00	11.18	0.39	0.26	0.13	0.00	85.83	0.78
HERZINSUFFIZIENZ	100	0.27	0.00	0.00	0.13	0.00	10.53	0.27	0.13	0.00	0.13	88.27	0.27
BRONCHITIS	100	0.32	0.32	0.16	0.32	0.00	6.76	10.63	0.00	0.32	0.00	80.03	1.13
GRIPPALER INFEKT	100	0.44	0.66	0.87	0.87	0.00	3.93	8.95	0.00	0.22	0.00	83.62	0.44
VEG. DYSTONIE	100	0.27	0.27	0.80	0.00	0.00	7.22	0.53	1.34	0.00	0.00	89.30	0.27
HYPOTONIE	100	0.00	0.00	1.70	0.28	0.00	9.38	1.14	0.00	0.28	0.00	86.93	0.28
DIABETES MELL.	100	1.15	0.29	0.00	0.00	0.00	16.09	0.00	0.29	0.57	0.00	80.75	0.86
EKZEM	100	0.61	0.31	0.92	1.83	1.53	6.42	3.67	0.00	0.00	0.00	84.40	0.31
VARIKOSIS	100	0.00	0.66	2.96	0.00	0.00	9.87	0.66	0.00	1.97	0.33	83.22	0.33
ANÄMIE	100	1.01	0.00	1.69	0.00	0.00	7.43	7.43	0.34	0.00	0.00	81.42	0.68
ZEPHALGIE	100	12.72	0.00	0.71	0.71	0.00	2.83	2.47	2.47	0.00	0.35	77.74	0.00
HYPEROPIE	100	92.25	0.00	0.00	0.00	0.00	0.37	0.00	0.00	0.00	0.37	7.01	0.00
ANGINA	100	0.39	0.00	0.39	3.11	0.00	4.67	9.73	0.00	0.78	0.00	80.93	0.00
GRIPPE	100	0.00	0.43	0.00	1.28	0.00	2.56	2.14	0.00	0.00	0.00	93.16	0.43
GASTRITIS	100	0.92	0.92	0.92	0.46	0.00	6.88	0.00	0.00	0.00	2.75	86.70	0.46
PRESBYOPIE	100	91.24	0.00	0.00	0.00	0.00	0.00	0.00	0.00	0.00	0.46	8.29	0.00
PHARYNGITIS	100	0.00	0.00	0.51	19.90	0.00	3.57	10.20	0.51	0.00	0.51	64.80	0.00
STENOKARDIE	100	0.00	0.00	0.00	0.00	0.00	12.44	0.00	0.00	0.52	0.00	86.53	0.52
ASTIGMATISMUS	100	94.24	0.00	0.00	0.00	0.00	0.52	0.00	0.00	0.00	0.00	5.24	0.00
ZERVIKALSYNDROM	100	1.08	0.54	0.54	0.54	0.00	13.44	2.15	1.61	9.68	1.08	68.28	1.08
RHINITIS	100	0.54	0.00	0.00	16.67	0.00	2.69	13.44	0.00	0.54	0.54	65.59	0.00
KREISLAUFSTÖRUNG	100	0.56	0.56	0.00	0.00	0.00	11.17	0.00	0.00	0.00	0.00	87.71	0.00
LWS-SYNDROM	100	1.12	0.00	0.00	0.00	0.00	13.41	0.56	0.00	7.26	0.56	75.98	1.12
HYPERLIPIDÄMIE	100	0.00	0.00	0.00	0.56	0.00	18.64	0.00	0.00	0.56	0.00	80.23	0.00
GLAUKOM	100	93.22	0.00	0.00	0.00	0.00	1.13	0.00	0.00	0.00	0.56	5.08	0.00

Tabelle 18: Scheine nach häufigsten Diagnosen und Scheinart

Tabelle 18a: Scheine nach häufigsten Diagnosen und Scheinart (absolut)

DIAGNOSEN	TOTAL	ÜBER-WEISUNGS-SCHEIN	NOTFALL-SCHEIN	VER-TRETER-SCHEIN	BELEG-ARZT-SCHEIN	KRANKEN-SCHEIN	VORSORGE-SCHEIN	K.A.
TOTAL	10436	2311	110	167	122	7665	32	29
HYPERTONIE	769	25	0	6	2	735	0	1
HERZINSUFFIZIENZ	750	19	1	8	3	716	1	2
BRONCHITIS	621	25	5	8	1	581	1	0
GRIPPALER INFEKT	458	12	7	7	1	430	0	1
VEG.DYSTONIE	375	19	1	5	0	349	1	0
HYPOTONIE	354	15	1	6	2	330	0	0
DIABETES MELL.	348	25	0	2	2	319	0	0
EKZEM	328	17	1	3	0	307	0	0
VARIKOSIS	304	17	0	5	2	280	0	0
ANÄMIE	297	18	2	3	4	269	0	1
ZEPHALGIE	283	44	2	5	0	232	0	0
HYPEROPIE	271	190	0	1	0	80	0	0
ANGINA	257	14	6	2	0	234	1	0
GRIPPE	234	5	1	2	0	226	0	0
GASTRITIS	219	18	1	3	0	197	0	0
PRESBYOPIE	217	163	0	1	0	53	0	0
PHARYNGITIS	196	32	1	1	0	162	0	0
STENOKARDIE	193	10	3	0	1	179	0	0
ASTIGMATISMUS	191	124	0	1	0	65	1	0
ZERVIKALSYNDROM	188	27	1	2	0	158	0	0
RHINITIS	186	34	2	4	0	145	1	0
KREISLAUFSTÖRUNG	180	7	1	2	0	169	1	0
LWS-SYNDROM	179	17	0	0	0	161	1	0
HYPERLIPIDÄMIE	177	4	0	0	0	173	0	0
GLAUKOM	177	133	0	1	0	43	0	0
MYOPIE	173	91	0	0	0	80	2	0
OBSTIPATION	173	6	0	2	0	165	0	0
FIEBERH.INFEKT	171	8	6	2	0	153	1	1
KORONARINSUFF.	169	8	0	0	0	161	0	0
ADIPOSITAS	169	4	0	3	0	162	0	0
HARNWEGSINFEKT	167	22	0	1	0	144	0	0
HYPERURIKÄMIE	164	18	1	0	0	145	0	0

Tabelle 18b: Scheine nach häufigsten Diagnosen und Scheinart (prozentual)

SCHEINART

DIAGNOSEN	TOTAL	ÜBER-WEISUNGS-SCHEIN	NOTFALL-SCHEIN	VER-TRETER-SCHEIN	BELEG-ARZT-SCHEIN	KRANKEN-SCHEIN	VORSORGE-SCHEIN
TOTAL(N)	*10436*	2311	110	167	122	7665	32
TOTAL(%)	100	22.21	1.06	1.60	1.17	73.65	0.31
HYPERTONIE	100	3.26	0.00	0.78	0.26	95.70	0.00
HERZINSUFFIZIENZ	100	2.54	0.13	1.07	0.40	95.72	0.13
BRONCHITIS	100	4.02	0.81	1.29	0.16	93.56	0.16
GRIPPALER INFEKT	100	2.63	1.53	1.53	0.22	94.09	0.00
VEG.DYSTONIE	100	5.07	0.27	1.33	0.00	93.07	0.27
HYPOTONIE	100	4.24	0.28	1.69	0.56	93.22	0.00
DIABETES MELL.	100	7.18	0.00	0.57	0.57	91.67	0.00
EKZEM	100	5.18	0.30	0.91	0.00	93.60	0.00
VARIKOSIS	100	5.59	0.00	1.64	0.66	92.11	0.00
ANÄMIE	100	6.08	0.68	1.01	1.35	90.88	0.00
ZEPHALGIE	100	15.55	0.71	1.77	0.00	81.98	0.00
HYPEROPIE	100	70.11	0.00	0.37	0.00	29.52	0.00
ANGINA	100	5.45	2.33	0.78	0.00	91.05	0.39
GRIPPE	100	2.14	0.43	0.85	0.00	96.58	0.00
GASTRITIS	100	8.22	0.46	1.37	0.00	89.95	0.00
PRESBYOPIE	100	75.12	0.00	0.46	0.00	24.42	0.00
PHARYNGITIS	100	16.33	0.51	0.51	0.00	82.65	0.00
STENOKARDIE	100	5.18	1.55	0.00	0.52	92.75	0.00
ASTIGMATISMUS	100	64.92	0.00	0.52	0.00	34.03	0.52
ZERVIKALSYNDROM	100	14.36	0.53	1.06	0.00	84.04	0.00
RHINITIS	100	18.28	1.08	2.15	0.00	77.96	0.54
KREISLAUFSTÖRUNG	100	3.89	0.56	1.11	0.00	93.89	0.56
LWS-SYNDROM	100	9.50	0.00	0.00	0.00	89.94	0.56
HYPERLIPIDÄMIE	100	2.26	0.00	0.00	0.00	97.74	0.00
GLAUKOM	100	75.14	0.00	0.56	0.00	24.29	0.00
MYOPIE	100	52.60	0.00	0.00	0.00	46.24	1.16
OBSTIPATION	100	3.47	0.00	1.16	0.00	95.38	0.00
FIEBERH.INFEKT	100	4.71	3.53	1.18	0.00	90.00	0.59
KORONARINSUFF.	100	4.73	0.00	0.00	0.00	95.27	0.00
ADIPOSITAS	100	2.37	0.00	1.78	0.00	95.86	0.00
HARNWEGSINFEKT	100	13.17	0.00	0.60	0.00	86.23	0.00
HYPERURIKÄMIE	100	10.98	0.61	0.00	0.00	88.41	0.00

Forts. Tabelle 18a: Scheine nach häufigsten Diagnosen und Scheinart (absolut)

DIAGNOSEN	TOTAL	ÜBER-WEISUNGS-SCHEIN	NOTFALL-SCHEIN	VER-TRETER-SCHEIN	BELEG-ARZT-SCHEIN	KRANKEN-SCHEIN	VORSORGE-SCHEIN	K.A.
TOTAL	10436	2311	110	167	122	7665	32	29
KONJUNKTIVITIS	146	37	0	0	0	109	0	0
VAGINALER FLUOR	143	39	1	1	0	101	1	0
PER.DURCHBL.STÖR.	143	12	0	0	0	131	0	0
SINUSITIS	139	52	0	1	1	84	1	0
KREISLAUFSCHW.	133	4	1	0	0	127	1	0
LUMBALGIE	129	15	3	1	1	109	0	0
GONARTHROSE	126	26	0	0	0	100	0	0
DYSMENORRHÖ	121	12	1	1	0	107	0	0
ZER.DURCHBL.STÖR.	120	5	0	0	1	114	0	0
ASTHMA BRONCHIALE	119	3	0	1	3	112	0	0
HÄMORRHOIDEN	116	10	0	0	0	106	0	0
NERVOSITÄT	114	5	0	3	0	106	0	0
ZEREBRALSKLEROSE	114	4	0	3	0	105	1	1
MYOKARDSCHADEN	109	8	0	3	1	97	0	0
FIEBERH.BRONCHIT.	107	2	0	1	0	104	0	0
LUMBAGO	105	7	0	2	0	96	0	0
HEPATOPATHIE	105	7	0	1	1	96	0	0
CHOLEZYSTOPATHIE	105	5	0	1	1	98	0	0
COXARTHROSE	104	27	1	1	2	71	1	1
STRUMA	104	7	0	0	0	97	0	0
NEURALGIE	102	11	0	2	0	89	0	0
ZYSTITIS	100	12	0	0	1	87	0	0
MIGRÄNE	98	5	0	2	0	91	0	0
SCHWINDEL	96	7	1	0	1	87	0	0
ISCHIALGIE	93	12	1	2	2	76	0	0
VERDAUUNGSINSUFF.	93	2	0	1	0	90	0	0
SCHLAFSTÖRUNG	92	4	0	2	0	86	0	0
EMMETROPIE	88	64	0	0	0	23	1	0
RHEUMATISMUS	88	6	0	2	0	80	0	0
INFEKT	82	5	0	0	0	77	0	0
ANOREXIE	81	4	0	0	0	77	0	0
ALLERG.RHINITIS	81	11	0	1	0	69	0	0

Forts. Tabelle 18b: Scheine nach häufigsten Diagnosen und Scheinart (prozentual)

	TOTAL	ÜBER-WEISUNGS-SCHEIN	NOTFALL-SCHEIN	VER-TRETER-SCHEIN	BELEG-ARZT-SCHEIN	KRANKEN-SCHEIN	VORSORGE-SCHEIN
TOTAL(N)	*10436*	2311	110	167	122	7665	32
TOTAL(%)	100	22.21	1.06	1.60	1.17	73.65	0.31
KONJUNKTIVITIS	100	25.34	0.00	0.00	0.00	74.66	0.00
VAGINALER FLUOR	100	27.27	0.70	0.70	0.00	70.63	0.70
PER.DURCHBL.STÖR.	100	8.39	0.00	0.00	0.00	91.61	0.00
SINUSITIS	100	37.41	0.00	0.72	0.72	60.43	0.72
KREISLAUFSCHW.	100	3.01	0.75	0.00	0.00	95.49	0.75
LUMBALGIE	100	11.63	2.33	0.78	0.78	84.50	0.00
GONARTHROSE	100	20.63	0.00	0.00	0.00	79.37	0.00
DYSMENORRHÖ	100	9.92	0.83	0.83	0.00	88.43	0.00
ZER.DURCHBL.STÖR.	100	4.17	0.00	0.00	0.83	95.00	0.00
ASTHMA BRONCHIALE	100	2.52	0.00	0.84	2.52	94.12	0.00
HÄMORRHOIDEN	100	8.62	0.00	0.00	0.00	91.38	0.00
NERVOSITÄT	100	4.39	0.00	2.63	0.00	92.98	0.00
ZEREBRALSKLEROSE	100	3.54	0.00	2.65	0.00	92.92	0.88
MYOKARDSCHADEN	100	7.34	0.00	2.75	0.92	88.99	0.00
FIEBERH.BRONCHIT.	100	1.86	0.00	0.93	0.00	97.20	0.00
LUMBAGO	100	6.67	0.00	1.90	0.00	91.43	0.00
HEPATOPATHIE	100	6.67	0.00	0.95	0.95	91.43	0.00
CHOLEZYSTOPATHIE	100	4.76	0.00	0.95	0.95	93.33	0.00
COXARTHROSE	100	26.21	0.97	0.97	1.94	68.93	0.97
STRUMA	100	6.73	0.00	0.00	0.00	93.27	0.00
NEURALGIE	100	10.78	0.00	1.96	0.00	87.25	0.00
ZYSTITIS	100	12.00	0.00	0.00	1.00	87.00	0.00
MIGRÄNE	100	5.10	0.00	2.04	0.00	92.86	0.00
SCHWINDEL	100	7.29	1.04	0.00	1.04	90.63	0.00
ISCHIALGIE	100	12.90	1.08	2.15	2.15	81.72	0.00
VERDAUUNGSINSUFF.	100	2.15	0.00	1.08	0.00	96.77	0.00
SCHLAFSTÖRUNG	100	4.35	0.00	2.17	0.00	93.48	0.00
EMMETROPIE	100	72.73	0.00	0.00	0.00	26.14	1.14
RHEUMATISMUS	100	6.82	0.00	2.27	0.00	90.91	0.00
INFEKT	100	6.10	0.00	0.00	0.00	93.90	0.00
ANOREXIE	100	4.94	0.00	0.00	0.00	95.06	0.00
ALLERG.RHINITIS	100	13.58	0.00	1.23	0.00	85.19	0.00

Forts. Tabelle 18a: Scheine nach häufigsten Diagnosen und Scheinart (absolut)

DIAGNOSEN	TOTAL	ÜBER-WEISUNGS-SCHEIN	NOTFALL-SCHEIN	VER-TRETER-SCHEIN	BELEG-ARZT-SCHEIN	KRANKEN-SCHEIN	VORSORGE-SCHEIN	K.A.
TOTAL	10436	2311	110	167	122	7665	32	29
PORTIOEROSIONEN	79	26	0	0	3	50	0	0
KLIMAKT.BESCHW.	79	12	1	1	0	65	0	0
ALTERSHERZ	75	1	0	1	0	73	0	0
SEHSCHWÄCHE	73	30	0	0	0	41	2	0
ARTHROSIS DEFORM.	72	14	0	1	0	57	0	0
LARYNGITIS	71	10	1	1	0	59	0	0
ARTHRITIS	71	4	0	2	0	65	0	0
ENTERITIS	70	6	1	1	0	62	0	0
DEPRESSION	70	8	1	0	2	59	0	0
OTITIS MEDIA	69	8	3	2	0	56	0	0
ARTERIOSKLEROSE	69	5	0	0	0	64	0	0
LAB.HYPERTONIE	68	6	0	0	0	62	0	0
ADNEXITIS	68	13	0	1	4	49	0	1
ÖDEM	67	4	0	0	1	62	0	0
LINSENTRÜBUNG	66	51	0	0	0	15	0	0
AKNE	66	5	0	0	0	61	0	0
ERBRECHEN	65	0	3	5	0	57	0	0
NEURASTHENIE	64	4	0	0	0	60	0	0
REIZHUSTEN	63	2	1	0	0	60	0	0
CHRON.BRONCHITIS	63	5	0	0	0	58	0	0
VASOM.ZEPHALGIE	62	3	0	0	0	58	0	1
SPAST.BRONCHITIS	60	1	1	1	1	56	0	0
PYELONEPHRITIS	60	11	1	1	1	46	0	0
SENKFUSS	59	17	0	0	0	42	0	0
HERZINFARKT	59	14	1	1	0	43	0	0
DIABETES LAT.	59	4	0	1	0	54	0	0
ZYKLUSSTÖRUNG	59	12	0	0	0	47	0	0
LAT.HERZINSUFF.	58	7	1	2	0	48	0	0
SEHSTÖRUNG	58	9	0	0	0	48	1	0
CHOLELITHIASIS	57	12	0	0	0	45	0	0
EISENMANGELANÄMIE	57	3	1	0	0	53	0	0
SPRUNGGEL.DISTOR.	56	15	0	0	0	41	0	0
MYALGIE	56	1	3	0	0	52	0	0

Forts. Tabelle 18b: Scheine nach häufigsten Diagnosen und Scheinart (prozentual)

SCHEINART

DIAGNOSEN	TOTAL	ÜBER-WEISUNGS-SCHEIN	NOTFALL-SCHEIN	VER-TRETER-SCHEIN	BELEG-ARZT-SCHEIN	KRANKEN-SCHEIN	VORSORGE-SCHEIN
TOTAL(N)	*10436*	2311	110	167	122	7665	32
TOTAL(%)	100	22.21	1.06	1.60	1.17	73.65	0.31
PORTIOEROSIONEN	100	32.91	0.00	0.00	3.80	63.29	0.00
KLIMAKT.BESCHW.	100	15.19	1.27	1.27	0.00	82.28	0.00
ALTERSHERZ	100	1.33	0.00	1.33	0.00	97.33	0.00
SEHSCHWÄCHE	100	41.10	0.00	0.00	0.00	56.16	2.74
ARTHROSIS DEFORM.	100	19.44	0.00	1.39	0.00	79.17	0.00
LARYNGITIS	100	14.08	1.41	1.41	0.00	83.10	0.00
ARTHRITIS	100	5.64	0.00	2.82	0.00	91.55	0.00
ENTERITIS	100	8.57	1.43	1.43	0.00	88.57	0.00
DEPRESSION	100	11.43	1.43	0.00	2.86	84.29	0.00
OTITIS MEDIA	100	11.59	4.35	2.90	0.00	81.16	0.00
ARTERIOSKLEROSE	100	7.25	0.00	0.00	0.00	92.75	0.00
LAB.HYPERTONIE	100	8.82	0.00	0.00	0.00	91.18	0.00
ADNEXITIS	100	19.40	0.00	1.49	5.97	73.13	0.00
ÖDEM	100	5.97	0.00	0.00	1.49	92.54	0.00
LINSENTRÜBUNG	100	77.27	0.00	0.00	0.00	22.73	0.00
AKNE	100	7.58	0.00	0.00	0.00	92.42	0.00
ERBRECHEN	100	0.00	4.61	7.69	0.00	87.69	0.00
NEURASTHENIE	100	6.25	0.00	0.00	0.00	93.75	0.00
REIZHUSTEN	100	3.17	1.59	0.00	0.00	95.24	0.00
CHRON.BRONCHITIS	100	7.94	0.00	0.00	0.00	92.06	0.00
VASOM.ZEPHALGIE	100	4.92	0.00	0.00	0.00	95.08	0.00
SPAST.BRONCHITIS	100	1.67	1.67	1.67	1.67	93.33	0.00
PYELONEPHRITIS	100	18.33	1.67	1.67	1.67	76.67	0.00
SENKFUSS	100	28.81	0.00	0.00	0.00	71.19	0.00
HERZINFARKT	100	23.73	1.69	1.69	0.00	72.88	0.00
DIABETES LAT.	100	6.78	0.00	1.69	0.00	91.53	0.00
ZYKLUSSTÖRUNG	100	20.34	0.00	0.00	0.00	79.66	0.00
LAT.HERZINSUFF.	100	12.07	1.72	3.45	0.00	82.76	0.00
SEHSTÖRUNG	100	15.52	0.00	0.00	0.00	82.76	1.72
CHOLELITHIASIS	100	21.05	0.00	0.00	0.00	78.95	0.00
EISENMANGELANÄMIE	100	5.26	1.75	0.00	0.00	92.98	0.00
SPRUNGGEL.DISTOR.	100	26.79	0.00	0.00	0.00	73.21	0.00
MYALGIE	100	1.79	5.36	0.00	0.00	92.86	0.00

Forts. Tabelle 18a: Scheine nach häufigsten Diagnosen und Scheinart (absolut)

SCHEINART

DIAGNOSEN	TOTAL	ÜBER-WEISUNGS-SCHEIN	NOTFALL-SCHEIN	VER-TRETER-SCHEIN	BELEG-ARZT-SCHEIN	KRANKEN-SCHEIN	VORSORGE-SCHEIN	K.A.
TOTAL	10436	2311	110	167	122	7665	32	29
GASTROENTERITIS	56	6	2	3	0	45	0	0
SCHULTERARMSYNDR.	55	4	0	1	0	50	0	0
KOLPITIS	55	21	1	0	0	33	0	0
CERUMEN	55	11	0	1	0	42	1	0
EMPHYSEMBRONCH.	55	6	0	0	0	49	0	0
LEBERSCHADEN	55	6	0	0	0	49	0	0
ORTHOST.SYNDROM	52	5	1	1	0	45	0	0
ALLERGIE	51	5	1	0	1	44	0	0
ULCUS VENTRICULI	51	24	0	1	0	26	0	0
DYSKARDIE	51	2	0	1	0	47	1	0
SCHNITTV.FINGER	50	9	3	2	0	36	0	0
ZYSTOPYELITIS	50	3	0	2	2	43	0	0
ACNE VULGARIS	50	3	1	0	0	46	0	0
APOPLEXIE	47	4	0	0	2	41	0	0
TETANOLIMPFUNG	47	2	1	3	0	41	0	0
THROMBOPHLEBITIS	47	3	0	2	0	42	0	0
CHRON.TONSILLITIS	47	26	0	0	0	21	0	0
NEPHROLITHIASIS	47	11	1	1	0	34	0	0
ASTHENIE	46	3	0	0	1	42	0	0
NACHOPERATION	46	12	0	1	1	31	1	0
EITRIGE ANGINA	45	5	0	0	1	39	0	0
VIRUSINFEKTION	45	9	1	1	0	34	0	0
SCHWANGERSCHAFT	44	8	1	2	1	31	0	1
RHEUMAT.BESCHW.	44	9	2	3	0	29	1	0
LUNGENEMPHYSEM	44	6	0	0	0	38	0	0
KORONARSKLEROSE	44	5	0	0	0	39	0	0
TRACHEOBRONCHITIS	44	4	1	0	0	39	0	0
STRABISMUS	44	23	0	0	0	20	1	0
SKOLIOSE	44	18	0	0	0	26	0	0
NASENSEPTUMDEV.	43	30	0	0	0	13	0	0
HYPERCHOL.ÄMIE	43	1	0	0	0	42	0	0
HERZRHYTHM.STÖR.	43	3	0	1	0	39	0	0

Forts. Tabelle 18b: Scheine nach häufigsten Diagnosen und Scheinart (prozentual)

DIAGNOSEN	TOTAL	ÜBER-WEISUNGS-SCHEIN	NOTFALL-SCHEIN	VER-TRETER-SCHEIN	BELEG-ARZT-SCHEIN	KRANKEN-SCHEIN	VORSORGE-SCHEIN
TOTAL(N)	*10436*	2311	110	167	122	7665	32
TOTAL(%)	100	22.21	1.06	1.60	1.17	73.65	0.31
GASTROENTERITIS	100	10.71	3.57	5.36	0.00	80.36	0.00
SCHULTERARMSYNDR.	100	7.27	0.00	1.82	0.00	90.91	0.00
KOLPITIS	100	38.18	1.82	0.00	0.00	60.00	0.00
CERUMEN	100	20.00	0.00	1.82	0.00	76.36	1.82
EMPHYSEMBRONCH.	100	10.91	0.00	0.00	0.00	89.09	0.00
LEBERSCHADEN	100	10.91	0.00	0.00	0.00	89.09	0.00
ORTHOST.SYNDROM	100	9.62	1.92	1.92	0.00	86.54	0.00
ALLERGIE	100	9.80	1.96	0.00	1.96	86.27	0.00
ULCUS VENTRICULI	100	47.06	0.00	1.96	0.00	50.98	0.00
DYSKARDIE	100	3.92	0.00	1.96	0.00	92.16	1.96
SCHNITTV.FINGER	100	18.00	6.00	4.00	0.00	72.00	0.00
ZYSTOPYELITIS	100	6.00	0.00	4.00	4.00	86.00	0.00
ACNE VULGARIS	100	6.00	2.00	0.00	0.00	92.00	0.00
APOPLEXIE	100	8.51	0.00	0.00	4.26	87.23	0.00
TETANOLIMPFUNG	100	4.26	2.13	6.38	0.00	87.23	0.00
THROMBOPHLEBITIS	100	6.38	0.00	4.26	0.00	89.36	0.00
CHRON.TONSILLITIS	100	55.32	0.00	0.00	0.00	44.68	0.00
NEPHROLITHIASIS	100	23.40	2.13	2.13	0.00	72.34	0.00
ASTHENIE	100	6.52	0.00	0.00	2.17	91.30	0.00
NACHOPERATION	100	26.09	0.00	2.17	2.17	67.39	2.17
EITRIGE ANGINA	100	11.11	0.00	0.00	2.22	86.67	0.00
VIRUSINFEKTION	100	20.00	2.22	2.22	0.00	75.56	0.00
SCHWANGERSCHAFT	100	18.60	2.33	4.65	2.33	72.09	0.00
RHEUMAT.BESCHW.	100	20.45	4.55	6.82	0.00	65.91	2.27
LUNGENEMPHYSEM	100	13.64	0.00	0.00	0.00	86.36	0.00
KORONARSKLEROSE	100	11.36	0.00	0.00	0.00	88.64	0.00
TRACHEOBRONCHITIS	100	9.09	2.27	0.00	0.00	88.64	0.00
STRABISMUS	100	52.27	0.00	0.00	0.00	45.45	2.27
SKOLIOSE	100	40.91	0.00	0.00	0.00	59.09	0.00
NASENSEPTUMDEV.	100	69.77	0.00	0.00	0.00	30.23	0.00
HYPERCHOL.ÄMIE	100	2.33	0.00	0.00	0.00	97.67	0.00
HERZRHYTHM.STÖR.	100	6.98	0.00	2.33	0.00	90.70	0.00

Forts. Tabelle 18a: Scheine nach häufigsten Diagnosen und Scheinart (absolut)

DIAGNOSEN	TOTAL	ÜBER-WEISUNGS-SCHEIN	NOTFALL-SCHEIN	VER-TRETER-SCHEIN	BELEG-ARZT-SCHEIN	KRANKEN-SCHEIN	VORSORGE-SCHEIN	K.A.
				SCHEINART				
TOTAL	10436	2311	110	167	122	7665	32	29
FUSSPILZ	43	3	0	1	0	39	0	0
AMENORRHÖ	42	14	0	1	0	27	0	0
TRACHEITIS	42	5	0	0	0	37	0	0
FETTLEBER	41	3	0	0	0	38	0	0
METEORISMUS	41	2	1	1	0	37	0	0
TONSILLEKTOMIE	40	15	0	0	16	9	0	0
OVARIALINSUFF.	40	6	0	0	0	34	0	0
ULCUS DUODENI	39	10	1	2	0	26	0	0
URTIKARIA	39	2	2	0	0	35	0	0
DERMATITIS	38	4	0	1	0	33	0	0
PSYCHOVEG.SYNDR.	38	5	0	0	0	33	0	0
ANISOMETRIE	38	29	0	0	0	9	0	0
INF.OB.LUFTWEGE	38	1	3	0	0	34	0	0
SKLEROSE	38	6	0	0	1	30	1	0
KLIMAKTERIUM	37	4	0	0	0	33	0	0
KATARRHAL.INFEKT	37	1	0	0	0	36	0	0
MYOGELOSEN	36	8	0	0	0	28	0	0
SPREIZFUSS	36	14	0	0	0	22	0	0
ERKÄLTUNGSINFEKT	36	0	0	1	0	35	0	0
VENENSTAUUNG	35	1	0	0	0	34	0	0
OSTEOPOROSE	35	9	0	0	0	26	0	0
RÖTELN	35	0	2	0	0	33	0	0
EXOPHORIE	35	21	0	0	0	14	0	0
HERZMUSKELSCHW.	35	2	0	0	1	32	0	0
STRUMEKTOMIE	34	6	0	0	0	28	0	0
HETEROPHORIE	35	24	0	0	0	11	0	0
DYSPEPSIE	34	1	2	0	1	29	1	0
PORTIOEKTOPIE	34	14	0	0	1	18	1	0
SPONDYLOSE	34	10	0	0	0	24	0	0
TACHYKARDIE	33	1	1	1	0	30	0	0
MENOMETRORRHAGIE	33	6	0	1	3	22	1	0
CLAVUS	33	1	0	1	0	31	0	0

Forts. Tabelle 18b: Scheine nach häufigsten Diagnosen und Scheinart (prozentual)

SCHEINART

DIAGNOSEN	TOTAL	ÜBER-WEISUNGS-SCHEIN	NOTFALL-SCHEIN	VER-TRETER-SCHEIN	BELEG-ARZT-SCHEIN	KRANKEN-SCHEIN	VORSORGE-SCHEIN
TOTAL(N)	*10436*	2311	110	167	122	7665	32
TOTAL(%)	100	22.21	1.06	1.60	1.17	73.65	0.31
FUSSPILZ	100	6.98	0.00	2.33	0.00	90.70	0.00
AMENORRHÖ	100	33.33	0.00	2.38	0.00	64.29	0.00
TRACHEITIS	100	11.90	0.00	0.00	0.00	88.10	0.00
FETTLEBER	100	7.32	0.00	0.00	0.00	92.68	0.00
METEORISMUS	100	4.88	2.44	2.44	0.00	90.24	0.00
TONSILLEKTOMIE	100	37.50	0.00	0.00	40.00	22.50	0.00
OVARIALINSUFF.	100	15.00	0.00	0.00	0.00	85.00	0.00
ULCUS DUODENI	100	25.64	2.56	5.13	0.00	66.67	0.00
URTIKARIA	100	5.13	5.13	0.00	0.00	89.74	0.00
DERMATITIS	100	10.53	0.00	2.63	0.00	86.84	0.00
PSYCHOVEG.SYNDR.	100	13.16	0.00	0.00	0.00	86.84	0.00
ANISOMETRIE	100	76.32	0.00	0.00	0.00	23.68	0.00
INF.OB.LUFTWEGE	100	2.63	7.89	0.00	0.00	89.47	0.00
SKLEROSE	100	15.79	0.00	0.00	2.63	78.95	2.63
KLIMAKTERIUM	100	10.81	0.00	0.00	0.00	89.19	0.00
KATARRHAL.INFEKT	100	2.70	0.00	0.00	0.00	97.30	0.00
MYOGELOSEN	100	22.22	0.00	0.00	0.00	77.78	0.00
SPREIZFUSS	100	38.89	0.00	0.00	0.00	61.11	0.00
ERKÄLTUNGSINFEKT	100	0.00	0.00	2.78	0.00	97.22	0.00
VENENSTAUUNG	100	2.86	0.00	0.00	0.00	97.14	0.00
OSTEOPOROSE	100	25.71	0.00	0.00	0.00	74.29	0.00
RÖTELN	100	0.00	5.71	0.00	0.00	94.29	0.00
EXOPHORIE	100	60.00	0.00	0.00	0.00	40.00	0.00
HERZMUSKELSCHW.	100	5.71	0.00	0.00	2.86	91.43	0.00
STRUMEKTOMIE	100	17.65	0.00	0.00	0.00	82.35	0.00
HETEROPHORIE	100	68.57	0.00	0.00	0.00	31.43	0.00
DYSPEPSIE	100	2.94	5.88	0.00	2.94	85.29	2.94
PORTIOEKTOPIE	100	41.18	0.00	0.00	2.94	52.94	2.94
SPONDYLOSE	100	29.41	0.00	0.00	0.00	70.59	0.00
TACHYKARDIE	100	3.03	3.03	3.03	0.00	90.91	0.00
MENOMETRORRHAGIE	100	18.18	0.00	3.03	9.09	66.67	3.03
CLAVUS	100	3.03	0.00	3.03	0.00	93.94	0.00

Forts. Tabelle 18a: Scheine nach häufigsten Diagnosen und Scheinart (absolut)

DIAGNOSEN	TOTAL	ÜBER-WEISUNGS-SCHEIN	NOTFALL-SCHEIN	VER-TRETER-SCHEIN	BELEG-ARZT-SCHEIN	KRANKEN-SCHEIN	VORSORGE-SCHEIN	K.A.
TOTAL	10436	2311	110	167	122	7665	32	29
VARIZELLEN	33	1	0	1	0	31	0	0
MYKOSE	33	4	0	0	0	29	0	0
MEDIENTRÜBUNG	33	25	0	0	0	8	0	0
WARZE	33	7	0	0	0	26	0	0
ADENOIDE	33	19	0	0	3	11	0	0
LEBERPAR.SCHADEN	33	3	0	0	1	29	0	0
PROSTATAHYPERTR.	33	6	0	0	1	26	0	0
PANARITIUM OBER.	32	4	0	0	0	28	0	0
DISKOPATHIE	32	6	0	0	0	26	0	0
GRIPPEBRONCHITIS	32	0	1	1	0	30	0	0
NEPHROPATHIE	32	3	0	2	0	27	0	0
ALLERG.EXANTHEM	32	1	0	0	0	31	0	0
STOMATITIS	32	1	1	0	0	29	1	0
PERFOR.VERLETZ.	32	8	0	0	0	24	0	0
BRONCHOPNEUMONIE	32	2	1	1	2	25	0	1
SPONDYLARTHROSIS	31	3	0	0	0	28	0	0
NETZHAUTVERÄND.	31	23	0	0	0	8	0	0
FEHLSICHTIGKEIT	31	17	0	0	0	14	0	0
APPENDIZITIS	31	8	0	1	1	21	0	0
HÄMATOM	31	8	1	1	0	21	0	0
CHRON.GASTRITIS	30	5	0	0	0	25	0	0
ABDOMINALBESCHW.	30	4	0	2	1	23	0	0
PEKTANG.BESCHW.	30	1	0	0	0	29	0	0
NIERENINSUFFIZ.	30	7	0	0	0	23	0	0
MASTOPATHIE	30	15	0	0	0	15	0	0
BWS-SYNDROM	30	2	2	0	0	26	0	0
ALLG.MÜDIGKEIT	30	0	0	0	1	28	1	0
SPONTANE GEBURT	30	3	0	0	11	9	0	7
UTERUS MYOMATOS.	29	9	0	0	3	17	0	0
ADENOTOMIE	29	12	0	0	9	5	0	3
ENDOG.DEPRESSION	29	4	1	0	0	24	0	0
OTITIS EXTERNA	29	9	0	1	0	19	0	0

Forts. Tabelle 18b: Scheine nach häufigsten Diagnosen und Scheinart (prozentual)

DIAGNOSEN	TOTAL	ÜBER-WEISUNGS-SCHEIN	NOTFALL-SCHEIN	VER-TRETER-SCHEIN	BELEG-ARZT-SCHEIN	KRANKEN-SCHEIN	VORSORGE-SCHEIN
TOTAL(N)	*10436*	2311	110	167	122	7665	32
TOTAL(%)	100	22.21	1.06	1.60	1.17	73.65	0.31
VARIZELLEN	100	3.03	0.00	3.03	0.00	93.94	0.00
MYKOSE	100	12.12	0.00	0.00	0.00	87.88	0.00
MEDIENTRÜBUNG	100	75.76	0.00	0.00	0.00	24.24	0.00
WARZE	100	21.21	0.00	0.00	0.00	78.79	0.00
ADENOIDE	100	57.58	0.00	0.00	9.09	33.33	0.00
LEBERPAR.SCHADEN	100	9.09	0.00	0.00	3.03	87.88	0.00
PROSTATAHYPERTR.	100	18.18	0.00	0.00	3.03	78.79	0.00
PANARITIUM OBER.	100	12.50	0.00	0.00	0.00	87.50	0.00
DISKOPATHIE	100	18.75	0.00	0.00	0.00	81.25	0.00
GRIPPEBRONCHITIS	100	0.00	3.13	3.13	0.00	93.75	0.00
NEPHROPATHIE	100	9.38	0.00	6.25	0.00	84.38	0.00
ALLERG.EXANTHEM	100	3.13	0.00	0.00	0.00	96.88	0.00
STOMATITIS	100	3.13	3.13	0.00	0.00	90.63	3.13
PERFOR.VERLETZ.	100	25.01	0.00	0.00	0.00	75.00	0.00
BRONCHOPNEUMONIE	100	6.45	3.23	3.23	6.45	80.65	0.00
SPONDYLARTHROSIS	100	9.68	0.00	0.00	0.00	90.32	0.00
NETZHAUTVERÄND.	100	74.19	0.00	0.00	0.00	25.81	0.00
FEHLSICHTIGKEIT	100	54.84	0.00	0.00	0.00	45.16	0.00
APPENDIZITIS	100	25.81	0.00	3.23	3.23	67.74	0.00
HÄMATOM	100	25.81	3.23	3.23	0.00	67.74	0.00
CHRON.GASTRITIS	100	16.67	0.00	0.00	0.00	83.33	0.00
ABDOMINALBESCHW.	100	13.33	0.00	6.67	3.33	76.67	0.00
PEKTANG.BESCHW.	100	3.33	0.00	0.00	0.00	96.67	0.00
NIERENINSUFFIZ.	100	23.33	0.00	0.00	0.00	76.67	0.00
MASTOPATHIE	100	50.00	0.00	0.00	0.00	50.00	0.00
BWS-SYNDROM	100	6.67	6.67	0.00	0.00	86.67	0.00
ALLG.MÜDIGKEIT	100	0.00	0.00	0.00	3.33	93.33	3.33
SPONTANE GEBURT	100	13.04	0.00	0.00	47.83	39.13	0.00
UTERUS MYOMATOS.	100	31.03	0.00	0.00	10.34	58.62	0.00
ADENOTOMIE	100	46.15	0.00	0.00	34.62	19.23	0.00
ENDOG.DEPRESSION	100	13.79	3.45	0.00	0.00	82.76	0.00
OTITIS EXTERNA	100	31.04	0.00	3.45	0.00	65.52	0.00

Forts. Tabelle 18a: Scheine nach häufigsten Diagnosen und Scheinart (absolut)

DIAGNOSEN	TOTAL	ÜBER-WEISUNGS-SCHEIN	NOTFALL-SCHEIN	VER-TRETER-SCHEIN	BELEG-ARZT-SCHEIN	KRANKEN-SCHEIN	VORSORGE-SCHEIN	K.A.
TOTAL	10436	2311	110	167	122	7665	32	29
PROSTATITIS	29	8	0	0	0	21	0	0
EPIKONDYLITIS	28	8	0	0	0	20	0	0
PNEUMONIE	28	3	0	0	0	25	0	0
OTITIS	28	1	1	0	0	26	0	0
SCHWERHÖRIGKEIT	27	7	0	0	0	20	0	0
ART.DURCHBL.STÖR.	27	6	0	0	0	21	0	0
SEK.AMENORRHÖ	27	4	0	0	0	23	0	0
KNIEGELENKARTHR.	27	3	1	0	1	22	0	0
GASTRODUODENITIS	26	4	0	1	0	21	0	0
LATENTE TETANIE	26	2	0	2	0	22	0	0
KOR.DURCHBL.STÖR.	26	2	0	0	0	24	0	0
COMMOTIO CEREBRI	26	6	0	0	0	20	0	0
THORAXPRELLUNG	26	7	1	0	0	18	0	0
INSEKTENSTICH	25	1	1	0	0	23	0	0
OTITIS ACUTA	25	5	0	0	0	20	0	0
RHEUM.POLYARTHR.	25	2	0	0	0	23	0	0
SCHLAFLOSIGKEIT	25	0	0	0	0	25	0	0
SCHNITTVERL.HAND	25	4	2	1	0	18	0	0
KNIESCHÜRFWUNDE	25	0	1	2	0	22	0	0
MAMMAKNOTEN	25	12	0	0	1	12	0	0
AKUTE GASTRITIS	25	5	1	2	0	17	0	0
REIZBLASE	25	3	0	1	0	20	1	0
MUSKELRHEUMA	25	2	0	0	0	23	0	0
FIEBERH.TONSILL.	24	1	0	0	0	23	0	0
GASTRALGIE	24	1	0	1	0	22	0	0
ARRHYTHMIA ABS.	24	3	0	0	0	21	0	0
KREISLAUFKOLLAPS	24	4	2	0	0	18	0	0
KNIEKONTUSION	24	6	0	1	1	16	0	0
HERZKRANKHEIT	24	0	0	0	0	24	0	0
KNICKFUSS	24	12	0	0	0	12	0	0
HORNHAUTFREMDK.	24	8	0	0	0	15	0	1
KNIEGEL.SCHMERZ	24	4	0	1	0	19	0	0

Forts. Tabelle 18b: Scheine nach häufigsten Diagnosen und Scheinart (prozentual)

DIAGNOSEN	TOTAL	ÜBER-WEISUNGS-SCHEIN	NOTFALL-SCHEIN	VER-TRETER-SCHEIN	BELEG-ARZT-SCHEIN	KRANKEN-SCHEIN	VORSORGE-SCHEIN
TOTAL(N)	*10436*	2311	110	167	122	7665	32
TOTAL(%)	100	22.21	1.06	1.60	1.17	73.65	0.31
PROSTATITIS	100	27.59	0.00	0.00	0.00	72.41	0.00
EPIKONDYLITIS	100	28.57	0.00	0.00	0.00	71.43	0.00
PNEUMONIE	100	10.71	0.00	0.00	0.00	89.29	0.00
OTITIS	100	3.57	3.57	0.00	0.00	92.86	0.00
SCHWERHÖRIGKEIT	100	25.93	0.00	0.00	0.00	74.07	0.00
ART.DURCHBL.STÖR.	100	22.22	0.00	0.00	0.00	77.78	0.00
SEK.AMENORRHÖ	100	14.81	0.00	0.00	0.00	85.19	0.00
KNIEGELENKARTHR.	100	11.11	3.70	0.00	3.70	81.48	0.00
GASTRODUODENITIS	100	15.38	0.00	3.85	0.00	80.77	0.00
LATENTE TETANIE	100	7.69	0.00	7.69	0.00	84.62	0.00
KOR.DURCHBL.STÖR.	100	7.69	0.00	0.00	0.00	92.31	0.00
COMMOTIO CEREBRI	100	23.08	0.00	0.00	0.00	76.92	0.00
THORAXPRELLUNG	100	26.92	3.85	0.00	0.00	69.23	0.00
INSEKTENSTICH	100	4.00	4.00	0.00	0.00	92.00	0.00
OTITIS ACUTA	100	20.00	0.00	0.00	0.00	80.00	0.00
RHEUM.POLYARTHR.	100	8.00	0.00	0.00	0.00	92.00	0.00
SCHLAFLOSIGKEIT	100	0.00	0.00	0.00	0.00	100.00	0.00
SCHNITTVERL.HAND	100	16.00	8.00	4.00	0.00	72.00	0.00
KNIESCHÜRFWUNDE	100	0.00	4.00	8.00	0.00	88.00	0.00
MAMMAKNOTEN	100	48.00	0.00	0.00	4.00	48.00	0.00
AKUTE GASTRITIS	100	20.00	4.00	8.00	0.00	68.00	0.00
REIZBLASE	100	12.00	0.00	4.00	0.00	80.00	4.00
MUSKELRHEUMA	100	8.00	0.00	0.00	0.00	92.00	0.00
FIEBERH.TONSILL.	100	4.17	0.00	0.00	0.00	95.83	0.00
GASTRALGIE	100	4.17	0.00	4.17	0.00	91.67	0.00
ARRHYTHMIA ABS.	100	12.50	0.00	0.00	0.00	87.50	0.00
KREISLAUFKOLLAPS	100	16.67	8.33	0.00	0.00	75.00	0.00
KNIEKONTUSION	100	25.00	0.00	4.17	4.17	66.67	0.00
HERZKRANKHEIT	100	0.00	0.00	0.00	0.00	100.00	0.00
KNICKFUSS	100	50.00	0.00	0.00	0.00	50.00	0.00
HORNHAUTFREMDK.	100	34.78	0.00	0.00	0.00	65.22	0.00
KNIEGEL.SCHMERZ	100	16.67	0.00	4.17	0.00	79.17	0.00

Forts. Tabelle 18a: Scheine nach häufigsten Diagnosen und Scheinart (absolut)

DIAGNOSEN	TOTAL	ÜBER-WEISUNGS-SCHEIN	NOTFALL-SCHEIN	VER-TRETER-SCHEIN	BELEG-ARZT-SCHEIN	KRANKEN-SCHEIN	VORSORGE-SCHEIN	K.A.
TOTAL	10436	2311	110	167	122	7665	32	29
KOLLAPSNEIGUNG	23	5	0	0	0	18	0	0
NEUROSE	23	4	0	1	0	18	0	0
GEHÖRGANGEKZEM	23	3	0	0	0	20	0	0
OPERATION	23	11	0	0	4	7	0	1
RADIUSFRAKTUR	23	11	0	0	0	12	0	0
FINGERKONTUSION	23	6	0	0	0	17	0	0
KOR.HERZKRANKH.	23	6	0	0	1	16	0	0
LUMB.BANDSCH.SCH.	23	11	0	0	0	12	0	0
KREISLAUFBESCHW.	23	3	0	0	0	20	0	0
KOPFPLATZWUNDE	23	4	0	1	0	18	0	0
TENDOVAGINITIS	22	1	0	0	0	21	0	0
LUNGEN-TBC	22	6	0	0	0	16	0	0
T4-HYPERTHYREOSE	22	4	0	1	0	17	0	0
OSTEOCHONDROSE	22	4	0	0	0	18	0	0
EPISTAXIS	22	4	0	0	0	18	0	0
HÄMATURIE	22	9	2	0	0	11	0	0
CANDIDA-MYKOSE	22	9	0	1	1	11	0	0
OXYURIASIS	22	2	0	0	0	20	0	0
MAMMA-ABLATIO	22	7	0	1	1	13	0	0
ZER.ANFALLSLEID.	22	3	0	0	1	18	0	0
VENÖSE INSUFF.	22	1	0	0	0	21	0	0
DEG.WIRBELS.VER.	21	10	0	0	0	11	0	0
HÜFTGELENKPROTH.	21	3	0	0	0	16	1	1
HERPES LABIALIS	20	1	0	0	0	19	0	0

Forts. Tabelle 18b: Scheine nach häufigsten Diagnosen und Scheinart (prozentual)

DIAGNOSEN	TOTAL	ÜBER-WEISUNGS-SCHEIN	NOTFALL-SCHEIN	VER-TRETER-SCHEIN	BELEG-ARZT-SCHEIN	KRANKEN-SCHEIN	VORSORGE-SCHEIN
TOTAL(N)	*10436*	2311	110	167	122	7665	32
TOTAL(%)	100	22.21	1.06	1.60	1.17	73.65	0.31
KOLLAPSNEIGUNG	100	21.74	0.00	0.00	0.00	78.26	0.00
NEUROSE	100	17.39	0.00	4.35	0.00	78.26	0.00
GEHÖRGANGEKZEM	100	13.04	0.00	0.00	0.00	86.96	0.00
OPERATION	100	50.00	0.00	0.00	18.18	31.82	0.00
RADIUSFRAKTUR	100	47.83	0.00	0.00	0.00	52.17	0.00
FINGERKONTUSION	100	26.09	0.00	0.00	0.00	73.91	0.00
KOR.HERZKRANKH.	100	26.09	0.00	0.00	4.35	69.57	0.00
LUMB.BANDSCH.SCH.	100	47.83	0.00	0.00	0.00	52.17	0.00
KREISLAUFBESCHW.	100	13.04	0.00	0.00	0.00	86.96	0.00
KOPFPLATZWUNDE	100	17.39	0.00	4.35	0.00	78.26	0.00
TENDOVAGINITIS	100	4.55	0.00	0.00	0.00	95.45	0.00
LUNGEN-TBC	100	27.27	0.00	0.00	0.00	72.73	0.00
T4-HYPERTHYREOSE	100	18.18	0.00	4.55	0.00	77.27	0.00
OSTEOCHONDROSE	100	18.18	0.00	0.00	0.00	81.82	0.00
EPISTAXIS	100	18.18	0.00	0.00	0.00	81.82	0.00
HÄMATURIE	100	40.91	9.09	0.00	0.00	50.00	0.00
CANDIDA-MYKOSE	100	40.91	0.00	4.55	4.55	50.00	0.00
OXYURIASIS	100	9.09	0.00	0.00	0.00	90.91	0.00
MAMMA-ABLATIO	100	31.82	0.00	4.55	4.55	59.09	0.00
ZER.ANFALLSLEID.	100	13.64	0.00	0.00	4.55	81.82	0.00
VENÖSE INSUFF.	100	4.55	0.00	0.00	0.00	95.45	0.00
DEG.WIRBELS.VER.	100	47.62	0.00	0.00	0.00	52.38	0.00
HÜFTGELENKPROTH.	100	15.00	0.00	0.00	0.00	80.00	5.00
HERPES LABIALIS	100	5.00	0.00	0.00	0.00	95.00	0.00

Tabelle 19: Patienten nach Anzahl von Diagnosen und Diagnosengruppen sowie nach Geschlecht, Versichertengruppe, Kassenart, Wohnort und Altersgruppen

Tabelle 19a: Patienten nach Anzahl von Diagnosen und Diagnosengruppen sowie nach Geschlecht, Versichertengruppe, Kassenart und Wohnort (absolut)

	TOTAL	GESCHLECHT			KASSENART			VERSICHERTENGRUPPE			WOHNORT		
		MÄNNL	WEIBL	K.A.	EKK	RVO	K.A.	M	F	R	STADT	LAND	K.A.
TOTAL	8873	3652	4364	257	1598	7226	49	3553	3305	2015	1632	4424	2817
DIAGNOSEN													
0	38	13	24	1	5	33	0	19	14	5	0	10	28
1	2489	1192	1202	95	433	2052	4	1097	1074	318	411	1287	791
2	2276	973	1238	65	420	1845	11	903	913	460	409	1186	681
3	1645	638	966	41	305	1331	9	648	590	407	327	845	473
4	1055	399	626	30	194	855	6	395	337	323	226	483	346
5	578	182	381	15	117	452	9	216	177	185	124	266	188
6	355	119	230	6	64	287	4	129	102	124	64	155	136
7	200	55	142	3	28	170	2	71	49	80	28	89	83
8	92	26	66	0	11	79	2	26	21	45	17	43	32
9	58	22	35	1	7	51	0	20	14	24	10	22	26
10	30	11	19	0	5	24	1	15	5	10	5	14	11
11	18	4	14	0	2	15	1	2	3	13	2	8	8
12	22	11	11	0	4	18	0	9	3	10	5	10	7
13	7	3	4	0	2	5	0	2	2	3	2	2	3
14	3	2	1	0	0	3	0	0	0	3	0	0	3
15	2	1	1	0	0	2	0	0	0	2	1	0	1
16	1	0	1	0	1	0	0	0	1	0	0	1	0
17	2	0	2	0	0	2	0	0	0	2	0	2	0
19	1	0	1	0	0	1	0	0	0	1	1	0	0
24	1	1	0	0	0	1	0	1	0	0	0	1	0
DIAGNOSENGRUPPEN													
0	180	63	110	7	41	139	0	82	81	17	18	66	96
1	3287	1538	1629	120	603	2677	7	1424	1351	512	522	1635	1130
2	2462	999	1402	61	423	2027	12	924	927	611	465	1296	701
3	1484	548	895	41	265	1206	13	576	515	393	319	756	409
4	774	288	466	20	153	612	9	298	243	233	175	369	230
5	406	132	268	6	59	342	5	146	117	143	88	171	147
6	177	54	121	2	36	139	2	67	46	64	25	86	66
7	69	22	47	0	10	59	0	27	14	28	17	23	29
8	24	6	18	0	5	18	1	6	8	10	1	16	7
9	9	2	7	0	3	6	0	3	3	3	2	5	2
10	1	0	1	0	0	1	0	0	0	1	0	1	0

Tabelle 19b: Patienten nach Anzahl von Diagnosen und Diagnosengruppen sowie nach Geschlecht, Versichertengruppe, Kassenart und Wohnort (prozentual)

	TOTAL	GESCHLECHT		KASSENART		VESICHERTENGRUPPE			WOHNORT	
		MÄNNL	WEIBL	EKK	RVO	M	F	R	STADT	LAND
TOTAL(N)	*8873*	3652	4964	1598	7226	3553	3305	2015	1632	4424
TOTAL(%)	100	42.39	57.61	18.11	81.89	40.04	37.25	22.71	26.95	73.05

DIAGNOSEN

	TOTAL	MÄNNL	WEIBL	EKK	RVO	M	F	R	STADT	LAND
0	100	35.14	64.86	13.16	86.84	50.00	36.84	13.16	0.00	100.00
1	100	49.79	50.21	17.42	82.58	44.07	43.15	12.78	24.20	75.80
2	100	44.01	55.99	18.54	81.46	39.67	40.11	20.21	25.64	74.36
3	100	39.78	60.22	18.64	81.36	39.39	35.87	24.74	27.90	72.10
4	100	38.93	61.07	18.49	81.51	37.44	31.94	30.62	31.88	68.12
5	100	32.33	67.67	20.56	79.44	37.37	30.62	32.01	31.79	68.21
6	100	34.10	65.90	18.23	81.77	36.34	28.73	34.93	29.22	70.78
7	100	27.92	72.08	14.14	85.86	35.50	24.50	40.00	23.93	76.07
8	100	28.26	71.74	12.22	87.78	28.26	22.83	48.91	28.33	71.67
9	100	38.60	61.40	12.07	87.93	34.48	24.14	41.38	31.25	68.75
10	100	36.67	63.33	17.24	82.76	50.00	16.67	33.33	26.32	73.68
11	100	22.22	77.78	11.76	88.24	11.11	16.67	72.22	20.00	80.00
12	100	50.00	50.00	18.18	81.82	40.91	13.64	45.45	33.33	66.67
13	100	42.86	57.14	28.57	71.43	28.57	28.57	42.86	50.00	50.00
14	100	66.67	33.33	0.00	100.00	0.00	0.00	100.00	.	.
15	100	50.00	50.00	0.00	100.00	0.00	0.00	100.00	100.00	0.00
16	100	0.00	100.00	100.00	0.00	0.00	100.00	0.00	0.00	100.00
17	100	0.00	100.00	0.00	100.00	0.00	0.00	100.00	0.00	100.00
19	100	0.00	100.00	0.00	100.00	0.00	0.00	100.00	100.00	0.00
24	100	100.00	0.00	0.00	100.00	100.00	0.00	0.00	0.00	100.00

DIAGNOSENGRUPPEN

	TOTAL	MÄNNL	WEIBL	EKK	RVO	M	F	R	STADT	LAND
0	100	36.42	63.58	22.78	77.22	45.56	45.00	9.44	21.43	78.57
1	100	48.56	51.44	18.38	81.62	43.32	41.10	15.58	24.20	75.80
2	100	41.61	58.39	17.27	82.73	37.53	37.65	24.82	26.41	73.59
3	100	37.98	62.02	18.01	81.99	38.81	34.70	26.48	29.67	70.33
4	100	38.20	61.80	20.00	80.00	38.50	31.40	30.10	32.17	67.83
5	100	33.00	67.00	14.71	85.29	35.96	28.82	35.22	33.98	66.02
6	100	30.86	69.14	20.57	79.43	37.85	25.99	36.16	22.52	77.48
7	100	31.88	68.12	14.49	85.51	39.13	20.29	40.58	42.50	57.50
8	100	25.00	75.00	21.74	78.26	25.00	33.33	41.67	5.88	94.12
9	100	22.22	77.78	33.33	66.67	33.33	33.33	33.33	28.57	71.43
10	100	0.00	100.00	0.00	100.00	0.00	0.00	100.00	0.00	100.00

Tabelle 19c: Patienten nach Anzahl von Diagnosen und Diagnosengruppen sowie nach Altersgruppen (absolut)

ALTERSGRUPPEN IN JAHREN

	TOTAL	B.1	1–4	5–14	15–24	25–34	35–44	45–54	55–64	65–74	U.74	K.A.
TOTAL	8873	84	407	1141	1146	1032	1257	1124	977	1096	605	4

DIAGNOSEN

	TOTAL	B.1	1–4	5–14	15–24	25–34	35–44	45–54	55–64	65–74	U.74	K.A.
0	38	0	2	1	3	11	9	4	3	5	0	0
1	2489	25	141	439	439	343	384	268	188	176	85	1
2	2276	24	111	342	314	285	328	271	226	239	135	1
3	1645	17	76	192	180	183	233	230	212	196	125	1
4	1055	9	41	88	117	95	136	151	135	189	94	0
5	578	5	19	42	50	52	77	85	75	109	63	1
6	355	1	12	19	29	29	43	53	54	71	44	0
7	200	2	4	8	6	22	24	26	35	49	24	0
8	92	0	1	4	6	6	7	11	15	25	17	0
9	58	1	0	5	0	2	9	9	10	16	6	0
10	30	0	0	1	0	3	4	7	4	9	2	0
11	18	0	0	0	1	0	0	2	9	4	2	0
12	22	0	0	0	1	0	2	5	7	3	4	0
13	7	0	0	0	0	1	1	0	3	0	2	0
14	3	0	0	0	0	0	0	0	0	2	1	0
15	2	0	0	0	0	0	0	0	0	1	1	0
16	1	0	0	0	0	0	0	1	0	0	0	0
17	2	0	0	0	0	0	0	0	1	1	0	0
19	1	0	0	0	0	0	0	0	0	1	0	0
24	1	0	0	0	0	0	0	1	0	0	0	0

DIAGNOSENGRUPPEN

	TOTAL	B.1	1–4	5–14	15–24	25–34	35–44	45–54	55–64	65–74	U.74	K.A.
0	180	2	8	21	35	38	28	19	15	11	3	0
1	3287	29	176	574	534	421	482	357	284	274	154	2
2	2462	25	105	318	309	283	341	305	275	313	187	1
3	1484	14	74	143	160	153	205	211	200	200	124	0
4	774	9	31	54	67	81	108	124	88	153	58	1
5	406	1	7	24	27	33	55	63	59	84	53	0
6	177	3	5	3	10	16	29	26	31	39	15	0
7	69	1	1	4	2	5	4	13	19	12	8	0
8	24	0	0	0	2	2	2	5	3	9	1	0
9	9	0	0	0	0	0	3	1	2	1	2	0
10	1	0	0	0	0	0	0	0	1	0	0	0

Tabelle 19d: Patienten nach Anzahl von Diagnosen und Diagnosengruppen sowie nach Altersgruppen (prozentual)

	TOTAL		B.1	1-4	5-14	15-24	25-34	35-44	45-54	55-64	65-74	Ü.74
							ALTERSGRUPPEN IN JAHREN					
TOTAL(N):	*8873*		84	407	1141	1146	1032	1257	1124	977	1096	605
TOTAL(%):	100		0.95	4.59	12.87	12.92	11.64	14.17	12.67	11.02	12.36	6.82

DIAGNOSEN

	TOTAL		B.1	1-4	5-14	15-24	25-34	35-44	45-54	55-64	65-74	Ü.74
0	100		0.00	5.26	2.63	7.89	28.95	23.68	10.53	7.89	13.16	0.00
1	100		1.00	5.67	17.64	17.64	13.79	15.43	10.77	7.56	7.07	3.42
2	100		1.05	4.88	15.03	13.80	12.53	14.42	11.91	9.93	10.51	5.93
3	100		1.03	4.62	11.68	10.95	11.13	14.17	13.99	12.90	11.92	7.60
4	100		0.85	3.89	8.34	11.09	9.00	12.89	14.31	12.80	17.91	8.91
5	100		0.87	3.29	7.28	8.67	9.01	13.34	14.73	13.00	18.89	10.92
6	100		0.28	3.38	5.35	8.17	8.17	12.11	14.93	15.21	20.00	12.39
7	100		1.00	2.00	4.00	3.00	11.00	12.00	13.00	17.50	24.50	12.00
8	100		0.00	1.09	4.35	6.52	6.52	7.61	11.96	16.30	27.17	18.48
9	100		1.72	0.00	8.62	0.00	3.45	15.52	15.52	17.24	27.59	10.34
10	100		0.00	0.00	3.33	0.00	10.00	13.33	23.33	13.33	30.00	6.67
11	100		0.00	0.00	0.00	5.56	0.00	0.00	11.11	50.00	22.22	11.11
12	100		0.00	0.00	0.00	4.55	0.00	9.09	22.73	31.82	13.64	18.18
13	100		0.00	0.00	0.00	0.00	14.29	14.29	0.00	42.86	0.00	28.57
14	100		0.00	0.00	0.00	0.00	0.00	0.00	0.00	0.00	66.67	33.33
15	100		0.00	0.00	0.00	0.00	0.00	0.00	0.00	0.00	50.00	50.00
16	100		0.00	0.00	0.00	0.00	0.00	0.00	100.00	0.00	0.00	0.00
17	100		0.00	0.00	0.00	0.00	0.00	0.00	0.00	50.00	50.00	0.00
19	100		0.00	0.00	0.00	0.00	0.00	0.00	0.00	0.00	100.00	0.00
24	100		0.00	0.00	0.00	0.00	0.00	0.00	100.00	0.00	0.00	0.00

DIAGNOSENGRUPPEN

	TOTAL		B.1	1-4	5-14	15-24	25-34	35-44	45-54	55-64	65-74	Ü.74
0	100		1.11	4.44	11.67	19.44	21.11	15.56	10.56	8.33	6.11	1.67
1	100		0.88	5.36	17.47	16.26	12.82	14.67	10.87	8.65	8.34	4.69
2	100		1.02	4.27	12.92	12.56	11.50	13.86	12.39	11.17	12.72	7.60
3	100		0.94	4.99	9.64	10.78	10.31	13.81	14.22	13.48	13.48	8.36
4	100		1.16	4.01	6.99	8.67	10.48	13.97	16.04	11.38	19.79	7.50
5	100		0.25	1.72	5.91	6.65	8.13	13.55	15.52	14.53	20.69	13.05
6	100		1.69	2.82	1.69	5.65	9.04	16.38	14.69	17.51	22.03	8.47
7	100		1.45	1.45	5.80	2.90	7.25	5.80	18.84	27.54	17.39	11.59
8	100		0.00	0.00	0.00	8.33	8.33	8.33	20.83	12.50	37.50	4.17
9	100		0.00	0.00	0.00	0.00	0.00	33.33	11.11	22.22	11.11	22.22
10	100		0.00	0.00	0.00	0.00	0.00	0.00	0.00	100.00	0.00	0.00

Tabelle 20: <u>Scheine nach Behandlungskosten und Scheinart</u>

Tabelle 20a: Scheine nach Behandlungskosten und Scheinart (absolut)

BEHANDLUNGSKOSTEN (DM)

SCHEINART	TOTAL	0-9	10-19	20-29	30-39	40-59	60-99	100-199	Ü.200
TOTAL	10436	1963	2171	1724	1214	1250	1152	748	214
ÜBERWEISUNGSCHEIN	2311	135	324	394	396	383	377	254	48
NOTFALLSCHEIN	110	17	37	20	9	21	4	2	0
VERTRETERSCHEIN	167	87	36	16	8	13	5	2	0
BELEGARZTSCHEIN	122	5	5	7	5	16	30	34	20
KRANKENSCHEIN	7665	1718	1767	1260	788	809	731	449	143
VORSORGESCHEIN	32	1	1	25	4	1	0	0	0
K.A.	29	0	1	2	4	7	5	7	3

Tabelle 20b: Scheine nach Behandlungskosten und Scheinart (prozentual)

BEHANDLUNGSKOSTEN (DM)

SCHEINART	TOTAL	0-9	10-19	20-29	30-39	40-59	60-99	100-199	Ü.200
TOTAL(N)	*10436*	1963	2171	1724	1214	1250	1152	748	214
TOTAL(%)	100	18.81	20.80	16.52	11.63	11.98	11.04	7.17	2.05
ÜBERWEISUNGSCHEIN	100	5.84	14.02	17.05	17.14	16.57	16.31	10.99	2.08
NOTFALLSCHEIN	100	15.45	33.64	18.18	8.18	19.09	3.64	1.82	0.00
VERTRETERSCHEIN	100	52.10	21.56	9.58	4.79	7.78	2.99	1.20	0.00
BELEGARZTSCHEIN	100	4.10	4.10	5.74	4.10	13.11	24.59	27.87	16.39
KRANKENSCHEIN	100	22.41	23.05	16.44	10.28	10.55	9.54	5.86	1.87
VORSORGESCHEIN	100	3.13	3.13	78.13	12.50	3.13	0.00	0.00	0.00
K.A.	100	0.00	3.45	6.90	13.79	24.14	17.24	24.14	10.34

Tabelle 21: <u>Scheine nach Behandlungskosten und Fachgruppen</u>

Tabelle 21a: Scheine nach Behandlungskosten und Fachgruppen (absolut)

BEHANDLUNGSKOSTEN (DM)

FACHGRUPPEN	TOTAL	0-9	10-19	20-29	30-39	40-59	60-99	100-199	Ü.200
TOTAL	10436	1963	2171	1724	1214	1250	1152	748	214
AUGENARZT	660	9	45	200	216	121	51	16	2
CHIRURG	327	35	62	42	48	54	62	21	3
FRAUENARZT	519	51	137	136	74	53	36	20	12
HNO-ARZT	275	12	50	52	41	53	34	27	6
HAUTARZT	49	9	19	12	2	3	2	2	0
INTERNIST	780	79	150	102	56	95	126	119	53
KINDERARZT	422	79	93	67	41	72	38	29	3
NERVENARZT	90	6	6	3	7	22	20	25	1
ORTHOPÄDE	277	14	30	16	28	40	68	62	19
RADIOLOGE	248	4	8	28	30	56	84	33	5
ALLGEMEINARZT	6411	1650	1522	1006	618	622	564	332	97
ÜBRIGE	308	12	45	36	32	51	59	60	13
K.A.	70	3	4	24	21	8	8	2	0

Tabelle 21b: Scheine nach Behandlungskosten und Fachgruppen (prozentual)

BEHANDLUNGSKOSTEN (DM)

FACHGRUPPEN	TOTAL	0-9	10-19	20-29	30-39	40-59	60-99	100-199	Ü.200
TOTAL(N)	*10436*	1963	2171	1724	1214	1250	1152	748	214
TOTAL(%)	100	18.81	20.80	16.52	11.63	11.98	11.04	7.17	2.05
AUGENARZT	100	1.36	6.82	30.30	32.73	18.33	7.73	2.42	0.30
CHIRURG	100	10.70	18.96	12.84	14.68	16.51	18.96	6.42	0.92
FRAUENARZT	100	9.83	26.40	26.20	14.26	10.21	6.94	3.85	2.31
HNO-ARZT	100	4.36	18.18	18.91	14.91	19.27	12.36	9.82	2.18
HAUTARZT	100	18.37	38.78	24.49	4.08	6.12	4.08	4.08	0.00
INTERNIST	100	10.13	19.23	13.08	7.18	12.18	16.15	15.26	6.79
KINDERARZT	100	18.72	22.04	15.88	9.72	17.06	9.00	6.87	0.71
NERVENARZT	100	6.67	6.67	3.33	7.78	24.44	22.22	27.78	1.11
ORTHOPÄDE	100	5.05	10.83	5.78	10.11	14.44	24.55	22.38	6.86
RADIOLOGE	100	1.61	3.23	11.29	12.10	22.58	33.87	13.31	2.02
ALLGEMEINARZT	100	25.74	23.74	15.69	9.64	9.70	8.80	5.18	1.51
ÜBRIGE	100	3.90	14.61	11.69	10.39	16.56	19.16	19.48	4.22
K.A.	100	4.29	5.71	34.29	30.00	11.43	11.43	2.86	0.00

Tabelle 22: Patienten nach Behandlungskosten sowie nach Geschlecht, Versichertengruppe, Kassenart, Wohnort und Altersgruppen

Tabelle 22a: Patienten nach Behandlungskosten sowie nach Geschlecht, Versichertengruppe, Kassenart und Wohnort (absolut)

BEHANDLUNGS-KOSTEN (DM)	TOTAL	GESCHLECHT			VERSICHERTENGRUPPE			KASSENART			WOHNORT		
		MÄNNL	WEIBL	K.A.	M	F	R	EKK	RVO	K.A.	STADT	LAND	K.A.
TOTAL	8873	3652	4964	257	3553	3305	2015	1598	7226	49	1632	4424	2817
0– 4	866	353	484	29	302	439	125	2	820	44	125	567	174
5– 9	745	351	375	19	308	322	115	134	610	1	135	466	144
10– 14	875	379	463	33	348	367	160	124	750	1	166	478	231
15– 19	863	360	486	17	338	341	184	163	699	1	178	471	214
20– 24	653	269	361	23	269	231	153	105	547	1	128	364	161
25– 29	625	257	348	20	247	252	126	129	496	0	121	330	174
30– 39	954	390	544	20	385	346	223	212	742	0	153	459	342
40– 59	1072	409	624	39	402	379	291	211	860	1	198	484	390
60– 99	1097	437	634	26	466	346	285	244	853	0	212	426	459
100–199	815	319	472	24	354	221	240	201	614	0	160	274	381
200 U.M.	308	128	173	7	134	61	113	73	235	0	56	105	147

Tabelle 22b: Patienten nach Behandlungskosten sowie nach Geschlecht, Versichertengruppe, Kassenart
und Wohnort (prozentual)

BEHANDLUNGS-KOSTEN (DM)	TOTAL	GESCHLECHT		VERSICHERTENGRUPPE			KASSENART		WOHNORT	
		MÄNNL	WEIBL	M	F	R	EKK	RVO	STADT	LAND
TOTAL (N)	*8873*	3652	4964	3553	3305	2015	1598	7226	1632	4424
TOTAL (%)	100	42.38	57.61	40.04	37.24	22.70	18.11	81.89	26.94	73.05
0- 4	100	42.17	57.83	34.87	50.69	14.43	0.24	99.76	18.06	81.94
5- 9	100	48.35	51.65	41.34	43.22	15.44	18.01	81.99	22.46	77.54
10- 14	100	45.01	54.99	39.77	41.94	18.29	14.19	85.81	25.78	74.22
15- 19	100	42.55	57.45	39.17	39.51	21.32	18.91	81.09	27.43	72.57
20- 24	100	42.70	57.30	41.19	35.38	23.43	16.10	83.90	26.02	73.98
25- 29	100	42.48	57.52	39.52	40.32	20.16	20.64	79.36	26.83	73.17
30- 39	100	41.76	58.24	40.36	36.27	23.38	22.22	77.78	25.00	75.00
40- 59	100	39.59	60.41	37.50	35.35	27.15	19.70	80.30	29.03	70.97
60- 99	100	40.80	59.20	42.48	31.54	25.98	22.24	77.76	33.23	66.77
100-199	100	40.33	59.67	43.44	27.12	29.45	24.66	75.34	36.87	63.13
200 U.M.	100	42.52	57.48	43.51	19.81	36.69	23.70	76.30	34.78	65.22

Tabelle 22c: Patienten nach Behandlungskosten und nach Altersgruppen (absolut)

ALTERSGRUPPEN IN JAHREN

BEHANDLUNGS-KOSTEN (DM)	TOTAL	B.1	1-4	5-14	15-24	25-34	35-44	45-54	55-64	65-74	Ü.74	K.A.
TOTAL	8873	84	407	1141	1146	1032	1257	1124	977	1096	605	4
0- 4	866	7	49	199	128	107	111	100	74	60	31	0
5- 9	745	12	48	122	115	87	116	95	64	68	18	0
10- 14	875	8	54	124	136	108	111	118	101	83	32	0
15- 19	863	7	36	121	120	106	135	106	88	87	57	0
20- 24	653	6	33	70	72	79	106	85	78	80	44	0
25- 29	625	12	31	79	91	87	82	73	63	68	38	1
30- 39	954	6	40	114	132	111	138	108	105	133	67	0
40- 59	1072	11	55	134	118	131	123	139	111	160	89	1
60- 99	1097	7	39	98	133	109	173	143	137	156	101	1
100-199	815	6	19	67	80	82	124	110	106	137	83	1
200 U.M.	308	2	3	13	21	25	38	47	50	64	45	0

Tabelle 22d: Patienten nach Behandlungskosten und nach Altersgruppen (prozentual)

ALTERSGRUPPEN IN JAHREN

BEHANDLUNGS-KOSTEN (DM)	TOTAL	B.1	1-4	5-14	15-24	25-34	35-44	45-54	55-64	65-74	Ü.74
TOTAL (N)	*8873*	84	407	1141	1146	1032	1257	1124	977	1096	605
TOTAL (%)	100	0.94	4.58	12.86	12.92	11.63	14.17	12.67	11.01	12.35	6.82
0- 4	100	0.81	5.66	22.98	14.78	12.36	12.82	11.55	8.55	6.93	3.58
5- 9	100	1.61	6.44	16.38	15.44	11.68	15.57	12.75	8.59	9.13	2.42
10- 14	100	0.91	6.17	14.17	15.54	12.34	12.69	13.49	11.54	9.49	3.66
15- 19	100	0.81	4.17	14.02	13.90	12.28	15.64	12.28	10.20	10.08	6.60
20- 24	100	0.92	5.05	10.72	11.03	12.10	16.23	13.02	11.94	12.25	6.74
25- 29	100	1.92	4.97	12.66	14.58	13.94	13.14	11.70	10.10	10.90	6.09
30- 39	100	0.63	4.19	11.95	13.84	11.64	14.47	11.32	11.01	13.94	7.02
40- 59	100	1.03	5.14	12.51	11.02	12.23	11.48	12.98	10.36	14.94	8.31
60- 99	100	0.64	3.56	8.94	12.14	9.95	15.78	13.05	12.50	14.23	9.22
100-199	100	0.74	2.33	8.23	9.83	10.07	15.23	13.51	13.02	16.83	10.20
200 U.M.	100	0.65	0.97	4.22	6.82	8.12	12.34	15.26	16.23	20.78	14.61

Tabelle 23: **Behandlungskosten der Patienten nach Diagnosen**

DIAGNOSEN	PATIENTEN NUR MIT DIAGNOSE SP. (1)			ALLE PATIENTEN MIT DIAGNOSE SP. (1)		
	ANZAHL PATIENTEN	MITTELWERT (DM)	VAR. KOEFF.	ANZAHL PATIENTEN	MITTELWERT (DM)	VAR. KOEFF.
(1)	(2)	(3)	(4)	(5)	(6)	(7)
HYPERTONIE	28	44	3.3	766	64	1.0
HERZINSUFFIZIENZ	24	12	0.4	742	71	1.4
BRONCHITIS	72	11	1.3	616	44	1.4
GRIPPALER INFEKT	70	14	0.9	453	43	1.1
VEG.DYSTONIE	23	14	0.9	372	50	1.2
HYPOTONIE	16	13	1.2	352	56	1.2
DIABETES MELLITUS	18	37	0.6	341	99	1.0
EKZEM	48	9	0.6	327	42	1.3
VARIKOSIS	16	25	1.0	294	66	1.4
ANÄMIE	12	22	1.9	293	79	1.2
ZEPHALGIE	13	29	1.6	278	51	1.1
HYPEROPIE	12	26	0.9	269	58	0.9
ANGINA	34	15	1.0	252	44	1.3
GRIPPE	38	12	1.0	234	40	1.1
GASTRITIS	22	12	1.1	217	58	1.2
PRESBYOPIE	2	13	0.9	214	61	0.9
PHARINGITIS	8	13	0.9	196	47	1.2
STENOKARDIE	6	34	1.3	192	82	1.1
ASTIGMATISMUS	4	29	0.8	191	59	0.9
RHINITIS	4	6	0.8	186	48	1.3
ZERVIKALSYNDROM	11	37	0.9	182	69	1.2
KREISLAUFSTÖRUNG	4	22	0.9	180	54	1.3
GLAUKOM	2	52	0.5	177	67	0.8
LWS-SYNDROM	18	38	0.9	176	64	1.2
HYPERLIPIDÄMIE	2	26	1.1	176	105	0.8
OBSTIPATION	5	8	0.8	173	59	1.5
FIEBERH. INFEKT	31	25	2.0	169	65	1.4
KORONARINSUFF.	3	6	0.5	169	68	1.1
ADIPOSITAS	1	4	..	168	69	1.4
MYOPIE	15	22	1.0	165	61	1.0
HARNWEGSINFEKT	10	28	1.1	163	99	1.2
HYPERURIKÄMIE	9	23	0.8	160	105	0.7
KONJUNKTIVITIS	13	10	0.8	145	52	1.4
PER.DURCHBL.STÖR.	2	15	0.6	143	63	1.2
VAGINALER FLUOR	10	19	0.6	139	60	1.1
SINUSITIS	26	27	0.7	134	71	1.4
KREISLAUFSCHW.	4	17	0.8	132	55	1.2
LUMBALGIE	13	17	0.8	129	70	1.1
GONARTHROSE	16	27	0.9	123	91	1.1
DYSMENORRHÖ	29	10	0.8	119	34	1.5
ZER.DURCHBL.STÖR.	5	21	0.7	119	72	1.3
ASTHMA BRONCHIALE	11	21	0.6	117	75	1.3
HÄMORRHOIDEN	6	7	0.6	113	52	1.1
ZEREBRALSKLEROSE	5	21	1.1	113	74	1.0
NERVOSITÄT	6	32	1.7	112	49	1.2
MYOKARDSCHADEN	4	33	0.3	108	88	1.2
FIEBERH.BRONCHITIS	20	14	0.9	107	49	1.5
LUMBAGO	16	23	1.0	105	56	1.1
HEPATOPATHIE	2	9	0.7	105	126	0.9
CHOLEZYSTOPATHIE	2	18	0.3	105	65	1.0
STRUMA	11	10	0.6	104	56	1.1
NEURALGIE	5	12	0.7	102	80	1.2
ZYSTITIS	3	12	0.9	100	67	1.0
COXARTHROSE	10	44	1.1	98	102	1.1
MIGRÄNE	4	7	1.0	98	46	1.2
SCHWINDEL	1	41	..	94	67	1.1
VERDAUUNGSINSUFF.	4	8	0.9	93	66	1.1
SCHLAFSTÖRUNG	1	4	..	92	66	1.1
ISCHIALGIE	4	54	1.4	92	92	1.1
EMMETROPIE	4	24	0.5	88	52	0.8

Forts. Tabelle 23: Behandlungskosten der Patienten nach Diagnosen

	PATIENTEN NUR MIT DIAGNOSE SP. (1)			ALLE PATIENTEN MIT DIAGNOSE SP. (1)		
DIAGNOSEN	ANZAHL PATIENTEN	MITTELWERT (DM)	VAR. KOEFF.	ANZAHL PATIENTEN	MITTELWERT (DM)	VAR. KOEFF.
(1)	(2)	(3)	(4)	(5)	(6)	(7)
RHEUMATISMUS	2	40	1.2	87	52	0.9
INFEKT	13	9	1.0	82	50	1.2
ANOREXIE	7	6	0.7	80	44	2.1
ALLERG.RHINITIS	12	16	0.9	78	49	1.2
KLIMAKT.BESCHW.	9	10	0.5	78	52	1.2
PORTIOEROSIONEN	6	18	0.5	77	64	1.2
ALTERSHERZ	5	42	1.3	74	74	1.1
ARTHROSIS DEFORM.	1	135	..	72	72	0.9
SEHSCHWÄCHE	4	12	1.0	72	51	0.7
LARYNGITIS	7	27	0.9	71	62	1.3
ARTHRITIS	5	37	1.5	71	73	1.2
ENTERITIS	5	25	0.6	70	48	0.9
DEPRESSION	4	45	1.3	69	72	0.8
ARTERIOSKLEROSE	1	13	..	69	95	0.9
LAB.HYPERTONIE	1	14	..	68	79	1.0
ÖDEM	1	38	..	67	76	1.3
OTITIS MEDIA	6	21	0.7	67	62	1.2
AKNE	5	12	1.2	66	38	1.1
ERBRECHEN	3	16	0.6	65	48	0.8
LINSENTRÜBUNG	1	4	..	65	57	0.8
ADNEXITIS	6	43	0.6	64	73	1.1
NEURASTHENIE	2	11	0.3	64	50	1.3
REIZHUSTEN	3	3	0.7	63	42	1.4
CHRON.BRONCHITIS	4	15	1.1	62	73	1.1
VASOM.ZEPHALGIE	3	16	0.6	62	51	1.4
SPAST.BRONCHITIS	7	15	0.6	60	57	1.5
PYELONEPHRITIS	2	71	1.0	59	114	0.8
SENKFUSS	7	27	1.0	58	64	1.3
DIABETES LAT.	1	13	..	58	105	1.0
ZYKLUSSTÖRUNG	10	10	0.8	58	47	1.2
LAT.HERZINSUFF.	2	9	0.7	57	88	1.0
SEHSTÖRUNG	..	..	..	57	68	1.5
EISENMANGELANÄMIE	1	6	..	57	79	1.0
MYALGIE	6	18	0.7	56	65	1.3
HERZINFARKT	3	43	0.6	55	97	0.9
CHOLELITHIASIS	4	28	0.8	55	127	0.9
GASTROENTERITIS	6	8	0.8	55	57	1.1
LEBERSCHADEN	1	4	..	55	126	0.8
SCHULTERARMSYNDR.	6	17	0.4	54	64	1.0
KOLPITIS	4	43	0.7	54	52	0.9
EMPHYSEMBRONCH.	2	44	1.1	54	79	1.1
CERUMEN	6	26	1.0	52	56	1.0
SPRUNGGEL.DISTOR.	15	36	1.0	51	69	0.9
ALLERGIE	2	7	0.6	51	71	1.5
ORTHOSTAT.SYNDROM	2	52	1.3	51	61	1.0
DYSKARDIE	2	35	0.3	51	66	1.1
ZYSTOPYELITIS	5	76	0.6	50	103	0.9
ACNE VULGARIS	15	7	0.7	50	34	1.4
SCHNITTV.FINGER	14	24	0.8	49	51	0.9
TETANOLIMPFUNG	..	..	..	47	53	1.2
THROMBOPHLEBITIS	4	40	0.9	47	66	1.1
ULCUS VENTRICULI	5	55	1.3	46	133	0.7
APOPLEXIE	2	54	0.4	46	115	0.9
ASTHENIE	2	9	0.8	46	63	1.1
NEPHROLITHIASIS	3	12	0.8	46	109	0.9
EITRIGE ANGINA	8	20	0.7	45	59	1.1
VIRUSINFEKTION	8	12	0.7	45	63	1.3
SCHWANGERSCHAFT	5	19	0.4	44	77	1.1
RHEUMAT.BESCHW.	..	..	..	44	63	1.3
KORONARSKLEROSE	1	9	..	44	100	0.9

Forts. Tabelle 23: Behandlungskosten der Patienten nach Diagnosen

DIAGNOSEN	PATIENTEN NUR MIT DIAGNOSE SP. (1)			ALLE PATIENTEN MIT DIAGNOSE SP. (1)		
	ANZAHL PATIENTEN	MITTELWERT (DM)	VAR. KOEFF.	ANZAHL PATIENTEN	MITTELWERT (DM)	VAR. KOEFF.
(1)	(2)	(3)	(4)	(5)	(6)	(7)
TRACHEOBRONCHITIS	3	33	0.9	44	60	1.2
SKOLIOSE	3	59	0.6	44	92	0.8
NACHOPERATION	..	..	..	43	81	0.9
CHRON.TONSILLIT.	3	16	0.9	43	82	1.2
LUNGENEMPHYSEM	..	..	..	43	111	1.5
HYPERCHOL.ÄMIE	1	27	..	43	101	0.9
STRABISMUS	..	..	..	43	56	0.6
HERZRHYTHM.STÖR.	..	..	..	43	104	0.7
FUSSPILZ	6	11	0.3	43	50	1.5
NASENSEPTUMDEV.	..	..	..	42	92	1.2
TRACHEITIS	1	9	..	42	55	0.9
AMENORRHÖ	5	9	1.1	41	53	1.1
FETTLEBER	..	..	..	41	124	0.6
METEORISMUS	4	16	0.9	41	70	1.4
ALLE DIAGNOSEN	2349	27	1.6	8873	50	1.3

Tabelle 24: **Behandlungskosten der Fälle nach Diagnosen**

(1)	(2)	(3)	(4)	(5)	(6)	(7)	(8)
DIAGNOSE	SCHEINE NUR MIT DIAGNOSE SP. (1)			ALLE SCHEINE MIT DIAGNOSE SP. (1)			ZURECHENBARE KOSTEN (SP. (4) IN % VON SP. (7))
	ANZAHL	KOSTEN (DM) MITTELW.	SUMME	ANZAHL	KOSTEN (DM) MITTELW.	SUMME	
HYPERTONIE	31	40.81	1265	769	52.74	40556	3.12
HERZINSUFFIZIENZ	29	11.59	336	750	61.25	45937	0.73
BRONCHITIS	81	11.06	896	621	34.48	21411	4.18
GRIPPALER INFEKT	90	16.34	1471	458	35.45	16238	9.06
VEG. DYSTONIE	25	13.52	338	375	38.24	14340	2.36
HYPOTONIE	20	16.05	321	354	44.28	15676	2.05
DIABETES MELLITUS	21	32.91	691	348	86.15	29979	2.30
EKZEM	51	8.31	424	328	34.99	11476	3.69
VARIKOSIS	21	22.91	481	304	53.61	16298	2.95
ANÄMIE	15	19.87	298	297	66.17	19651	1.52
ZEPHALGIE	17	25.65	436	283	35.59	10073	4.33
HYPEROPIE	23	29.04	668	271	37.13	10062	6.64
ANGINA	42	16.07	675	257	33.55	8622	7.83
GRIPPE	48	10.98	527	234	31.89	7461	7.06
GASTRITIS	26	14.77	384	219	44.16	9671	3.97
PRESBYOPIE	8	25.75	206	217	37.93	8230	2.50
PHARYNGITIS	10	15.40	154	196	34.29	6721	2.29
STENOKARDIE	7	30.29	212	193	69.88	13487	1.57
ASTIGMATISMUS	6	28.00	168	191	37.42	7148	2.35
ZERVIKALSYNDROM	17	39.35	669	188	55.98	10524	6.36
RHINITIS	7	12.07	84	186	31.80	5914	1.42
KREISLAUFSTÖRUNG	7	15.71	110	180	43.53	7835	1.40
LWS-SYNDROM	21	36.67	770	179	51.91	9292	8.29
HYPERLIPIDÄMIE	2	25.50	51	177	92.10	16301	0.31
GLAUKOM	2	51.50	103	177	43.01	7613	1.35
MYOPIE	31	19.48	604	173	34.06	5892	10.25
OBSTIPATION	5	8.40	42	173	46.22	7996	0.53
FIEBERH. INFEKT	40	31.38	1255	171	45.30	7747	16.20
KORONARINSUFF.	6	13.83	83	169	60.71	10260	0.81
ADIPOSITAS	1	4.00	4	169	59.47	10050	0.04
HARNWEGSINFEKT	16	39.31	629	167	77.71	12977	4.85
HYPERURIKÄMIE	10	21.70	217	164	91.82	15058	1.44
KONJUNKTIVITIS	17	9.59	163	146	30.51	4454	3.66
VAGINALER FLUOR	14	18.93	265	143	36.32	5194	5.10
PER. DURCHBL. STÖR.	2	15.00	30	143	49.04	7013	0.43
SINUSITIS	41	31.07	1274	139	47.51	6604	19.29
KREISLAUFSCHWÄCHE	6	16.33	98	133	45.57	6061	1.62
LUMBALGIE	17	18.77	319	129	55.97	7220	4.42
GONARTHROSE	19	31.68	602	126	74.29	9360	6.43
DYSMENORRHÖ	34	9.65	328	121	21.32	2580	12.71
ZER. DURCHBL. STÖR.	6	17.33	104	120	64.59	7751	1.34
ASTHMA BRONCHIALE	12	19.83	238	119	63.76	7587	3.14
HÄMORRHOIDEN	8	6.88	55	116	40.02	4642	1.18
NERVOSITÄT	6	31.67	190	114	35.22	4015	4.73
ZEREBRALSKLEROSE	5	21.00	105	114	65.67	7486	1.40
MYOKARDSCHADEN	6	28.83	173	109	72.33	7884	2.19
FIEBERH. BRONCHITIS	24	14.50	348	107	39.46	4222	8.24
LUMBAGO	18	24.28	437	105	41.75	4384	9.97
HEPATOPATHIE	2	8.50	17	105	103.60	10878	0.16
CHOLEZYSTOPATHIE	3	19.33	58	105	52.50	5512	1.05
COXARTHROSE	17	75.65	1286	104	73.82	7677	16.75
STRUMA	11	10.09	111	104	45.50	4732	2.35
NEURALGIE	7	13.43	94	102	65.59	6690	1.41
ZYSTITIS	5	11.60	58	100	52.92	5292	1.10
ALLE DIAGNOSEN	3274	28.62	93685	10436	42.31	441534	21.22

Tabelle 25: **Behandlungskosten der Patienten nach Diagnosengruppen**

DIAGNOSEN-GRUPPEN	PATIENTEN NUR MIT DIAGNOSEN IN DIAGNOSENGRUPPE SP. (1)			ALLE PATIENTEN MIT DIAGNOSEN IN DIAGNOSENGRUPPE SP. (1)		
	ANZAHL PATIENTEN	MITTELWERT (DM)	VAR. KOEFF.	ANZAHL PATIENTEN	MITTELWERT (DM)	VAR. KOEFF.
(1)	(2)	(3)	(4)	(5)	(6)	(7)
INFEKTIONEN,PARASIT.KRANKH.	158	21.90	1.5	815	53.86	1.2
NEUBILDUNGEN	33	57.61	1.0	300	109.85	1.2
DRÜSEN,ERNÄHRUNG,STOFFWECHSEL	80	22.08	1.0	1160	80.52	1.1
BLUT,BLUTBILDENDE ORGANE	17	18.88	1.8	416	82.91	1.3
SEEL.STÖRUNGEN	76	24.18	1.1	827	59.29	1.2
NERVENSYSTEM,SINNESORGANE	336	29.85	0.9	1614	60.86	1.2
KREISLAUFSYSTEM	276	29.40	2.0	2707	65.34	1.3
ATMUNGSORGANE	561	21.32	1.4	2477	51.27	1.4
VERDAUUNGSORGANE	133	28.14	1.3	1387	76.33	1.3
HARN-,GESCHLECHTSORGANE	256	32.00	1.6	1424	69.83	1.3
SCHWANGERSCHAFT,ENTBINDUNG	16	34.19	1.1	105	81.60	1.1
HAUT,UNTERHAUT-ZELLGEWEBE	172	14.83	1.5	1062	47.27	1.4
SKELETT,BINDEGEW.	241	44.12	1.7	1727	69.43	1.2
ANGEBORENE MISSBILDUNGEN	15	29.60	0.9	83	86.58	1.3
SCHÄDIGUNG DES NEUGEBORENEN	5	117.00	0.9	56	127.11	0.8
SYMPTOME,MANGELH. BEZEICHNETE KRANKH.	196	21.82	1.4	2391	62.18	1.2
UNFALL,VERGIFTUNGEN, GEWALT	220	35.03	0.9	1066	58.98	1.1
SONSTIGE	142	32.18	1.1	1429	77.51	1.1

Tabelle 26: **Behandlungskosten der Fälle nach Diagnosengruppen**

DIAGNOSENGRUPPE	SCHEINE NUR MIT DIAGNOSEN-GRUPPE SP. (1)			ALLE SCHEINE MIT DIAGNOSEN-GRUPPE SP. (1)			ZURECHENBARE KOSTEN (SP. (4) IN % VON SP. (7))
	ANZAHL SCHEINE	KOSTEN MITTELW.	SUMME	ANZAHL SCHEINE	KOSTEN MITTELW.	SUMME	
(1)	(2)	(3)	(4)	(5)	(6)	(7)	(8)
INFEKTIONEN, PARA-SIT. KRANKHEITEN	239	24.64	5890	865	40.59	35113	16.77
NEUBILDUNGEN	59	53.58	3161	331	76.61	25358	12.47
DRÜSEN, ERNÄHRUNG, STOFFWECHSEL	91	23.41	2130	1193	66.26	79048	2.69
BLUT, BLUTBILDENDE ORGANE	20	18.05	361	421	67.10	28249	1.28
SEELISCHE STÖRUNGEN	91	28.26	2572	840	46.86	39361	6.53
NERVENSYSTEM, SINNESORGANE	534	30.00	16020	1724	44.11	76039	21.07
KREISLAUFSYSTEM	333	28.62	9531	2789	54.65	152417	6.25
ATMUNGSORGANE	706	22.94	16195	2603	41.32	107543	15.06
VERDAUUNGSORGANE	177	29.33	5191	1454	61.01	88713	5.85
HARN-, GESCHLECHTSORGANE	386	33.32	12862	1516	53.22	80686	15.94
SCHWANGERSCHAFT, ENTBINDUNG	25	34.24	856	116	59.16	6862	12.47
HAUT, UNTERHAUT, ZELLGEWEBE	214	15.05	3220	1079	35.22	37997	8.47
SKELETT, BINDEGEWEBE	356	47.83	17029	1836	55.88	102601	16.60
ANGEBORENE MISSBILDUNGEN	29	58.24	1689	93	58.89	5477	30.84
SCHÄDIGUNG DES NEUGEBORENEN	8	75.63	605	65	93.86	6101	9.92
SYMPTOME, MANGELHAFT BEZ. KRANKHEITEN	256	25.65	6567	2468	49.38	121882	5.39
UNFALL, VERGIFTUNGEN, GEWALT	493	33.56	16544	1201	41.92	50350	32.86
SONSTIGE	233	36.79	8571	1509	55.43	83644	10.25
DIAGNOSENGRUPPEN 1-17	4017	29.98	120423	10436	42.31	441534	27.27

Tabelle 27: **Patienten nach Diagnosen und Leistungen**

DIAGNOSE	PATIENTEN INSGESAMT			PATIENTEN NUR MIT BERATUNGEN			PATIENTEN NUR MIT BERATUNGEN ODER EINGEHENDEN UNTERSUCHUNGEN		
	TOTAL	EKK	RVO	TOTAL	EKK	RVO	TOTAL	EKK	RVO
	ABS.	ABS.	ABS.	%	%	%	%	%	%
HYPERTONIE	766	90	672	19.5	13.3	19.8	38.0	24.4	39.4
HERZINSUFFIZIENZ	742	62	677	20.4	12.9	20.7	39.4	33.9	40.0
BRONCHITIS	616	97	510	35.4	22.7	36.7	49.7	42.3	50.4
GRIPPALER INFEKT	453	97	354	25.4	21.7	26.0	37.7	37.1	37.6
VEG. DYSTONIE	372	79	288	29.8	20.3	31.3	48.9	44.3	49.3
HYPOTONIE	352	64	286	24.4	18.8	25.0	40.6	34.4	41.3
DIABETES MELLITUS	341	38	303	4.1	0.0	4.6	7.9	7.9	7.9
EKZEM	327	52	274	38.2	36.5	38.3	48.9	40.4	50.4
VARIKOSIS	294	32	255	26.2	28.1	24.3	42.2	43.8	40.8
ANÄMIE	293	60	232	15.4	3.3	18.1	22.5	13.3	24.6
ZEPHALGIE	278	39	230	30.2	23.1	29.1	44.2	30.8	44.8
HYPEROPIE	269	49	219	2.2	2.0	2.3	2.6	2.0	2.7
ANGINA	252	42	208	28.2	16.7	29.8	44.0	42.9	43.8
GRIPPE	234	32	201	32.9	25.0	33.8	46.6	34.4	48.3
GASTRITIS	217	27	188	27.2	18.5	27.7	39.6	33.3	41.4
PRESBYOPIE	214	33	181	2.8	0.0	3.3	2.8	0.0	3.3
PHARYNGITIS	196	54	137	26.0	25.9	23.4	35.2	35.2	32.9
STENOKARDIE	192	29	158	19.3	20.7	16.5	34.4	37.9	31.7
ASTIGMATISMUS	191	51	139	2.1	0.0	2.2	2.1	0.0	2.2
RHINITIS	186	33	153	32.8	33.3	32.7	43.0	42.4	43.1
ZERVIKALSYNDROM	182	34	147	15.4	11.8	15.7	35.2	26.5	34.7
KREISLAUFSTÖRUNG	180	28	147	22.8	10.7	22.5	42.8	35.7	42.2
GLAUKOM	177	26	151	1.7	3.9	1.3	1.7	3.9	1.3
LWS-SYNDROM	176	30	146	13.6	10.0	14.4	29.5	26.7	30.1
HYPERLIPIDÄMIE	176	34	142	9.7	5.9	10.6	16.5	11.8	17.6
OBSTIPATION	173	34	137	31.2	38.2	28.5	46.8	64.7	41.6
FIEBERH. INFEKT	169	32	137	18.9	9.4	21.2	27.8	25.0	28.5
KORONARINSUFFIZIENZ	169	29	139	17.8	13.8	18.7	37.9	31.0	39.6
ADIPOSITAS	168	26	142	20.2	3.8	23.2	38.1	26.9	40.1
MYOPIE	165	50	115	4.8	6.0	4.4	4.8	6.0	4.4
HARNWEGSINFEKT	163	31	130	10.4	6.5	10.8	11.7	6.5	12.3
HYPERURIKÄMIE	160	34	126	5.0	2.9	5.6	9.4	8.8	9.5
KONJUNKTIVITIS	145	24	121	26.9	8.3	30.6	35.2	12.5	39.7
PER. DURCHBL. STÖR.	143	21	120	22.4	14.3	22.5	45.5	28.6	47.5
VAGINALER FLUOR	139	52	85	8.6	5.8	8.2	18.7	17.3	17.7
SINUSITIS	134	31	103	6.7	6.5	6.8	17.9	22.6	16.5
KREISLAUFSCHWÄCHE	132	21	108	21.2	14.3	20.4	37.9	33.3	37.0
LUMBALGIE	129	19	109	14.7	36.8	10.1	20.2	42.1	15.6
GONARTHROSE	123	16	107	15.4	18.8	15.0	26.8	37.5	25.2
DYSMENORRHÖ	119	27	92	34.5	18.5	39.1	54.6	51.9	55.4
ZER. DURCHBL. STÖR.	119	13	106	12.6	23.1	11.3	36.1	30.8	36.8
ASTHMA BRONCHIALE	117	16	100	20.5	0.0	23.0	34.2	0.0	39.0
HÄMORRHOIDEN	113	19	92	23.9	26.3	21.7	38.1	36.8	37.0
ZEREBRALSKLEROSE	113	7	105	18.6	0.0	19.1	31.0	28.6	30.5
NERVOSITÄT	112	17	93	29.5	11.8	31.2	48.2	35.3	49.5
MYOKARDSCHADEN	108	13	90	13.0	0.0	10.0	27.8	23.1	24.4
FIEBERH. BRONCHITIS	107	16	91	35.5	25.0	37.4	49.5	43.8	50.6
LUMBAGO	105	13	90	15.2	15.4	13.3	24.8	23.1	23.3
HEPATOPATHIE	105	25	80	6.7	4.0	7.5	11.4	4.0	13.8
CHOLEZYSTOPATHIE	105	18	87	24.8	11.1	27.6	44.8	16.7	50.6
STRUMA	104	23	81	31.7	30.4	32.1	44.2	30.4	48.2
NEURALGIE	102	13	88	14.7	0.0	15.9	24.5	15.4	25.0
ZYSTITIS	100	12	88	13.0	16.7	12.5	23.0	33.3	21.6

Literatur

Boese J et al. (1979) Verfahrensweise zur Analyse der Wirtschaftlichkeit ambulanter Versorgung. In: Schwefel D, Brenner G, Schwartz F-W (Hrsg) Beiträge zur Analyse der Wirtschaftlichkeit der ambulanten Versorgung. Deutscher Ärzte-Verlag, Köln

Eimeren W van (1976) Multimorbidität in der Allgemein-Praxis. Deutscher Ärzte-Verlag, Köln

Fleiss JL (1981) Statistical methods for rates and proportions, Wiley, New York

Grünauer F, Jahn E, Lenke H-H, Schäfer T, Wilpert C (1979) Untersuchungen zur Schichtenspezifität der Inanspruchnahme medizinischer Leistungen und der Krankheitsverläufe in der Sozialen Krankenversicherung. Bericht über die Vorstudie. Schriftenreihe des Bundesministeriums für Arbeit und Sozialordnung, Reihe Gesundheitsforschung Nr. 21, Bonn

John J, Potthoff P, Schwefel D (1984) Illness-specific costs of medical care and the problem of multimorbidity: the case of hypertension. In: Eimeren W van, Engelbrecht R, Flagle CD (eds) Third International Conference on System Science in Health Care, Springer- Verlag, Berlin, 90-93

Hasford J et al. (1979) Soziale Aspekte von Diagnosen und Leistungen in der Allgemeinpraxis. In: Schwefel D, Brenner G, Schwartz F-W (Hrsg) Beiträge zur Analyse der Wirtschaftlichkeit der ambulanten Versorgung. Deutscher Ärzte-Verlag, Köln

Kessner DM (1979) Assessing the quality of health care – The case for tracers. N Engl J Med 288: 189-194

Kostrzewski J (1973) Physician attendences and morbidity in Poland – July 1967-June 1968. In: Holland WW, Ipsen J, Kostrzewski J (eds) Measurement of levels of health, WHO, Copenhagen

Leiber B (1980) Stellungnahme zu Fragen der Diagnosendokumentation, -erfassung und -verschlüsselung in der ambulanten medizinischen Versorgung. In: Schwartz F-W, Schwefel D (Hrsg) Diagnosen in der ambulanten Versorgung, 2. Aufl, S 83-89, Deutscher Ärzte-Verlag, Köln

Moehr JR, Haehn KD (Hrsg) (1977) Verdenstudie – Strukturanalyse allgemeinmedizinischer Praxen. Deutscher Ärzte-Verlag, Köln

National Center for Health Statistics (1974) National Ambulatory Medical Care Survey, U.S. Department of Health, Education and Welfare Publ. No. (HRA) 76-1335, Rockville

Office of Population Censuses and Surveys (1974) Morbidity Statistics from General Practice. Second National Study 1970-71, Her Majesty's Stationery Office, London

Potthoff P (1982) Materialien zur Studie 'Entwicklung von Indikatoren zur Messung subjektiver Gesundheit', GSF-Bericht MD 540. München Neuherberg

Schach E (1981) Datenquellen für die sozialmedizinische Forschung – Der Beitrag der GKV-Daten. In: Eimeren W van, Redler E (Hrsg) Probleme der Sekundäranalyse von Routinedaten der Gesetzlichen Krankenversicherung, GSF-Bericht MD 468, München Neuherberg

Schwartz F-W, Schwefel D (Hrsg) (1980) Diagnosen in der ambulanten Versorgung – Eine Expertenumfrage in der Bundesrepublik Deutschland, 2. Aufl. Deutscher Ärzte-Verlag, Köln

Schwefel D, Brenner G, Schwartz F-W (Hrsg) (1979) Beiträge zur Analyse der Wirtschaftlichkeit ambulanter Versorgung. Deutscher Ärzte-Verlag, Köln

Schwefel D, Schwartz F-W (1980) Aussagefähigkeit und Auswertbarkeit von Diagnosen in der ambulanten Versorgung – Ein Problemüberblick. In: Schwartz F-W, Schwefel D (Hrsg) Diagnosen in der ambulanten Versorgung – Eine Expertenumfrage in der Bundesrepublik Deutschland, 2. Aufl. Deutscher Ärzte-Verlag, Köln

Senftleben H U (1980) Die Qualität ärztlicher Verrichtungen im ambulanten Versorgungsbereich. Deutscher Ärzte-Verlag, Köln

Statistisches Bundesamt Wiesbaden (1968) Internationale Klassifikation der Krankheiten (ICD) 1968- 8. Revision. Kohlhammer, Stuttgart Mainz

Stieber J, Döring A, Keil U (1982) Häufigkeit, Bekanntheits- und Behandlungsgrad der Hypertonie in einer Großstadtbevölkerung: Ergebnisse der Münchner Blutdruckstudie I. MMW 35: 747-752